현장에서 바로 통하는

감염관리

현장에서 바로 통하는

감염관리

호리 사토시 편집

우에하라 유키, 오마가리 노리오, 구로스 카즈미,
곤도 시게미, 나이토 토시오, 히사타 켄, 모리카네 케이타 집필

이재갑·홍은희 옮김

메디캠퍼스

일러두기
- 이 책에 사용된 일본식 표현과 용어는 한국 실정에 맞는 표현과 용어로 교체되었습니다.
- 일본어는 국립국어원의 외래어 표기법에 준하여 표기하였습니다.

이 책은 2007년도에 초판, 2011년도에 개정 제2판을 거쳐, 이번에 새롭게 발행하게 된 개정 제
3판입니다. 이는 모두 여러분의 지도 편달 덕분이며, 깊은 감사의 말씀을 전합니다.

오늘날 신종 및 재유행 감염병이 세계 각국에서 발생하고 있으며, 지금도 긴장의 끈을 늦출 수가
없습니다. 최근에도 중동호흡기질환증후군(MERS)이나 에볼라바이러스가 세계 각지에서 확산되고
있는 추세입니다. 앞으로도 세계에서는 또 다른 병원체가 똑같은 형식으로 갑작스럽게 나타나 확산
해 갈 빈도가 점점 증가할 것으로 보입니다.

기존에는 1가지 병원체마다 개별 대응 매뉴얼을 작성했습니다. 하지만 본 개정판에서는 "같은 종
류의 감염관리로 대응 가능한 신종·재출현 감염병을 하나로 묶는" 새로운 시도를 해보았습니다.
예를 들어 신종 인플루엔자, 중증 급성 호흡기증후군, 중동호흡기증후군은 각각 신종 인플루엔자 등
의 대응 매뉴얼로, 에볼라바이러스는 다른 바이러스성 출혈열과 함께 바이러스성 출혈열 대응 매뉴
얼로 정리했습니다. 다제내성 녹농균, 다제내성 아시네토박터, 카바페넴 내성 장내세균속균종을 하
나로 묶어서 다제내성 그람음성균 대응 매뉴얼로 정리했습니다. 이들 질환 및 병원체에 대한 과학적
연구가 실시간으로 진행되고 있으며, 지나치게 세부적으로 기술하기보다 "이런 케이스에는 이렇게
대응한다"는 식의 원리·원칙을 중심으로 한 사고와 실례를 기술한 것입니다. 이렇게 함으로써 시간
이 지나도 변하지 않는 구성 체계를 마련하고자 했습니다.

또한 최근에는 감염관리가 쉬운 의료시설에 관한 방안이 주목을 끌고 있어 현대의 표준적인 감염
관리를 보완하는 의료설비·시설에 대해 퍼실리티 매니지먼트(facility management) 항목을 만들어 총
론에 덧붙여놓았습니다. 그 밖에도 지역 연계 네트워크의 내실화에 따른 임상지표를 사용한 연계 방
식도 소개하고 있습니다. 이 책을 통해 여러분의 감염관리 활동에 조금이라도 도움이 되었으면 하는
바람입니다.

편집자　호리 사토시

집필자 일람

• 편집

호리 사토시   쥰텐도 대학 대학원 의학연구과 감염관리과학 교수

• 집필자

우에하라 유키   쥰텐도 대학 대학원 의학연구과 감염관리과학 / 종합진료과 연구실 준교수

오마가리 노리오   국립국제의료연구센터병원 국립감염병센터 센터장

구로스 카즈미   도쿄 도 보건의료공사 에바라 병원 감염대책실·간호부 감염관리담당 간호팀장, 일본간호협회 감염관리인정 간호사

곤도 시게미   쥰텐도 대학 의학부 수혈학연구실 강사

나이토 토시오   쥰텐도 대학 의학부 종합진료과 연구실 교수

히사타 켄   쥰텐도 대학 의학부 소아과학강좌 준교수

모리카네 케이타   야마가타 대학 의학부부속병원 검사부·감염관리부 교수

• 편집협력자

이시이 유키   쥰텐도 대학 의학부부속 쥰텐도 의원 환자안전추진부 감염관리실 주임, 일본간호협회 감염관리인정 간호사

고미야마 에츠코   쥰텐도 대학 의학부 피부과학강좌 준교수

고마츠사키 나오미   쥰텐도 대학 의학부부속 쥰텐도 의원 환자안전추진부 감염관리실 주임, 일본간호협회 감염관리인정 간호사

사사노 히로시   쥰텐도 대학 의학부부속 쥰텐도 의원 약제과 조제과, 일본병원약사회 감염관리인정 약사

다나카 히로미   쥰텐도 대학 의학부부속 쥰텐도 의원 환자안전추진부 감염관리실 팀장, 일본간호협회 감염관리인정 간호사

혼마 유키코   쥰텐도 대학 의학부 피부과학강좌 조수

미사와 시게키   쥰텐도 대학 의학부부속 쥰텐도 의원 진단검사의학과부 계장

미츠하시 카즈노리   쥰텐도 대학 의학부부속 종합진료과 연구실 준교수

이 책의 활용에 대해

이 책은 실제로 본원에서 운영하고 있는 감염관리시스템에 맞추어 편집하였기 때문에, 각 의료시설에서 응용할 경우에는 아래의 내용에 유의해주시기 바랍니다.

• 활용 플로차트(Flow Chart)에 대해(119쪽)

① 본원 감염관리의 전체 구상(Grand Design)을 바탕으로, 감염병 유무와 상관없이 손 위생과 '표준주의' 실시를 전제로 하고 있으며, 다음으로 '질환별 주의지침 일람'(122쪽)에서, 필요한 전파경로별 예방관리를 조사하여 적용시키고 있다.

② 전파경로별 예방관리가 기술되지 않은 곳은 손 위생과 '표준주의' 적용만으로 충분하다.

• 야간·휴일의 감염병 대응 플로차트에 대해(129쪽)

① 감염관리담당자가 없는 시간대에는, 특별한 감염관리가 필요한 감염환자가 입원했을 경우에 실시해야 할 초기 대응에 대해 기술하고 있다.

② 특별한 감염관리가 필요한 대표적인 질환은 130쪽에, 공기·비말·접촉전파경로별 예방관리에 대해서는 130~131쪽에 기술하고 있다.

③ 격리와 시설 내 전파에 관해 야간팀장과 담당의가 일차적 책임을 지는 것을 시설 내 시스템의 전제로 하지만, 최종적 책임은 감염관리실에 있으므로 신종 감염병의 유행기, 질환 전염력이 매우 강하거나 혹은 돌발(Outbreak)의 전조가 보이면, 신속하게 감염관리실 직원에게 전화 연락을 하도록 하고 있다.

• 각종 매뉴얼·가이드라인에 대해(113쪽 이후)

① 공통된 기본예방관리(손 위생, '표준주의'), 직원감염관리, 소독 등에 대해서는 '2부 감염관리 총론'에서 기술했다.

② 전파경로별 예방관리 이외에 특별한 대응이 필요한 것에 대해서는 '3부 감염관리 각론'에서 병원체에 따라 항목을 독립시켜 기술했다.

차례

2부　감염관리 총론

부록

1부

감염관리에 대한 생각

1장. 감염관리의 전체 구상

1. 서론

감염관리는 그 대상의 범위가 상당히 넓기 때문에 다종다양한 사항에 대해 실시해야 한다. 학회발표 등을 통해 성과가 확인된 사항에 대해 실시할 때 관리활동의 핵심 부분까지 미치지 못한다면, 의료시설 전체에 영향을 미치는 성과는 나타나지 않는다. 마치 이정표가 없는 광활한 사막에서 출구를 찾아 헤매는 것과 같은 상태가 되어, 결국에는 지쳐버리게 된다. 감염관리라는 광대한 벌판을 앞에 두고, 어떻게 전체적인 구상을 할 것인가? 먼저 목적과 접근법마다 구획을 정하고, 각각에 대한 감염관리대책을 맞추어가는 작업을 하면, 자연스레 전체 구상(Grand Design)은 완성된다. 이 장에서는 전체 구상에 대해 소개하고, 그 구상방법에 대해 알아본다.

2. 감염관리의 전체 구상 계획 수립

전체 구상이란, "장대한 도안·설계·착상" 또는 "장기간에 걸쳐 수행되는 대규모 계획"을 의미한다. 예를 들어 '올해의 목표'라고 하면, 당장 실시해야 할 항목을 구체화한 것에 불과할 뿐, 전체의 계획을 들여다보고 미래를 구상하는 것은 아니다. 먼저 전체 구상을 수립하는 데 있어서, "무엇을 타깃"으로 "어떻게 하고 싶은가"라고 하는 "대상과 목적"이 명확해야 한다. 이어서 지금까지 제안되어 온 수많은 감염관리가 어떠한 목적으로 실시되어야 할지를 깊이 고려하여, 적절하게 구분하면서 전략을 짜야 하는 것이다. 본원에서는 각각의 감염관리 대책마다 완수해야 할 효과를 보다 과학적으로 고찰하여 분류하고 적절하게 조합하여 작성하고 있다.

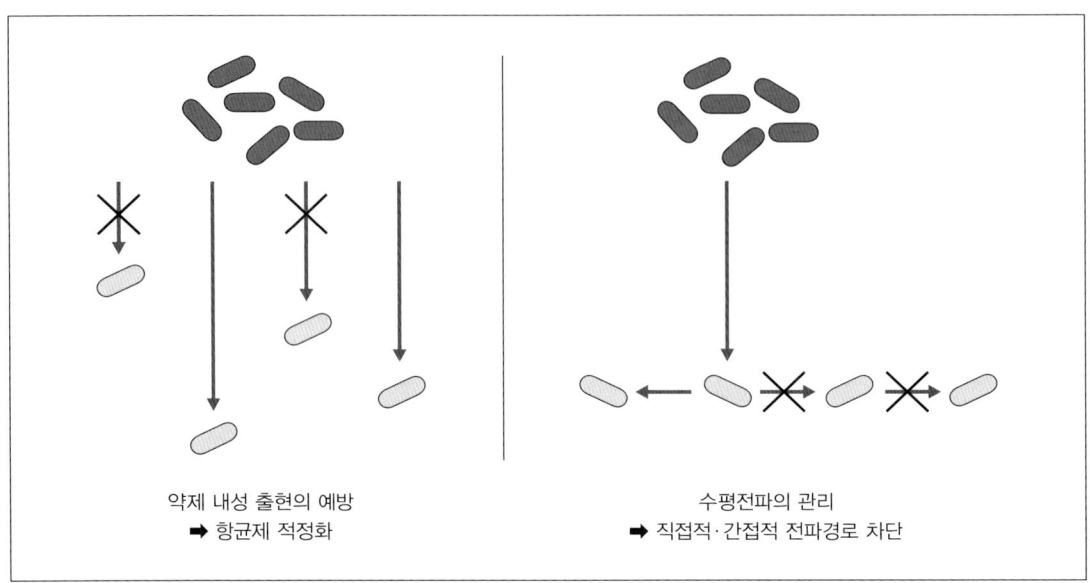

약제 내성 출현의 예방
➡ 항균제 적정화

수평전파의 관리
➡ 직접적·간접적 전파경로 차단

도표1 감염관리의 기본 전략

2.1 전체 구상의 대상과 목적

시설 내 감염관리의 대상은 여러 의료 관련 감염병의 원인이 되는 미생물이지만, 구체적으로는 내성균을 염두에 두면 구상하기가 쉽다. 만약 이러한 균들이 ① 시설 내에서 의료행위에 수반하여 자연발생하거나, ② 시설 밖으로부터 유입되어 시설 내 환경에 존재하게 된다면, 어떻게 할 것인가? 이것이 바로 감염관리의 목적으로 이어지게 된다.

①은 **"돌연변이와 약제 내성 선택을 억제한다"**와 같은 목적을 위해 항균제를 적정하게 처방하는 것이다. ②는 **"내성균을 수평전파시키지 않는다"**와 같이 (a) 모든 전파경로에 공통되는 기본적인 감염관리와 함께, 각 미생물의 전파경로별 예방관리를 조합하여 수평전파를 예방하거나, (b) 물품이나 환경 등의 병원소(reservoir)를 매개한 간접적 수평전파를 예방하는 것이 필요하다. 이것이 의료 관련 감염관리의 목적이다(도표1). 더구나 내성균 침입은 예고도 없이 일어나는 경우가 많다. 따라서 언제나 경계를 게을리하지 않도록, 앞서 언급한 ①과 ②-(a), (b)를 항상 일정 수준에서 유지하는 업무관리시스템의 구축이 필요하다.

2.2 쥰텐도 의원의 전체 구상

본원에서는 "수평전파가 일어나기 어렵고, 내성균도 발생하기 쉽지 않은 상태를 **유지하는 것**"을 목적으로, 구체적인 예방관리를 카테고리별로 구분하는 것에서부터 전체 구상의 계획 수립을 시작

표1 감염관리의 2가지 핵심과 구체적인 감염관리

돌연변이와 약제 내성 선택을 억제하는 적절한 감염병 진료의 보급	수평전파관리의 실시
1. 감염병 진단 교육(증후·징후, 배양 결과의 판단법) 2. 항균제의 적절한 처방(경험적 치료 매뉴얼, 배양균별 매뉴얼 정비와 배포) 3. 감염병 진단 서비스 실시	1. 직접적 전파경로의 차단(손 위생, '표준주의') 2. 간접적 전파경로의 차단(공용 물품의 적절한 소독, 환경정비) 3. 직원감염예방(백신 접종, 노출 후의 예방투여, 컨디션 불량자의 업무자숙)

했다. 세부적인 구성으로는 2.1에서 기술한 돌연변이와 약제 내성균 선택의 억제, 그리고 수평전파 관리의 실시를 핵심으로 하여, 〈표1〉에 정리된 항목들을 망라하고 있다.

2가지 핵심 안에는 감시(surveillance)*에 대한 내용이 빠져있음을 쉽게 알 수 있다. 하지만 **"감시를 실시하여 감염관리의 철저한 준비와 실행 개선에 활용하면, 의료 관련 감염병을 감소시킬 수 있으나", "감시 하나만으로는 감염률에 어떠한 영향도 미치지 않는다"**는 사실에 주의할 필요가 있다. 본래 감시라는 것은 감염관리가 철저하게 이루어지고 있는지와 그 효과를 평가하기 위해 사용하는 수단에 불과할 뿐, 감시 실시 자체를 목적으로 해서는 안 되기 때문이다.

3. 전체 구상 실현을 위한 전략

3.1 돌연변이와 약제 내성균 선택관리에 대해

돌연변이와 약제 내성균 선택은 항균제에 의한 화학요법에 따라 필연적으로 발생한다. 따라서 이를 방지하는 방법으로는 항균제의 적절한 처방 외에는 없다. 항균제의 적절한 처방이란, "감염병을 치료하고, 정착된 사례에는 사용하지 않는다"는 기준에 따라, 항균제 노출(曝露)에 수반하는 돌연변이의 기회를 줄이는 것과 같은 의미이다. 나아가 "광범위 항균제를 자제하고, 배양균에 맞는 좁은 범위의 스펙트럼의 항균제를 우선적으로 사용"하여 약제 내성균 선택의 기회를 감소시키는 것이다. 이를 위해서는 광범위 항균제의 신고제나 허가제의 무분별한 도입으로 처방의의 기회를 기계적으로 제한할 게 아니라, 이들을 처방하지 않고도 적절한 치료방침을 주치의가 동시에 정할 수 있는 처방 매뉴얼을 시설 내에 마련해야 한다.

---

* 감염병 등의 질병 발생상황과 변화를 지속적으로 감시하는 것. 또는 그에 따른 관리를 마련하기 위해 데이터 체계를 구축하고 수집·분석하는 것[출처: 三省堂(Sanseido) 大辭林(Daijirin) 해설에 따름] — 옮긴이 주

본원에서는 항균제위원회가 본원에서 분리된 미생물의 감수성 데이터를 바탕으로 정밀도의 정확성을 올린 항균제 매뉴얼을 작성하고, 시설 내 모든 처방의에게 배포하고 있다. 다만 처방 데이터 관리 차원에서 신고제를 실시하고 있다. 또한 매뉴얼로 대처할 수 없는 중증 사례나 내성균 감염병 등의 경우를 고려하여, 감염내과 전문의에 의한 컨설팅 서비스도 실시하고 있다. 그리고 혈액배양제출의 2세트화를 추진하여 진단의 정확성을 꾀하고 있다. 혈액배양 양성에 대해서는 검사기사가 24시간 대응하며 그램 염색(Gram Stain)까지 실시하여 당직의에게 연락하는 시스템을 갖추고 있다. 따라서 적절한 항균제 화학요법을 지연 없이 실시할 수 있는 시스템이 마련되어 있어야 한다. 자세한 내용은 69쪽 '항균제 적정화 접근법'을 참조하기 바란다.

3.2 수평전파관리에 대해

내성균을 수평전파시키지 않기 위해서는 앞서 설명한 바와 같이 **직접 전파경로와 간접 전파경로를 동시에 차단하는 것**이 필수적이다. 각각의 세부적 내용과 전략에 대해 살펴본다.

⑴ 직접 전파경로의 차단과 전략

손 위생과 '표준주의'를 실시하는 것이 직접 전파경로의 차단에 가장 효율적이라고 할 수 있다. 대부분의 약독 병원체는 정착하더라도 발병할 확률이 상당히 적기 때문에, 주치의 역시 확인을 위해 배양검체를 제출할 기회가 없다. 따라서 우연히 발견했다면 이미 광범위하게 수평전파된 상태인 경우가 적지 않다. 그러나 전파 가능한 병원체의 존재가 확인되기 전부터, 손 위생과 '표준주의'의 수행률(Compliance)을 가급적 높은 수준으로 유지한다면 **여러 병원체의 침입에 대한 방위태세의 기반**을 마련하게 될 것이다.

하지만 이러한 수행률의 수준에 대해서는 세계적으로 해결되지 않은 공통문제가 남아있다. 그 이유로 지적되는 것이 ① 원래 **수행률을 객관적 수치로 평가하고 있는 시설이 거의 없다는 것**, ② "보균하고 있을지도 모른다"는 예측에 따라 예방활동을 가능하게 하는 **직원의 위험예측 교육이 부족하다는 것**, ③ 수행률 개선 캠페인의 목적이 주로 **수행률을 올리는 것에 그치고 있다는 것** 등이다.

①에 대한 보완책으로는 손 위생의 시기와 방법에 대한 직접 관찰, 찰식(擦式) 알코올 손 위생 소독제의 소비량을 경제적으로 모니터링하는 것 등이 있다.[1)2)] 전자는 감시 효과(누군가가 보고 있다는 것을 의식함으로써 실제 이상으로 수행률을 상승시키는 효과)가 있어서 손 위생의 **질적 평가**(어느 시기에서 쉽게 잊어버리는지, 방법은 적절한지 등)에 사용하는 것이 좋다. 후자는 감시 효과가 발생하지 않는 대

부분의 근무시간대에서의 실시상황을 간접적으로 평가할 수 있기 때문에 **양적 평가**로 실시한다. 이들 2가지 평가방법을 조합하여 종합적으로 평가하고, 목표치에 대해 얼마나 달성하고 있는지를 구체적인 수치로 나타낸다. 그리고 각 부서에 피드백하여 개선을 촉구한다. ②의 경우라면, 위험성을 예측하여 행동한다는 점에서 환자안전관리를 담당하는 직원과 함께 교육을 실시해도 좋다. 대부분의 의료기관에는 환자안전관리위원회와 감염관리위원회의 설치가 의무화되어있다. 하지만 양쪽 모두 인적예산면에서 제약이 많기 때문에, 실시 가능한 교육을 공동으로 실시하는 등의 방식으로 시설 내 전반적인 교육의 개선이 필요하다. ③의 경우에는 손 위생과 '표준주의'의 실시가 단기간에 그치고 마는 캠페인성 시책이 아니라는 인식을 구축하고, 효과지표(MRSA 및 기타 병원체의 분리율 등) 개선을 위한 필수요소라는 **"인과관계의 의식조성"**을 염두에 둔 업무관리시스템을 개발하여, 수단이 목적과 뒤바뀌는 일이 없도록 예방해야 한다.

(2) 간접 전파경로의 차단과 전략

간접 전파경로를 차단하는 데 효과적인 방법으로는 ① 물품의 적절한 소독(decontamination, 除染)과 ② 철저한 환경정비가 있다. 우선 ①의 경우에는 후생노동성(한국의 보건복지부) 발표[3]에 근거하여, 현장에서의 일시 세정을 중지하고, 중앙멸균실과 같은 설비가 마련된 환경에서 멸균기사 자격을 가진 의료종사자에 의해 작업을 관리하도록 하면 일원적인 해결이 가능하다.

병동의 직원들은 환자 간호와 진료 업무에 시간을 뺏겨, 소독 등의 전문적 업무까지 할 만큼의 여유가 없는 경우가 많다. 또한 일본의 의료 관련 교육에는 소독에 대한 전문적인 강의가 부족하다. 이로 인해 소독에 대한 중요성이 직원들에게 숙지되지 않아, 바쁠수록 소독을 게을리하는 경향이 있다. 실제로 한 안과에서 멸균처리가 되지 않은 수술 장비로 라식 수술을 실시한 사례 등이 대표적인 예이다.[4] 소독에 대한 방법으로는 세정, 소독, 멸균의 각 프로세스에서 다양하게 평가할 수 있지만, 정석에 따라주기 바란다.

②의 시설 내 환경정비는 단지 외관을 깨끗이 하는 것이 아니라, 특히 **쓰레기 제거(Dust Free)**를 주목적으로 실시할 필요가 있다.[5][6] 실제로 아시네토박터(Acinetobacter) 등은 쓰레기 속에서도 수개월에서 수년에 걸쳐 장기간 생존이 가능하다고 보고되고 있다. 따라서 직접 전파보다도 쓰레기를 통한 간접 전파에 더욱 신경을 써야 한다. 쓰레기를 효과적으로 제거하기 위해서는 청소와 정비 업무의 모든 절차를 매뉴얼화하여, 일상적 혹은 정기적인 업무로 운영해야 한다. 나아가 객관적 평가방법을 통해 환경정비 체크리스트[7][8] 등을 마련하여 매월 현장 담당자가 자체적으로 점검하고, **자발적**

인 유지와 개선을 촉진하는 등, 업무를 통한 지속적인 실천 교육이 필요하다. 만약 효과지표가 악화되고 있다면 해당 부서에 들어가 검사를 실시한다. 이를 통해 부서 담당자에 의한 자기 평가와 감염관리담당자에 의한 객관 평가의 **괴리를 시정함으로써**, 실천적 교육과 훈련을 겸한 학습 기회가 마련된다. 이 과정을 반복하면 의료 스태프들이 감염관리담당자와 같은 감염관리 평가를 할 수 있게 되고, 감염관리담당자는 현장 업무로부터 해방되어 보다 큰 의료시설의 횡단적 대응에 시간을 투자할 수 있게 되는 것이다.

(3) 직원감염예방

직원감염예방의 방법으로는 ① 백신으로 예방을 실시할 것, ② 노출 후의 예방투여제가 있으면 실시할 것, ③ 컨디션이 좋지 않은 사람은 근무를 자숙할 것을 기본으로 하고 있다. 자세한 내용은 84쪽 '직원을 위한 감염관리와 직원을 위한 백신 접종'에서 다룬다. 의료시설마다 비용에 따른 상황과 인원의 차이가 있으므로, 상황에 맞게 고려하면 된다.

4. 마무리

감염관리의 전체 구상은 넓은 바다를 항해할 때의 지도와 같다. 배의 선원들이 항해 방향을 모른다면 문제가 닥쳤을 때 함께 힘을 모아 대응하기가 어려울 것이다. 뿐만 아니라 한번 사고가 발생하고 나면 혼란이 일어난 후 결국 난파하고 마는 위험에 빠질 수 있다. 감염관리에 관한 분명한 개념을 의료시설 전체에 전파하기 위해서는 간단명료한 방향성을 정하는 것이 중요하다. 그런 다음 반복을 통해 시설 내 누구라도 "본원의 감염관리 개념은 손 위생과 '표준주의'를 철저히 하고, 적절한 감염병 진료를 실시하는 것이다"라고 인지하는 수준까지 끌어올리면, 의미 있는 성과를 달성할 수 있을 것이다.

(호리 사토시)

2장. 감염관리를 지원하는 인프라스트럭처와 네트워크

1. 서론

감염관리팀이야말로 감염관리를 추진하는 엔진이다. 하지만 의료시설은 다종다양한 직종의 사람들이 모여서 운영되는 조직이므로, 감염관리팀 단독으로는 제대로 된 활동을 할 수가 없다. 강력한 엔진을 떠받치는 구조와 동력 전달을 할 수 있는 강한 신뢰관계로 맺어진 네트워크가 있어야만, 감염관리팀으로 수많은 정보가 모이게 되고, 제반 문제에 대한 해결 지침을 고안하여 지도하는 본래의 역할을 수행할 수 있게 된다. 감염관리의 기본구조를 완성하려면, 이러한 프로세스를 반복 숙달하여 시설 전체의 감염병을 관리하는 부문으로서의 역할을 확립해야 한다.

이번 장에서는 감염관리시스템 조성의 기본에서부터 관리·운영의 주요 포인트, 인재 육성에 대해 살펴본다.

2. 감염관리활동의 목적

의료시설의 감염관리는 ① 환자가 감염병에 걸리는 것을 예방하고, ② 환자들 간의 감염병 전파와 확산을 방지하는 것을 주 목적으로 한다. 그리고 반드시 ③ 직원을 병원체의 전염으로부터 지키고, 직원감염되지 않도록 예방하는 것이 포함되어야 한다. 문자 그대로 "관리한다"는 것의 진정한 의미는 집단 속에서 감염병 발생을 예방하고, 감염병에 의한 영향을 최소화하는 것이다. 이와 구별하여 이미 발생한 각각의 감염병에 대한 진료는 오로지 감염내과 전문의의 역할이며, 감염관리와는 그 목적을 달리한다.

①을 위해서는 대표적으로 손 위생과 철저한 무균 조작, 적절한 외과 예방투여(surgical prophylaxis)가 중요한 역할을 한다. ②를 위해서는 조기 진단과 더불어 격리예방관리과 전파경로에 근

거한 감염관리가 중요하다. ③을 위해서는 적절한 개인보호구(PPE, personal protective equipment) 착용과 정기 건강검진에 의한 직원감염병의 조기발견과 백신 접종에 의한 예방이 '표준주의'으로서 필요하다.

감염관리전담자는 각 의료시설의 리스크에 맞춰서 관리상의 중요한 포인트를 발견하고, 위의 관리를 적절하게 조합한다. 그리하여 한정된 비용과 인적 자원 내에서, 최소의 인력으로 최대의 효과를 얻을 수 있는 감염관리 전체 구상의 계획을 수립해야 한다.

3. 감염관리위원회의 위치

감염관리위원회는 일반적으로 감염관리에 대한 원장의 자문기관으로서 설치된다. 따라서 원장이 위원회의 목적을 충분히 이해하고 강력한 지원을 할 때에만 제 역할을 할 수 있다. 원장의 강력한 지원을 받지 못하고 있다면, 늘 원장에게 충분히 보고하고 상담하여 돈독한 신뢰관계를 쌓는 것이 중요하다.

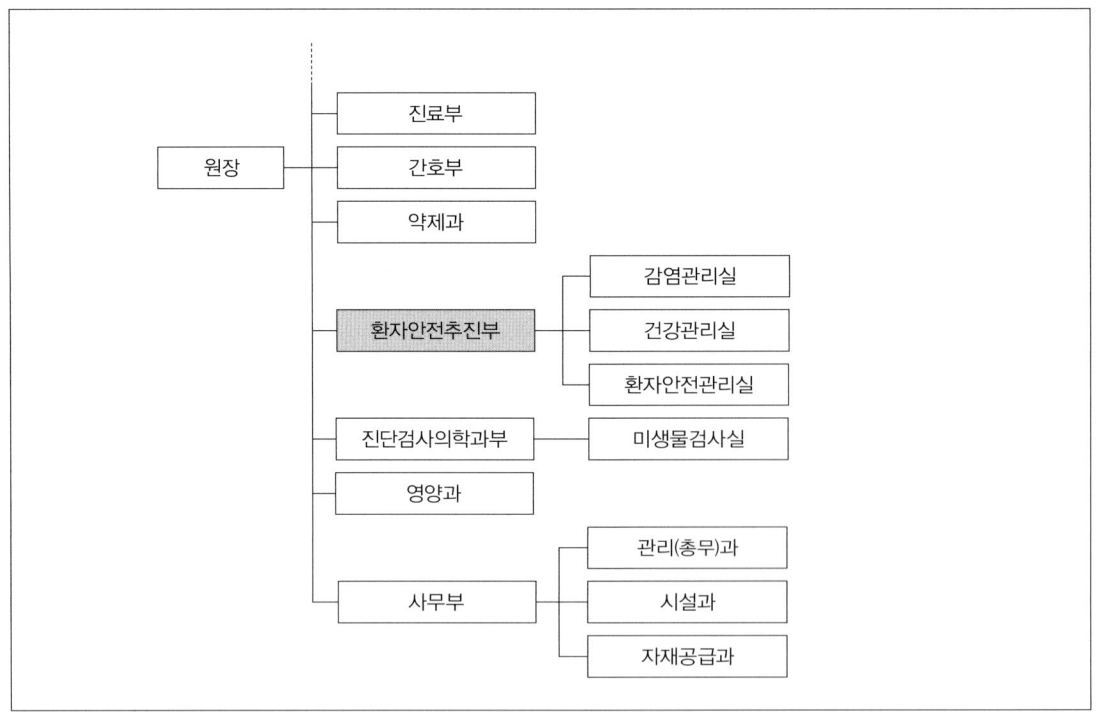

도표1 감염관리위원회의 구성

본원에서는 환자안전의 보급과 지도를 총괄하는 환자안전추진부의 일부분인 감염관리실을 핵심으로, 시설 내 여러 부서가 통합하여 감염관리위원회를 구성하고 있다(도표1). 위원회는 현재 리스크가 높고 개선이 요구되는 중요한 과제에 대해 우선적으로 이야기하여, 유효한 해결책을 내놓는 역할을 한다. 단, 위원회가 관리를 늦게 내놓은 것을 지적하거나 비난하지 않고, 위원회의 결정에 불복하는 사람들을 규탄하는 일이 없도록 유지하고 있다. 전자는 위원회의 대응이 아직 불충분하다는 것을 의미하는 것이며, 후자는 직원들의 이해를 지도하는 부분이 아직 부족함을 의미하기 때문이다.

4. 위원회 구성

최근 후생노동성에서는 의료법 제25조에 준한 현장 검사를 통해 감염관리위원회를 반드시 매월 1회(연12회) 개최하고, 전체 위원의 출석을 필수사항으로 권장하고 있다. 또한 감염관리 전담자, 원장, 간호부장, 사무부장, 영양과와 진료부의 대표자를 구성원 안에 반드시 포함시켜야 한다고 정하고 있다. 이 밖에도 본원에서는 시설 개수나 공급 물품에 대해서도 감염관리상의 조언을 수용하기 위해서 시설과는 물론 자재공급과의 대표자를 포함시키고 있다. 더불어 현장 직원도 자발적으로 참석하고자 하는 의식을 갖도록, 팀장이나 병동 연계 간호사(Link Nurse),* 병동과장이나 의국장 등도 구성원으로 포함시키는 것이 좋다고 생각한다. 각각의 대표적인 구성원과 그 역할에 대해 살펴본다.

4.1 감염관리실
특정 기능 병원에서는 감염관리 전담자를 반드시 배치해야 한다고 규정하고 있다. 본원에서는 감염관리의사(ICD, Infection control Doctor) 1명과 감염관리전담간호사(ICN, Infection Control Nurse) 4명이 전담하여 감염관리실에서 근무하고 있으며, 이들이 감염관리팀의 핵심을 차지하고 있다. 그러나 전담이라는 포지션은 직접적인 진료비용으로 계상할 수 있는 것이 아니기 때문에, 경제적으로 여유가 있는 의료시설이 아니면 배치하기 어렵다. 일본에서는 ICD가 겸임하는 직책인 경우가 대부분이다. 이 포지션에 있는 사람은 감염관리에 대한 전문지식을 가지고 있는 것이 바람직하지만, 그렇다고 해서 위원회를 통솔할 수 있다고는 할 수 없다.

---

* 전문지식을 지닌 전문 간호사와 병동 직원을 연계하는 간호사 – 옮긴이 주

예를 들어 의사의 발언권이 상당히 강한 의료시설이라면, 전문간호사라 할지라도 리더십을 발휘하기 어려울 수 있다. 그러한 환경 속에서 감염관리담당자가 에너지를 소모하며 고립되는 것보다는 원장과 조정자이기도 한 적임자인 연장자에게 위원회 운영을 맡기는 쪽이 전담자의 실력을 발휘하는 데 효과적일 것이다. 실제로 필자는 부원장에게 조정자 겸 지도담당자의 역할을 부여하여 시설 내의 환경을 정비하게 하고, 위원장의 역할을 인계받아 시설 내 감염관리에 대한 상당한 인식을 갖게 된 후 위원회의 운영을 파악하게 되었다. 해외처럼 '인정증을 가지고 있으면 책임자'로 받아들이지 않는 분위기라면, 현장의 사정을 고려하는 것도 중요하다.

4.2 원장

해외에서는 "감염관리 입안 책임자는 감염관리의 전문가이며, 실행 책임자는 원장이다"라는 가이드라인을 밝히는 곳이 많다. 만약 입안을 입법으로, 실행을 행정으로 바꿔본다면, 이는 민주주의 국가에서 일반화된 정치 구조를 충실히 반영하고 있는 것이라 할 수 있다.

이처럼 합리적인 민주주의시스템을 기초로 한 가이드라인을 세웠음에도 불구하고, 실제로 일본 내에는 원장의 위탁을 받아 입안에서부터 실천 지도까지 모든 업무를 담당자에게 책임지게 하는 의료시설이 많다. 게다가 위원회가 모처럼 논의를 거듭하여 제시한 개선책이라 해도 현장의 직원들은 "하고 싶지 않은 일들을 시키고 있네"라며 받아들이지 않는 경우들도 많다.

이를 개선하려면 원장은 감염관리 추진의 선도자로서 현장 업무와 환경 개선을 직원에게 요구하고, 위원회는 전문적인 지견으로 현장을 지원하는 구조를 만들어야 한다. 또한 원장은 재정적인 활동 지원을 신속하게 결재해야 한다. 예를 들어 아웃브레이크(감염 확산)와 같은 돌발적 상황에 신속하게 대응하려면 예상 외의 지출이 필요하다. 본원에서는 전례에 없는 것이라도 합리적인 해결 수법을 직접 제시하면, 대응이 늦어지는 일이 없도록 시스템화되어있다. 더불어 부원장이 원장의 공식적인 대리 역할을 하여 감염관리위원회의 활동을 지원하고 있다.

4.3 간호부장

간호사는 의료시설 내에서 가장 많은 인원수를 차지하고, 환자와의 접촉 기회도 가장 많아 감염관리의 성부를 가르는 중요한 열쇠라 할 수 있다. 현재 일본에서 활용되고 있는 의료·간호업무는 감염관리가 등장하기 전부터 확립되어, 교육과 실천 속에서 이어져 내려온 것이다. 따라서 현대의 감염관리에 필요한 손 위생과 '표준주의'에 대한 개념이 충분히 반영되어 있다고는 말하기 어렵다. 간호사 국가시험에서도 마찬가지이지만, 본원에서도 초기 5년(2003~2007년) 동안 철저한 강습과 실천 교육을 통해 감염관리교육을 실시해왔음에도 불구하고, "감염병의 유무에 상관없이" 감염관리를 실천한다는 개념의 근간은 여전히 받아들여지지 않고 있는 것처럼 보인다. 이는 눈에 보이지 않는 미생물을 경시하는 부주의함과, 교육의 부족함 때문인지도 모른다. 이러한 배경을 이해하고, 해외의 감염관리사례를 참고하면서 국내의 상황에 맞춘 감염관리시스템을 만들어가는 것이 무엇보다 중요하다. 또한 간호부장 또는 그 대행자의 참석은 필수적이다. 감염병으로부터 환자를 보호할 뿐만 아니라, 직원감염으로부터 직원을 지키는 것도 포함된다는 것을 정확히 이해해야 하기 때문이다. 무엇보다 간호를 중심으로 의료시설의 근본적인 감염관리환경 구축이 필요하다.

4.4 사무부장

의료시설 내 행정 부문의 대표자도 감염관리위원회에 참석할 필요가 있다. 감염관리의 실천에는 인적·재정적 부담이 따르기 때문이다. 행정 직원의 파견이나 관리실의 준비 지원 등은 물론, 외부위탁이 표준화되어있는 감염성 폐기물 처리나 청소업무의 창구 역할로서도 행정 부문이 많은 부분에서 관계하고 있다. 그러므로 안정성과 신뢰성을 저버린 채 비용우선주의에 치우치는 일이 없도록, 시설 내 통일된 감염관리의 개념을 이해하고 유의할 필요가 있다.

또 법률로 의무화되어있는 감염성 폐기물의 트레이서빌리티(traceability) 관리 등과 같은 분야에서 가급적 비용을 들이지 않고, 위원회에서 조언이나 관리를 마련하는 중요한 역할도 한다. 기본적으로 감염관리는 다종다양한 부문에서 넓게 연계되어 실시되므로, 행정 부문에서는 의료시설 내 부문을 서로 연계하는 신경전달경로로서의 기능을 담당하는 것이 중요하다. 본원에서는 총무 관련 업무를 책임지고 있는 관리과(일반적으로는 총무과)가 사무부장의 실무업무담당자로서 공헌을 하고 있다.

4.5 진료부 대표자

진료 부문은 주로 의사가 대표자이기는 하나, 의사 측 현장과의 연계를 담당하는 역할로서는 진료과장이나 교수급이 아닌 의국장이나 병동과장이 참석하는 쪽이 바람직하다. 위원회에서 결정한 사항을 빠짐없이 현장에 전달하려면 여러 단계의 연락망을 통해 시설 내에서 철저하게 주지시킬 필요가 있기 때문이다. 예를 들면 진료과장은 관리자로서, 의무국 직원의 협력을 얻어내는 것을 전제로 전달사항을 설명하고 정책 실시에 대한 이해를 시키는 것이 중요하다. 다음으로 의국장은 의국에 대한 연락경로의 주된 창구로서, 전달사항을 상세하게 전달하고 의국 내에서의 공식적인 발표를 통해 의국 직원에게 주지시키는 역할을 담당한다. 그리고 병동과장은 발표된 내용을 충분히 이해하고, 현장의 젊은 의국 직원을 지도하는 것으로, 정책의 철저한 실행을 촉구하는 역할을 담당한다. 이러한 네트워크를 최대한 활용하지 않으면, 위원회의 결정사항을 모르는 의국 직원이 늘어나게 되고, 현장의 혼란을 야기하게 되므로 주의가 필요하다.

4.6 환자안전관리실

환자안전관리실은 의료에 필수불가결한 "의료의 질과 안전"을 지키기 위한 부서이다. 매일 발생하는 감염관리상의 문제를 의료시설 전체의 공통과제로서 전 직원이 주체적으로 받아들일 수 있도록 환자안전 부문과의 연계는 무엇보다 효율적인 방법이다. 환자안전 부문은 의료소송과 직결된 제반 문제를 담당하는 부서로, 모든 진료과로부터 환자안전 부문에 따른 연계가 가장 빈번하게 이루어지는 곳이다. 따라서 각 진료과는 의료시설의 운영방침에 따르도록 협력하고 있는 경우가 많다. 감염관리위원회의 결정사항을 준수하지 않고 발생한 모든 과실에 대해서는 환자안전관리위원회에서 검토하여 책임소재를 명확히 하도록 하는 시스템을 구축하고 있기 때문에, 위원회의 결정사항에 아주 강력한 근거가 되고 있다. 또한 기존에는 각 부서 고유의 문제로 치부했던 부분 중에서 시설 내 다른 부서에서도 재발 방지에 도움이 될 수 있는 사항들을 환자안전관리위원회가 주최하는 강습회와 상호 연결하여 직원들에게 폭넓게 주지시키는 것도 가능하게 된다. 이처럼 환자안전과 감염관리는 수레의 양 바퀴와 같이 의료시설의 안전을 추진하는 견인력으로서 기능하고 있다.

4.7 검사부

의료시설 내에서 분리된 병원미생물의 검사 결과는 감염병 진료를 하는 데에 있어서 데이터의 보고(寶庫)이기 때문에, 단순히 특정 내성균의 분리정보를 보고하는 것만으로는 데이터를 유효하게 활용한다고 할 수 없다. 감염관리에 있어서 미생물검사실의 역할은 ① 정확한 원인 미생물의 특성을 파악하기 위한 배양 검사 업무, ② 시설마다의 항균제 감수성율의 보고, ③ 내성균과 격리가 필요한 병원미생물 및 이들에 의한 아웃브레이크의 조기발견의 3가지이다.

①은 미생물검사실의 기본 기능을 말하며, 이는 정확한 미생물학적 진단에 근거하여 적절한 항균성 약품 처방에 필수불가결한 활동이다. ②는 시설 내 혹은 구역 내에서 분리되는 미생물의 감수성률을 파악하는 것으로, 경험적 치료 시에 권유되는 항균제 결정에 커다란 영향을 미치고 있다. ③은 의료 관련 감염병의 아웃브레이크 조기발견·조기대처에 있어서 필수 기능이며, 감염관리실과의 연

계하에 복수의 보균자로부터 분리된 균주의 상호 관련성을 추정하는 타이핑도 실시하고 있다.

4.8 약제과

시설 내에서 항균제이 올바르게 처방되고 있는지를 파악하려면, 어느 진료과로부터 어떠한 약제가 청구되고 있는지, 각 항균제의 출고 정보에서 그 경향을 분석하면 된다. 본원에서는 3개월마다 클래스별 항균제 출고 추이를 그래프화하고, 적정 프로파일(profile)을 작성하도록 지도 효과를 모니터링하고 있다. 하지만 정말 필요한 정보는 각각의 경우에 항균제이 올바르게 처방되고 있는지 여부이며, 현재 일본에서는 그러한 수준까지 검토하는 보고는 단편적으로 이루어지고 있을 뿐이다. 본원에서는 항균제 처방의 적정성을 위한 노력으로서, 매뉴얼대로 처방되는지의 여부를 검토하고 있다. 만일 매뉴얼에서 벗어날 경우 ICD에 연락하는 시스템을 구축하면, 적정한 처방이 이루어지고 있는지를 정량화할 수 있다. 또한 현재 주치의 단계에서 자주적으로 실시되고 있는 혈중농도 모니터링(TDM)을 시스템화하고, 특정 항균제의 경우, 우선 적정 투여량을 시뮬레이션함으로써 처방하는 양의 적정화를 꾀하고 있다. 더불어 알코올 손 소독제의 부서별 유출량을 집계하여 손 위생의 양적 평가를 위한 데이터 제공에도 많은 기여를 하고 있다.

4.9 영양과

시설 내에서 제공되는 병원식의 위생 상태는 식중독의 위험관리와 직결되어있다. 본원에서는 병원식재료의 반입에서 보관, 조리, 배선까지 일련의 위생관리에 대해, HACCP(Hazard Analysis and Critical Control) 등의 위생관리기준에 근거한 엄격한 관리를 실시하고 있다. 만약 시설 내에서 구토·설사 증상이 다수 발생한 경우에는 식중독 때문인지, 노로 바이러스에 의한 감염성 위장관염 때문인지를 감별하는 식으로 발생 후의 대응을 구분하게 되어있다. 또한 영양과의 위생관리에 만전을 기하고 있는지를 판단하기 위해, HACCP의 온도관리기록 조사 등으로 감별을 용이하게 하고 있다. 그리고 중심 정맥 카테터 관련 혈류감염병 리스크 자체를 줄이고, 수술 침습이나 질병으로부터의 회복을 목적으로, 관리영양사에 의한 시설 내 경장영양화(Enteral Nutrition)의 추진을 꾀하고 있다.

4.10 시설과

의료시설 내에는 관리가 필요한 시설들이 매우 많다. 또한, 각 시설마다 점검해야 할 사항들도 다양하다. 수술실, 집중치료실, 그리고 일반병실과 격리실에 대해서는 적절한 환기 횟수를 기준으로 압력 가스케이드를 구축해 공기를 조절하고, 미생물에 의해 오염된 공기가 청결도가 높은 구역으로 흘러들어가지 않도록 관리해야 한다. 또한 미생물의 온상이 될 수 있는 수술실 내 벽이나 수도 배관의 벽 파손 등에 대한 적절한 유지보수가 필요하다. 그 밖에 청소하기 쉬운 바닥재 선정 등에도 감염관리의 개념이 반드시 적용되어야 하고, 부족한 손 위생용 세면대를 새로 설치하거나, 격리예방관리를 촉진하기 위해 병동 내의 구조 변경까지 검토할 필요가 있다. 또 과거의 감염관리에 따라 시공되어 건설 계획과 시설 계획에서의 우선순위가 낮추어진 경우도 적지 않다. 하지만 시설 부문의 기술자 중 감염관리에 정통한 인재를 육성해나간 결과, 현재에는 모든 시설 설계에 감염관리의 개념을 충실히 반영시키는 것이 가능해졌다.

4.11 자재공급과

시설에서 사용하는 의료기기는 상시 청결한 상태에서 사용되고, 다른 환자에게 사용되기 전에 반드시 소독·멸균 프로세스를 거쳐야 한다. 만일 적절한 수단을 사용해서 멸균할 수 없을 경우에는 1회용을 사용하고, 반드시 사용 후에는 폐기하는 것을 전제로 한다. 재사용 전의 멸균 과정에서 세정하기 어렵거나 완벽하게 세정이 안 되거나 내열성과 강도가 부족한 것은 자재구입 신청 단계에서 감염관리의 전문가를 통한 조사를 거쳐야 한다. 그리고 대체할 물품의 신청에 있어서도, 감염관리의 관점에서 부적절한 물품을 적절한 대체품으로 바꿔가는 것이 중요하다. 그 부문에서 대표자를 1명 선임하고, 감염관리의 관점에서 물품을 1차 평가할 수 있는 인재를 육성해두는 과정을 통해, 공용물품을 매개로 한 아웃브레이크의 발생을 미연에 방지할 수 있다.

또한 이전에는 감염관리에 필요한 물품이라도 우선순위가 낮춰져있는 경우가 있었다. 하지만 감염관리위원회로부터 대표자를 통해 개선한 결과 원활히 구입할 수 있게 되었다.

4.12 보건관리실

전염성 있는 감염병에 이환(罹患)된 직원이 근무하는 것만으로 환자를 감염시키는 경우가 있다. 대표적으로 결핵과 홍역과 수두의 초기 감염은 공기를 통해서, 풍진, 유행성 이하선염, 인플루엔자, 마이코플라즈마 등은 비말을 통해서, 감염성 위장관염은 접촉을 통해서 이루어진다. 이러한 감염병들은 비교적 전염력이 강한 것이 특징이며, 직원과 환자와의 교차 감염이 빈번하게 발생한다. 이들 감염병이 발생하면 접촉한 사람 모두가 감염에 노출되게 되며, 면역이 없는 한 발병의 위험성이 있다. 특히 홍역은 발병 4일 전부터가 감염가능기간에 해당한다. 감염 상태인지 아닌지에 대해서는 고가의 IgM항체 측정(EIA법) 이외에는 방법이 없기 때문에 격리나 근무제한을 쉽게 판단할 수 없다. 따라서 일단 유행하게 되면 유행의 진압이 상당히 곤란하다. 심지어 소아가 감염되면 아급성 경화범뇌염(SSPE, subacute sclerosing panencephalitis)을 합병하는 경우도 있어, 환자안전 면에서도 문제가 발생하기 쉽다. 또한 인플루엔자는 감염력이 강하고, 심혈관계 혹은 호흡기계에 기저 질환이 있는 환자가 감염되면 치명적이다. 이들 질환은 백신으로 예방 가능하므로, 고용 시 혹은 해마다 적절하게 접종해두어야 한다. 이환력이나 백신 접종이력 등도 데이터베이스화해서 관리하고, 어느 한쪽이라도 명확하지 않을 경우에는 백신 접종을 실시할 필요가 있다. 최근 높은 실업률과 노숙인의 증가, 후천성 면역결핍증후군(AIDS, Acquired Immano-Deficiency Syndrome) 환자의 증가 등으로 인해 결핵 유행의 소지가 있으며, 실제로 결핵감염자의 보고수가 계속 증가하고 있다. 따라서 직원 자신도 모르는 사이 일상생활에서 감염되어 발병하는 경우도 늘어나고 있으므로 조기발견과 진단이 필요하다. 연 1회의 건강검진으로 스크리닝(검사)하는 것은 물론, 뉴스레터 등으로 계몽활동을 촉구하거나, 컨디션이 좋지 않은 직원은 근무 전에 반드시 의사에게 진료를 받도록 교육하는 것도 중요하다. 이러한 노력을 지속적이고 계획적으로 실시하지 않으면 예방 가능한 질환의 유행을 반복하는 우를 범할 수 있다. 반드시 밀접한 협력관계를 유지하면서 직원감염관리를 실시해야 한다.

5. 마무리

감염관리위원회는 감염관리기능을 효과적으로 발휘하기 위해서 시설 내의 횡단적 연계를 바탕으로 한 복합적 조직(multi-disciplinary group)으로 이루어져야 한다. 여기에서 서술한 각 구성원의 역할은 모두 감염관리시스템의 미래형을 구현하기 위해 필수적인 것들이다. 무엇보다 소중한 것은 시설 내 직원들 모두가 이해할 수 있는 감염관리시스템의 비전을 제시하고 직원들의 공통적인 이해를 넓혀가는 것이다.

나아가 각자가 자발적으로 감염관리활동에 참여할 수 있는 환경을 만들어나갈 필요가 있다. 신종 감염병 등 여러 가지 유형의 감염병의 위협에도 끄떡없는 탄탄한 시스템을 목표로 노력을 게을리하지 않기를 바란다.

(호리 사토시)

3장. MRSA 레벨 제로 시스템
MRSA 시설 내 전파 건수를 효과(성과)지표로 한 지속적 감염관리

1. 서론

감염관리에서 가장 중요한 것은 21쪽 '감염관리의 전체 구상'에서도 언급한 바 있다. 손 위생과 철저한 '표준주의', 공유 물품의 적절한 소독, 환경정비의 실시를 어떻게 지속적으로 관리할 것인지가 과제이며, 그것이 또한 성공 여부를 결정한다. 현장에서는 여전히 손 위생의 수행률의 저조 문제조차도 해결책을 찾지 못하고 있다. 자칫 감염관리가 그림의 떡이 될 수 있는 상황이다. 감염예방의 효과를 직원들이 실감하기 어렵다는 것이 큰 이유가 아닐까? 그렇다면 반대로 감염예방 노력의 성과를 가시화할 수 있다면 일상적 업무관리를 통해 현장에서 관리할 수 있게 될 것이다. 이러한 발상에서 MRSA(Methicillin-Resistant Staphylococcus Aureus infection)의 시설 내 전파 건수의 증감을 대응의 효과지표로 채택하고, 각각의 예방 조치를 업무관리 사원에서 실시하면 지속적인 개선과 유지가 가능하게 된다.

2. MRSA의 시설 내 전파 건수를 사용하는 의의

MRSA가 직·간접적인 접촉전파경로를 통해 다른 사람에게 전파되는 것은 틀림없는 사실이다. 만약 이 전파경로를 완전히 차단할 수 있다면 시설 내 전파가 발생하지 않을 것이며, 또한 접촉전파경로로 전파되는 MRSA 이외의 병원체도 당연히 억제할 수 있을 것이다. 감염관리대책을 생각하는 것은 감염관리담당자이기는 하지만, 감염관리 실시의 주체는 현장에서 근무하는 직원이다. 그렇다면 감염관리에 대해 큰 관심이 없는 직원이라도 "방치하면 안 되는, 문제가 있는 병원체이다"라고 쉽게 이해할 수 있어야 하고, 적은 빈도로 분리되는 병원체가 아니라면 공통의 타깃으로는 쓸모가 없다. 따라서 MRSA의 시설 내 전파 건수는 감염관리의 실효성 있는 지표로서는 최적이라 할 수 있다.

3. 시설 내 전파의 감별 방법의 선택

MRSA는 보균자와 함께 일단 의료시설에 반입되면 주변으로 확산되기 시작한다. 따라서 시설 내에서 새로운 보균자가 된 환자는 새로운 MRSA의 공급원이 되고, 퇴원한 후에 재입원하게 되면 시설 외부로부터의 MRSA 유입원이 된다.

따라서 시설 내에서 분리된 MRSA는 유입 사례와 시설 내 전파 사례로 크게 구별된다. 이 감별과정을 과학 논문에 게재하기 위해 정확성을 기한다면, 분리된 모든 MRSA에 대해 유전자 타이핑을 할 필요가 있다. 하지만 이 검사는 긴 시간을 필요로 하고 비용이 많이 들기 때문에, 일상 진료에서 활용할 수 있는 것은 아니다. 게다가 MRSA로 판명된 시설 내 보균자가 빙산의 일각이라고도 하니, 실제로 상당수의 보균자가 인식되지 않은 채 존재하고 있을 가능성이 있다. 그렇기 때문에 상당히 엄밀한 정확성을 요구해도 전체 그림을 파악할 수 없으므로, 비교적 단시간에 쉽게 감별 가능한 방법을 이용하여 유입 사례와 시설 내 전파 사례의 비율의 추이를 지표로 하는 편이 좋다. 물론, "이상적인 감염관리가 유지되고 있는 상태"란 감염의 유무에 관계없이 항상 감염관리대책이 실행되고 있는 것을 의미하므로, 그런 병동에서는 비록 인식되지 않은 보균자가 있어도 시설 내의 전파 위험이 적은 상태로 유지될 것이다. 여기서 말하는 쉬운 감별법이란 역학(Epidemiology) 정의를 이용하여 분류하는 것이다. 정의를 과학적 논리에 따라 결정하면, 본질과의 오차는 크지 않을 것이라 추측된다. 어디까지나 MRSA의 시설 내 전파 건수는 감염관리대책의 효과지표로 사용하기 때문에 엄밀성보다는 신속성과 간편성을 중시한 것이다.

4. 시설 내 전파의 정의

그러면 구체적으로 어떤 정의를 사용하는지, 배후의 논리를 설명하면서 소개한다. 본원에서 MRSA의 감별에 사용하는 정의는 302쪽 〈표 4. MRSA 분류〉에 나와있다.

앞서 밝힌 바와 같이, MRSA 보균자는 재입원할 경우 MRSA를 보유한 채로 시설 내로 돌아온다고 판단되므로, 보균력이 있는 경우에는 유입 사례로 구분했다(우리 조사에서는 5년 이내의 보균력이 있는 경우로 한정했다. 자세한 내용은 299쪽 'MRSA 스크리닝에 대해'에서 설명한다). 반대로 지금까지의 검사에서 보균력이 없었던 환자가 태어나 처음으로 MRSA 보균자가 된 경우에는, 입원 후에 시설 내에서 획득한 것으로 생각할 수 있다. 또한 감염관리분야의 학술적 공통 인식으로는, 의료 관련 감염병은 "입원 당시에는 병원체가 없었고, 입원 후 48~72시간 이후에 감염된 것"으로 정의하고 있다. 그러므로 입원 후 48시간 이내에 제출한 배양 검체에서는 MRSA가 분리되지 않았지만, 이후에 제출된 검체에서 분리된 경우에는 입원 후 시설 내에서 획득한 것으로 생각할 수 있다. 그와 반대로 입원 후 48시간 이내에 제출된 배양 검체로부터 MRSA가 분리된 경우에는 유입 사례로 생각할 수 있다. 이렇게 정의하면 이론적으로는 맞지만, 다른 한편으로 본원에서의 검사이력도 없고, 보균력도 분명하지 않은 경우, 입원 후 48시간 이후에 제출된 검체로부터 MRSA가 분리된다면 어느 쪽으로도 구분할 수 없어, '불분명'이라고 판정하게 된다. 또 예외적으로 원래 무균 부위였거나 입원 후 삽입된 장치, 또는 새로 생긴 창상 부위에서 MRSA가 검출된 경우에는, 시설 내에서 획득한 것으로 판정하고 있다.

이러한 역학적 정의라면 전문지식이 없는 직원이라도 판정 가능하다. 따라서 감염관리담당 인력이 한정되어있는 시설이더라도, 병동 연계를 담당하는 간호사 및 병동과장에게 판정하게 하고, 유입 사례로 판정된 사례만을 담당자가 확인하면, 효율적으로 시설 내의 전파 건수를 판정할 수 있다.

5. MRSA의 시설 내 전파 건수에 따른 경계 레벨 판정

평소 감염관리가 효과적으로 이루어지고 있는 부서라면 MRSA의 시설 내 전파 건수는 낮은 수준을 유지할 것이다. 반면에 효과적으로 실시되고 있지 않은 부서라면 시설 내 전파 건수는 높은 수준이 될 것이다. 따라서 MRSA의 시설 내 전파 건수를 성과 지표로 사용하면, 각 부서에서의 감염관리 대응의 질을 확인할 수 있다고 생각된다. MRSA가 어느 정도 분리되는지는 의료시설마다 다르지만, 본원에서는 과거의 분리 경향을 근거로 지난 3개월의 관찰기간 동안, 시설 내 전파 건수가 1건을 기록하면 경계 레벨 0으로, 2건으로 증가하면 레벨 1로, 3건으로 증가하면 레벨 2로, 4건으로 증가하면 레벨 3으로 정의했다. 레벨 3으로 판정된 병동에서는 3개월 연속 월 평균 1건 이상이라는 높은 빈도로 시설 내 전파가 발생하고 있는 상태이므로 조속히 현장 직원의 강한 위기의식과 개선에 대한 의욕을 일깨워야 한다. 하지만 개선을 위해서는 현재의 업무관리 및 직원교육의 대대적인 평가와 검토를 위한 시간이 필요하다. 그런 상황에서 겨우 1건 검출되었는데도 불구하고, 레벨 4에 곧 도달해버리는 상황이라면, 현장의 사기가 꺾이기 마련이다. 따라서 레벨 4의 판정 기준만은 "레벨 3에서는 익월에 2건 검출"로 제한하여, 레벨 4에 도달하는 것을 조금 어렵게 하고 있다.

6. 각 레벨의 개선 항목 추이

주로 병동 단위에서 레벨 판정을 실시하고 있지만, 그 병동을 중점적으로 이용하고 있는 진료과가 있다면, 병동과장도 동일하게 당사자로서 개선활동에 참여하게 된다. 경계 수준이 상승함에 따라 개선해야 할 항목 수가 많아지고, 문제의 심각도가 깊어지는 것은 필연적이다. 지금부터는 레벨마다의 개선 항목에 대해 설명한다. 각 레벨에는 독자적인 코드컬러(code color)를 부여했다.

6.1 레벨 0(코드컬러: 화이트)

수평감염관리가 대체로 양호하게 유지되고 있다고 판단하여 특별한 개입은 하지 않는다.

6.2 레벨 1(코드컬러: 그린)

본원에서는 손 위생과 '표준주의'의 실시를 통해 직접적인 수평전파를 관리하고, 공용 물품의 적절한 살균 및 환경정비의 실시를 통해 간접적 수평전파의 관리를 항상 실시하는 시설을 전체 구상의 목표로 삼고 있다. 따라서 레벨 1로 판정된 병동은 손 위생의 양적 평가를 먼저 실시한다. 이러한 병동에서는 알코올 손 소독제의 소비량이 종종 저하되는 현상이 목격되며, 이는 구체적인 도달 목표가 소비량으로 확인 가능하다는 것을 의미한다. 우선 일상 업무에서 환자와의 접촉 횟수로 산출한 목표량까지 도달해야 한다. 당초 감염관리실에서는 매일 350mL로 약간 낮게 목표를 설정 했음에도 불구하고 목표량을 달성하는 부서가 적었다. 이는 실제로 얼마나 소비해야 하는지에 대한 수준을 현장 직원이 인식하지 못했기 때문이며, 감염관리실에서 공연히 밀어붙인다는 생각을 했던 것도 같다. 그래서 각 부서의 병동 연계 간호사(Link Nurse)들에게 환자와의 접촉 횟수를 측정하고, 접촉 전후에는 반드시 손 소독을 실시하게 한 후 필요한 소비량을 다시 계산한 결과, 350mL보다 훨씬 많은 양이 필요하다는 것이 밝혀졌다. 이후에는 소독제의 소비량이 350mL 이하로 떨어지는 병동은 거의 없어졌다. 의식 개혁이 행동을 바꾸는 좋은 예이다.

또한 동시에 간접적 수평전파의 관리를 위해서, 공용 물품에 대한 적절한 소독이 이루어지고 있는지를 재검사시켰다. 만약 병동의 1차 세정 물품 등이 남아있으면, 후생노동성의 권고에 따라 신속하게 중앙멸균실에서 소독을 실시하도록 업무를 변경하거나 1회성 제품으로 바꾸도록 지도했다. 예를 들어 소아병동의 봉제 인형 등은 소독이 어렵기 때문에 병동 공용으로 사용하던 것을 폐기하고, 환자 소유의 물건일 경우에만 개인전용으로 허가했다. 침대는 소독이 어렵게 때문에 매트리스를 의료용 방수 시트로 씌우고, 시트 표면을 염소계 혹은 4급 암모니아염계 소독제로 직접 닦아서 적정화를 꾀했다. MRSA가 정착하기 쉬운 부위 중 하나가 겨드랑이다. 매일 같이 체온을 재야 하는 환자들의 침대에 체온계를 각각 비치해 전용화하고, 환자들이 퇴원할 때는 알코올 소독을 실시하고 있다. 이는 검사 시간을 대폭 줄이는 효과도 있으므로, 병동에서 몇 개의 체온계로 반복하여 검사하고 있다면 업무 부담의 경감으로 이어질 수 있도록 개선할 필요가 있다. 이렇게 병동 직원의 업무 부담을 줄이는 방향으로 업무 개선을 하다 보면, 조금씩이라도 손 위생에 투자할 시간이 생기게 마련이다. 환경정비 면에서도 병원체의 집합소인 쓰레기를 완전히 제거하고, 배수 시설 주변의 청결과 건조를 목표로 구체적인 체크리스트를 작성하고, 감염관리담당자로 하여금 병동을 검사하게 하여 90% 이상의 비율로 달성하도록 정했다. 영국의 감염관리전담간호사협회(Infection Control Nurses Association, 현 Infection Prevention Society)에 의해 편집된 것[1]을 일본의 의료 환경에 맞추어 작성한 이 리스트는 본원의 모든 부서 직원에게 해당되는 내용일 뿐만 아니라, 감염관리담당자가 각 문의에 대해 철저한 대응을 해야 한다. 이러한 과정을 통해 감염관리의 실천은 곧 스스로의 책임이라는 인식을 당사자들이 갖게 되는 것이다. 동시에 이것들을 개선할 수 있으면 이론상으로의 수평적 전파를 강력하게 관리된 상태로 만들 수 있다.

6.3 레벨 2(코드컬러: 옐로)

앞서 설명한 레벨 1의 내용들이 개선되었어도 또 다시 시설 내 전파가 발생한 경우에는 레벨 2가 된다. 이 단계는 이론이 성립되지 않은 상태로, 3가지 가능성을 생각할 수 있다. 첫째는 손 위생의 시기나 방법이 적절하지 않은 것, 둘째는 환경감사의 자기 평가와 전문가의 평가에 괴리가 있는 것, 셋째는 의료종사자 중에 보균자가 있는 것이다. 따라서 감염관리담당자가 현장에서 직접 손 위생 상태를 질적으로 감사하거나, 병동환경감사를 통해 인식의 차이가 없는지를 확인할 필요가 있다. 만약 차이가 있으면 OJT(on the job training)로 직접 지도하고, 인식의 차이를 나타낸 부분과 지도 내용을 해당 부서의 책임자에게 반드시 서면으로 피드백해야 한다. 단, 이 단계에서는 개선의 책임이 해당 병동의 직원 모두에게 있음을 자각시키는 역할로 개입해야 하며, 결코 상부의 시선으로 무조건 개입(쉽게 말해 '간섭')해서는 안 된다. 세 번째 가능성으로 꼽은 의료종사자 중에 보균자가 있는 경우에는 보다 조심성을 꾀해야 한다. MRSA 관리 분야에서 앞서고 있는 네덜란드에서는 환자나 직원을 불문하고 보균자에게 무방비로 접촉한 경우에는 동심원 조사(ring investigation)로 MRSA 검사를 실시하고 있다. 역학 연구를 통해 그만큼 환자와 직접 접촉하는 직원이 누구보다도 보균자 매개체(carrier)가 되기 쉽다는 결과를 얻었고, 이를 합리적으로 반영한 것이다. 만약 MRSA 감염 피해자가 발생하고, 접촉자 조사를 위한 MRSA 스크리닝 검사에서 환자로부터 분리된 균주와 동일한 것이 직원에게서 발견되었다면, 그 직원이 받을 절망감과 죄책감은 상당할 것이다. 따라서 그런 불행한 희생자가 나오지 않도록 본원에서는 레벨 2의 단계에서 MRSA 스크리닝 검사를 통해 보균이 확인되면 소독을 실시하고 있다. 하지만 보균에 대한 사회적 차별과 이해 부족으로 인해 불필요한 오해를 받을 수도 있기 때문에, 보균자를 위한 정보는 본인과 소속 관리자에게만 알리고 있다. 또한 같은 병동 내에서도 의사와 간호사의 소속이 다르기 때문에, 직종으로 인해 서로에게 죄를 떠넘기는 일이 발생하지 않도록 각각의 결과는 공표하지 않는다. 이러한 배려를 소홀히 하면 현장에서의 반발로 인해 개입이 불가능한 상태에 빠지게 되므로 세심한 주의가 필요하다. 이상의 노력으로 이론뿐만 아니라 실상에 있어서도 효과적인 수평전파를 관리할 수 있게 될 것이다.

6.4 레벨 3(코드컬러: 레드)

레벨 3에 이르면 해당 병동직원의 직무교육과 업무관리방법에 있어서 단호한 개선을 필요로 하는 문제가 내재되어있을 가능성이 높다. 따라서 지금까지의 개선 요구에 더해 본인들의 관리교육 체제를 객관적으로 분석하고, 문제를 도출하기 위한 수단으로 4M4E 분석을 실시하고, 감염관리위원회에서 개선 경과를 보고하도록 하고 있다.

이 위원회는 의료법에 따라 원장과 간호부장의 참석을 의무화하고 있다. 현장관리자 입장에서 보면 감염관리의 문제가 스스로의 관리지도능력의 문제로 취급될 위기에 직면하는 셈이지만, 반드시 개선 대응에 정면으로 부딪혀야 한다. 다시 말해 레벨 2까지는 직원을 대상으로 한 개인적인 문제였던 데 반해, 레벨 3에서는 조직으로서의 관리교육 능력을 묻는 수준으로 상향 이동하는 것이다. 직무교육과 업무관리가 근본적으로 재검토되어 개선되면, 장기적으로 안전한 병동을 유지할 수 있는 체제가 마련되기는 하나, 거의 2개월 정도의 시간을 필요로 하게 된다.

6.5 레벨 4(코드컬러: 퍼플)

이상의 대응을 실시했는데도 불구하고 여전히 수평전파가 계속 일어나고 있는 상태라면, 레벨 4로 판정한다. 이 단계에서는 현장관리자로서의 자격은 객관적으로 불합격이라고 평가되며, 긴급 위기관리 관리로서 감염관리담당자가 상주하고, 각 관리자의 소속부서에서는 직무교육과 업무관리에 대한 엄격한 지도를 실시하게 된다. 따라서 이런 상황은 관리자의 체면을 깎아내리게 될 수도 있으므로, "최후의 수단"으로 남겨두고, 레벨 3의 단계에서 개선을 완료할 수 있도록 해야 한다. 본원에서도 오랜 시간 동안 레벨 4를 유지하던 병동의 관리자가 다른 부서로 이동되기도 했다. 그를 대신해 병동을 맡은 관리자의 노력도 있었지만, 직원들의 교육 수준에 대한 근본적인 개선이 필요했기 때문에, 감염관리담당자 1명을 전담으로 파견하고, 내부의 문제점을 모두 공유하고 역할극(roll play)을 통한 직무교육과 검정을 도입함으로써 성공적으로 개선할 수 있었다.

7. 레벨의 공표와 우수 병동에 대한 표창

각 부서의 판정 레벨은 감염관리위원회, 진료위원회, 의국장회, 간호팀장회, 병동 간 연계 담당 간호사회는 물론 환자안전관리위원회에도 일람표로 보고한다. 이를 통해 현장관리자로 하여금 감염관리의 미비가 환자에게 의학적 위해(medical harm)를 가한다는 위기의식을 갖게 한다. 또한 각 부서에서는 환자에게는 보이지 않지만 병동 직원 모두가 볼 수 있는 곳에 레벨 판정 결과를 게시하여, 관리자뿐만 아니라 환자와 가장 많이 접촉하는 직원에게 철저히 주지시키도록 도모하고 있다. 또한 이를 통해 감염관리에 대해 무관심한 직원들도 "지금 무슨 문제가 있는 것 같으니 주의하자"라는 의식을 가지게 하는 효과가 있다.

감염관리는 안전한 상태에 일정 수준 도달했다고 해서 꾸준히 유지되는 것이 아니라, 장기적으로 지속될 수 있도록 노력해야 하는 과정이다. 따라서 본원에서는 레벨 0 판정을 6개월간 유지하고 있고, 알코올 손 소독제의 목표 소비량을 달성하고 있으면, "우수 병동으로서 플래티넘 병동"으로 인정하고 각종 위원회에서 표창하고 있다. 그 결과, 이전에는 플래티넘 병동이 좀처럼 나타나지 않았지만, 최근에는 1년에 3개 병동 정도는 인정받을 만큼 개선되었다. 또한 현장 직원의 동기 부여를 높이는 계기가 되었고, 관리자 역시 자신의 관리능력을 증명하는 셈이어서 매우 좋은 반응을 얻고 있다. 나아가 12개월간 플래티넘 병동을 유지하거나, 2년 동안 3번 플래티넘 병동으로 인정받으면,

다이아몬드 병동으로 인정하고 있다. 실제로 다이아몬드 병동 인증 제도를 실시한 첫해에는 1개의 병동에서, 그 후에는 3개의 병동에서 이를 달성하여 기념패를 주면서 표창하기도 했다.

8. 레벨 제로 시스템

레벨 제로 시스템은 평소부터 감염예방을 실시하고 있지 않으면 MRSA의 시설 내 전파 건수가 감소하지 않는다는 면에서 비교적 인과관계가 명확한 시스템이라는 장점이 있다. 또한 각 예방관리의 달성 기준을 수치로 가시화하여 객관적인 평가를 할 수 있어, 목적의식을 전파하기 쉽다. 더욱이 현장 직원과 관리자에 의한 자기관리시스템이므로, 자율적인 개선으로 교육 효과도 상당히 높다. 따라서 감염관리가 양호한 상태를 장기간 유지할 수 있게 된다. 단, MRSA를 효과지표로 평가하므로 안과나 산부인과처럼 MRSA 리스트가 낮은 부서를 집중치료실 등의 고위험 구역과 비교할 경우에 기준 달성이 상대적으로 쉬워져 손 위생이 충분히 이루어지지 않는다는 점은 개선해야 할 사항이다.

그래서 최근에는 손 위생의 수행률을 5가지 부분에서 직접 관찰하는 방법으로 평가(질적 평가)한다. 그리고 가장 개선이 필요한 부분을 올바르게 정한 후에 집중적으로 개선하여 극적으로 수행률을 개선시키는 방법을 채택하고 있다. 즉, 기존의 알코올 손 소독제의 소비량을 모니터링(양적 평가)해서 수행률을 추정하는 방법과 조합하여 눈에 띄는 성과를 올리고 있다.

9. 마무리

감염관리는 전문가가 현장관리자에게 무조건 간섭하는 것이 아니라, 어디까지나 현장관리자에게 실시에 따른 책임을 묻고 자율적 개선을 지원하는 것이다. 이를 철저히 하면 고마워하기는 해도 미움을 사는 일은 없을 것이다. 또한 이러한 노력은 의료시설 전체가 단결하여 지속적으로 실시해야만 효과를 발휘할 수 있으므로 의료시설 내에서의 관리자의 지지도 중요하다.

(호리 사토시)

4장. 감염관리 라운드 체크리스트

1. 서론

감염관리팀과 병동 연계 간호사 활동의 중요한 업무로 시설 내 라운딩이 있다. 2012년도 수가개정에서 감염관리료 가산의 시설기준으로 "시설 내 라운딩 실천"을 산정 조건의 하나로 추가하면서 각 시설에서는 이전보다 더욱 적극적으로 라운딩을 실시하게 되었다. 시간과 구성원이 한정된 현장에서 시설 내 라운딩을 효과적으로 실시하는 방법에 대한 고민과 함께 다른 시설에서는 어떻게 라운딩을 실천하고 있는지를 참고하면 도움이 될 것이다. 이번 장에서는 감염관리 라운딩의 방법과 라운딩에 따른 체크리스트에 대해 살펴본다.

2. 감염관리 라운딩과 체크리스트

2.1 라운딩의 목적

감염관리에서의 라운딩의 주 목적은 PDCA 사이클 프로세스, 즉 계획(plan), 실행(do), 평가(check), 개선(act)을 지속적으로 유지함으로써, 감염관리의 질을 개선하는 것이다. 라운딩 내용에는 일상적인 감염관리 준수상황 파악과 감염 발생 시 상황 파악의 2가지 방법이 있다.

① 일상적인 감염관리 준수상황의 파악

감염관리팀과 병동 연계 간호사 등이 손 위생과 개인보호구의 적절한 사용 등의 실천상황, 물품·환자요양환경·진료환경의 관리상황에 대해 확인하여, 일상생활에서 감염관리의 준수상황을 파악하고 개선을 도모한다.

② 감염병 발생 시 상황 파악

감염관리팀과 감염관리담당자는 감염병 환자가 발생했을 때, 환자 주변의 환경 관리나 직원의 '표준주의' 실천 등이 적절하게 이루어지고 있는지를 파악하기 위해 라운딩을 실시한다.

2.2 라운딩 빈도

앞서 서술한 라운딩의 목적 중 하나인 "일상적인 감염관리의 파악"은 한 부서에 대해 주 1회, 월 1회 등으로 정기적인 확인을 실시하고, 감염관리 실천상황의 개선을 꾀한다. "감염병 발생 시의 상황 파악"의 경우에는 대상이 되는 환자가 발생했을 때마다 실시하고, 감염 원인이 될 문제가 발생하고 있다고 판단될 경우에는, 문제에 대해 신속하게 개선할 수 있도록 한다. 또한 문제 해결 후에도 지속적인 대책이 이루어지고 있는지 확인하기 위해 평상시보다 라운딩 횟수를 늘린다.

2.3 라운딩 장소

병동이나 유니트(집중치료실 등)의 라운딩은 기본이지만, 병동 이외에도 환자와 관련된 장소는 적지 않다. 예를 들어 진단영상의학과, 약제, 진단검사의학과, 물리치료 등의 각 부문은 입원·외래를 불문하여 불특정 다수의 환자가 검사나 치료를 받기 위해 방문한다. 최근 외래진료 부문에서는 단지 진료를 받는 것만이 아니라 항암치료나 내시경 검사나 내시경 수술 등과 같은 침습이 높은 치료가 증가하는 추세이다. 이렇듯 외래 부문에 있어서도 검사에 사용하는 기자재나 진료 환경정비가 잘 되고 있는지, 환자와의 접촉 시에 손 위생과 개인보호구가 잘 관리되고 있는지를 관찰할 필요가 있다. 또한 본원에서는 환경개선을 의료시설 전체의 문제로 인식하기 위해, 의료 부문과 행정 부문에서도 연간 수차례에 걸쳐 폐기물 분별과 환경정비 라운딩을 실천하고 있다.

2.4 라운딩 체크리스트 작성 포인트

체크리스트의 항목과 내용은 라운딩의 목적에 따라 검토가 필요하다. 환경과 설비 등의 라운딩이라면, 한 부문 당 약 10~15분 정도로 끝낼 수 있는 항목으로 설정하는 것이 좋다. 장시간에 걸친 라운딩은 라운딩 담당자는 물론, 체크받는 부서에도 부담스러울 수 있다. 매번 개시와 종료 시간을 준수한다면 라운딩을 지속적으로 실천해나가는 데 따른 부담이 줄 것이다.

본원에서는 도쿄 도 복지보건국의 『원내 감염관리 매뉴얼(2010년도 판)』[1]과 『감역관리팀(ICT; Infection Control Team)의 라운딩 시 개입 항목 리스트 2010년도 판(제3조)』[2]을 참고해서 체크리스트를 작성했다. 항목 수는 30항목 정도로 해서, 병동과 유니트 부문, 외래와 진료지원(co-medical*) 부문의 2종류를 작성하고, 부문에 맞춰 구분하여 사용하고 있다(도표1, 도표2). 병동 연계 간호사가 정기적으로 실시하고 있는 환경정비 체크리스트는 감염관리팀에서 라운딩할 때 항목을 더 자세하게 파악할 수 있는 내용으로 하고 있다(도표3).

참가자명:		체크 시행 월일: 월 일		

부서	평가점수(○: 잘되고 있다, ×: 잘 안 되고 있다, NA: 해당없음)
	여러 곳을 확인한 경우, 한 곳이라도 잘 안 되고 있으면, ×로 한다.

☆ 라운딩 결과

	장소	체크 항목	평가	비고
1	공용 부문	액체 비누가 잘 보충되어있다		
2		페이퍼타월이 전용 홀더에 잘 수납되어있다		
3		알코올 손 소독제의 개봉일과 교체일이 기재되어있다		
4		알코올 손 소독제의 액체가 흘러내린 대로 방치되어있지 않다		
5		세탁한 린넨류가 바닥에서 30cm 이내에 보관되어있지 않다		
6		사용한 린넨이 전용 수거함에 잘 담겨있다		
7		전자 차트의 웨건(카트)에 쓰레기가 없다		
8		공조기 흡입구 등에 먼지가 없다		
9		샤워실에 오염이나 곰팡이가 없다		
10	오물처리실	세척실의 문이 잘 닫혀있다		
11		오물처리실 등에서 이상한 냄새가 나지 않는다		
12		오물처리실에 오염된 스펀지 등이 방치되어있지 않다		
13		소독물이 잘 배어있다		
14		오물처리실 앞에 감염성 폐기물의 위험물 마크(Hazard Mark)가 있다		
15		오렌지 하자드 폐기물이 정확히 분별되고 있다		
16		오렌지 하자드 폐기물이 70%를 초과하지 않는다		
17		황색 하자드 폐기물이 정확히 분별되고 있다		
18		황색 하자드 폐기물이 70%를 초과하지 않는다		

---

* 의사의 지시하에 업무를 수행하는 의료종사자를 말하는 일본식 영어로, 긴급의료활동(paramedic)에 해당한다. - 옮긴이 주

	장소	체크 항목	평가	비고
19	처치실	처리실 배수구 주변에 청결한 물품을 두지 않는다		
20		소독 후의 경관영양용기가 잘 정리되어있다		
21		수액을 처리한 처리대가 정리정돈되어있다		
22		개봉한 소독제는 개봉일이 기입되어있다		
23		위생재료 수납장의 문이 닫혀있다		
24		휴대용 폐기 전용 용기의 뚜껑이 잘 닫혀있다		
25		리사이클(폐기물)이 잘 분별되어있다		
26	병실	세면대에 환자의 개인용품이 놓여있지 않다		
27		공조기의 흡입구 등에 먼지가 없다		
28		소변수거팩이 바닥에 놓여있지 않다		
29		환자용 화장실에 이상한 냄새가 없다		
30		환자용 화장실이 청결하게 유지되고 있다		

도표1 감염관리팀 환경 라운딩 체크리스트(병동·유니트 부문)

참가자명: 　　　　　　　　　　　　　　　　　　　체크 시행 월일: 　월　　일

부서	평가점수(○: 잘되고 있다, ×: 잘 안 되고 있다, NA: 해당없음)
	여러 곳을 확인한 경우, 한 곳이라도 잘 안 되고 있으면, ×로 한다.

☆ **라운딩 결과**

	장소	체크 항목	평가	비고
1	공용부문	액체 비누가 잘 보충되어있다		
2		페이퍼타월이 전용 홀더에 잘 수납되어있다		
3		알코올 손 소독제의 개봉일과 교체일이 기재되어있다		
4		알코올 손 소독제의 액체가 흘러내린 대로 방치되어있지 않다		
5		세탁한 린넨류가 바닥에서 30cm 이내에 보관되어있지 않다		
6		사용한 린넨이 전용 수거함에 잘 담겨있다		
7		공조기 흡입구 등에 먼지가 없다		
8		벽면, 창, 창살, 서랍장 상판, 기기의 상부, 스위치 등에 먼지나 더러운 것이 없다. 바닥에 손상(desquamation, 落屑)이 없다		
9		화장실이 청결하게 유지되고 있다		
10		과자 등의 음식물이 접수처 주위 등에 없다		
11		오물처리실 등에서 이상한 냄새가 나지 않는다		

	장소	체크 항목	평가	비고
12	폐기물	일반폐기물(가연) 표시가 되어있다		
13		일반폐기물(가연) 분별이 정확히 되고 있다		
14		일반폐기물(불연) 표시가 되어있다		
15		일반폐기물(불연) 분별이 정확히 되고 있다		
16		재활용 용기가 준비되어있다		
17		폐기물실 앞에 감염성 폐기물의 위험물 마크(Hazard Mark)가 있다		
18		오렌지 하자드 폐기물이 정확히 분별되고 있다		
19		오렌지 하자드 폐기물이 70%를 초과하지 않는다		
20		황색 하자드 폐기물이 정확히 분별되고 있다		
21		황색 하자드 폐기물이 70%를 초과하지 않는다		
22	기타	싱크(개수대) 주위에 청결한 물품이 놓여있지 않다		
23		싱크(개수대)에 더러운 스펀지 등이 방치되어있지 않다		
24		사용한 기자재는 혈액용해제 산포 후 회수 용기에 넣고 있다		
25		소독제 등의 개봉일이 기재되어있다		
26		위생재료 수납장의 문이 닫혀있다		
27		휴대용 폐기 전용 용기의 뚜껑이 잘 닫혀있다		

도표2 감염관리팀 환경 라운딩 체크리스트(co-medical 부문)

라운딩 일시: 년   월   일

라운딩 부서: 라운딩 담당:

		체크 항목	○	×	NA	비고
병실	1	선반 위가 정리정돈되어 불필요한 것이 놓여있지 않다				
	2	칫솔세트가 있을 경우 칫솔 방향이 위쪽을 향하고 있다				
	3	병실 내 세면대 위에 개인용품이 놓여있지 않다				
	4	체온계·혈압계·SpO2모니터 등 공용으로 사용하는 의료기구는 사용 시마다 청결히 닦고 있다				
	5	간호사호출기의 코드가 바닥에 닿아있지 않다				
	6	커튼과 벽에 혈액이나 먼지가 묻어있지 않다				
	7	바닥에 눈에 띄는 더러움이 없다				
	8	침대 주위에 고빈도 접촉 부위는 1일 1회 이상 청결히 닦고 있다				

		체크 항목	○	×	NA	비고
병실	9	흡인 튜브(미사용)의 용기가 바닥에 닿지 않는다				
	10	사용 중인 흡인 튜브가 바닥에 닿지 않는다				
	11	사용한 기저귀를 바닥에 두지 않는다				
	12	사용한 린넨을 바닥에 두지 않는다				
화장실	13	배수구 주변에 물이 튀거나 더러움이 없다				
	14	변기가 오염되어있지 않다				
	15	불필요한 것을 놓아두지 않는다(사용 후의 소변기구 등을 그대로 방치하지 않는다)				
오물처리실	16	오물처리실의 문이 상시 개방되어있지 않다				
	17	서랍장 위에 불필요한 물건이 놓여있지 않다				
	18	개인보호구(에이프런, 장갑, 마스크)가 설치되어있다				
	19	개인보호구는 싱크(개수대) 주위로부터 떨어진 장소에 설치되어있다(물이 튀어서 더러워지지 않도록 궁리하고 있다)				
	20	사용한 기구는 세면대와 구별하여 전용 싱크(개수대)에서 씻고 있다				
복도	21	불필요한 게시물을 붙이지 않는다				
	22	휠체어가 접힌 상태로 정돈되어있다(쿠션 등의 개인용품을 두지 않는다)				
기타						

도표3 환경정비 체크시트

또한 손 위생과 개인보호구 탈착 등에 관한 라운딩에서 사용하는 체크리스트는, 의료시설의 감염관리 매뉴얼을 바탕으로 병동 연계 간호사가 작성한 이미지 시트를 사용해서 병동 연계 간호사가 자신의 부서에서 연 2회 정도씩 조사를 실시하고 있다(도표4).

3. 라운딩의 실제

3.1 구성원의 선정

라운딩에 참여하는 구성원을 선정하는 것도 중요하다. 일반적으로는 감염관리팀과 병동 연계 간호사로 구성된다고 생각하지만, 라운딩 구성원에 방사선기사와 치료사(물리치료사·작업치료사 등)도 참여시킴으로써, 타 부서의 좋은 사례를 자 부서의 개선활동에 반영하도록 유도할 수 있다. 또한 타 부서에서 개선이 필요한 점을 살핌으로써 자기 부서까지 재점검할 수도 있다. 또한 각 직종의 의식 변화로 이어지는 큰 변화를 얻을 수도 있다.

직종에 따라서는 원래 인원수가 부족하여 라운딩 구성원을 고정하는 것이 어려운 경우도 있다. 그럴 경우에는 구성원을 고정시키지 말고 여러 사람을 등록하게 한 후 순서를 정하여 참여하도록 하는 것도 좋다.

3.2 기록 방법

라운딩 시에 부서 소속 장이나 병동 연계 간호사 부서의 감염관리담당자 등을 참여시키고, 그 자리에서 문제가 되는 부분을 함께 확인하는 것이 바람직하다. 만약 시간의 제약을 받게 된다면, 카메라를 지참해 개선이 필요한 부분을 촬영한 후 피드백에 이용하는 방법도 있다. 이렇게 가시화함으로써 각 부서가 개선하는 과정을 확인할 수 있으며, 같은 구조를 갖는 부서의 좋은 사례를 이미지로 보여주어 빠른 개선을 촉구하는 일도 가능해진다.

체크리스트의 기록 담당자를 정하는 것도 필수적이다. 본원에서는 매번 구성원들이 돌아가면서 라운딩 체크리스트를 기입하고 있다. 서툴게 기록하더라도 ○, × 또는 수치 등만 기입하는 간결한 내용이라면 어렵지 않을 것이다. 또한 라운딩을 통해 깨달은 점을 기록할 수 있게 리스트를 만들어, 라운딩 시에 메모한 내용이나 좋은 사례를 피드백하면 의욕을 높일 수 있다.

4. 라운딩의 피드백

라운딩 후에 언제 피드백을 하고, 또 누구에게 피드백하는지도 중요하다. 본원에서는 병동과 외래 부문은 각 부서의 간호팀장에게, 진료지원(co-medical) 부문은 해당 팀장(방사선 부문이라면 방사선

〈오른손잡이일 경우〉

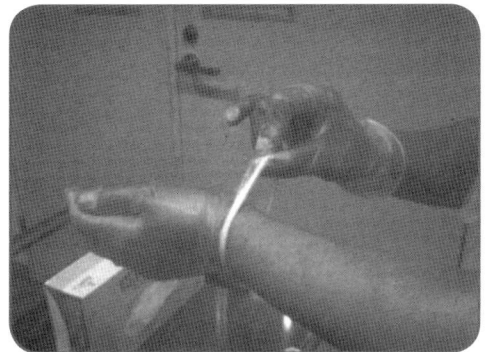

① 오른손으로 반대쪽 비닐장갑을 잡는다

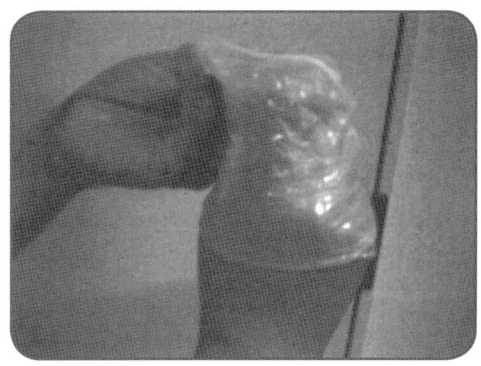

④ 비닐장갑을 벗긴 손으로 오른손 비닐장갑 바깥쪽을 건드리지 않도록 장갑 손목 부분 안으로 집어넣고, 장갑의 손목 부분 안쪽을 잡는다

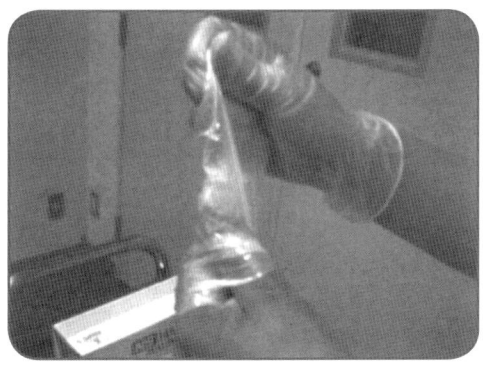

② 오염된 비닐장갑의 바깥쪽이 안쪽으로 오도록 다른 손가락을 접은 상태에서 엄지손가락을 뺀다

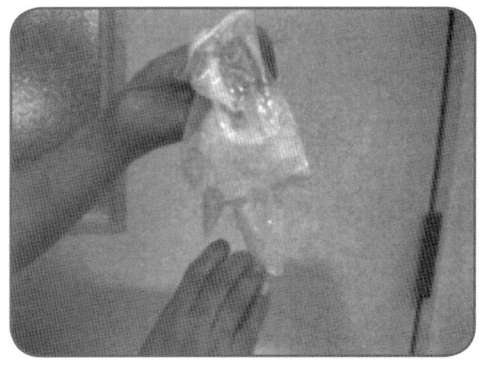

⑤ 비닐장갑을 끼고 있을 때 오른손가락을 사진과 같이 위쪽으로 하고 손가락 끝을 수직으로 아래로 향하게 한 뒤, 다른 쪽 장갑 안으로 들어간 상태에서 장갑을 뺀다

⑥ 손 위생을 실시한다

개/6항목

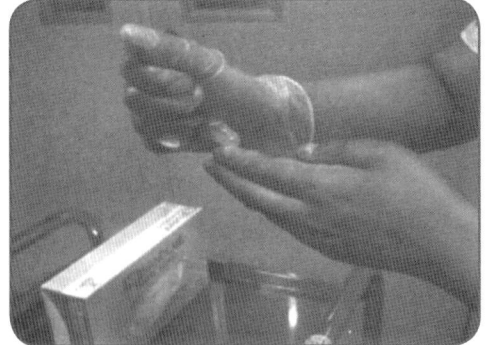

③ 다른 손가락을 펴서 장갑을 오른손 장갑 안으로 말아서 잡는다

도표 4   오염된 장갑을 벗는 방법의 체크리스트

기사장, 약제 부문이면 약제과장 등)에게 라운딩 후 2일 이내에 피드백 용지를 지참하여 직접 설명하도록 하고 있다. 피드백의 내용으로는 라운딩을 실시한 후에 개선이 필요한 사항을 주로 다루고, 차후 개선될지의 여부를 확인하는 라운딩도 필요하다. 주 1회 라운딩을 할 경우에는 그 다음 주에 확인이 가능하지만, 바로 개선이 어려운 경우에는 기한을 정하여 다시 라운딩을 실시하고 확인한다.

5. 체크리스트의 검토

연간 라운딩 스케줄이 종료되면 체크리스트의 항목 내용을 검토하고, 필요에 따라 내용을 변경한다. 이를 통해 항상 ○가 되는 항목은 줄이고, ×가 되는 항목은 내용을 세부화하는 것이다. 항상 ○가 표시되는 항목이더라도 감시의 필요성이 높은 항목이라면 그대로 남겨두는 것도 좋다. 예를 들어 폐기물 항목과 관련하여, 라운딩 초기에는 감염성 폐기물의 분별이 적정한지 여부에 중점을 두었다면, 라운딩을 반복하면서 용기 보관 장소는 적정한가, 하자드 마크의 방향은 올바른가 등 더욱 세부적인 시점에서 관찰하는 것이다. 같은 폐기물 항목이라도 훨씬 세부적인 내용을 확인할 수 있게 정기적으로 항목을 검토하는 것이 중요하다.

6. 마무리

지금까지 시설 내 라운딩에 사용하는 체크리스트 작성의 포인트와 함께 라운딩의 목적, 방법, 실제, 피드백이라는 일련의 흐름을 설명했다. 주 1회의 라운딩을 지속하는 것은 어려운 일이지만, 의료시설 내부가 청결해지면 환자는 물론, 직원들도 모두 쾌적한 환경 속에서 업무를 할 수 있다. "지속은 힘이다(Continuity is power)"라는 말이 있는 것처럼, 비록 각각의 성과는 아주 작더라도 팀으로서 꾸준히 성과를 쌓아가면 감염관리의 질을 대폭 개선할 수 있다. 한 번에 많은 것을 개선할 수는 없다. 매주 조금씩 라운딩하면서 개선을 반복한다면, 지적 사항은 줄어들 것이고, 적정하게 관리되는 항목이 늘어나리라고 감염관리담당자로서 매일 기대하고 있다.

(구로스 카즈미)

5장. 아웃브레이크에 대한 대응과 지역 네트워크·연계의 실제

1. 서론

감염관리를 총괄하는 부서에 근무하고 있으면, 아웃브레이크*에 처하는 상황을 자주 접하게 된다. 지금까지 아웃브레이크 발생 이후를 해설하는 출판물들은 많았지만, 아웃브레이크를 발견하고 확인하여, 병동폐쇄 발령과 해제까지를 포함한 포괄적인 해설에 대한 출판물은 적었다. 또 징후가 존재하지 않는 경우도 있어서 아웃브레이크 발생 시에 현장을 지휘하는 데 필요한 사고법을 다룬 해설서 마련이 쉽지 않았을 수도 있다. 이번 장에서는 실제 현장의 집단발병사례로부터 아웃브레이크의 사전 조짐을 찾아내고, 현장 개입에서부터 아웃브레이크의 종결 선언까지의 과정을 시계열에 따라 살펴본다. 나아가 감염 방지관리 가산에 수반하는 지역 연계가산의 도입에 따라 활성화한 지역 네트워크의 방안에 대해 검토한다.

2. 감염관리 대상이 되는 질병 및 미생물과 주지 방법

다제내성 아시네토박터에 의한 시설 내 감염 사례에서 볼 수 있듯, 어떤 질병과 미생물의 발생에 주의해야 하는지에 대한 공동의 인식이 없으면 문제의 발견은 늦어지고 만다. 시설 내 감염관리의 대상이 되는 질병과 미생물은 신고가 필요하다고 감염병법으로 정한 감염병뿐만 아니라, 전파 가능성이 있는 특성을 파악해 시설 내부에서 정의해둘 필요가 있다. 영국에서는 경계해야 할 질환(alert conditions)과 미생물(alert organisms)에 대해 국가 차원에서 정하고 있다.[1] 일본에서는 2011년 6월 17일 자로 후생노동성 의정국 지도과장 통지 "의료기관에 있어서의 원내 감염관리에 대해서"를 통

---

* 국가, 마을, 병원 내 등과 같은 한정된 영역 안에서 일정 기간에 예상을 뛰어넘는 빈도로 질병이 발생하는 것을 의미하며, 집단 발생, 집단 감염, 혹은 epidemic이라고도 한다. ― 옮긴이 주

해, 균종을 주체로 생각하는 법을 기초로 하는 아웃브레이크 의심에 대한 기준을 처음으로 명문화했다.[2] 하지만 그 후에 카바페넴 내성 장내세균속균종(CRE, carbapenem-resistant enterobacteriaceae)의 증가에 수반하여, 플라스미드성 약제 내성 유전자가 균종을 넘어 확산하여 아웃브레이크를 일으킨 보고도 있어서, 2014년 12월 19일 자 후생노동성 의정국 지역의료계획과장 통지로 개정이 이루어졌다.[3] 이에 따라 아웃브레이크는 "일정 시간 내에 같은 병동이나 동일 의료기관과 같은 장소에서 발생한 원내 감염의 군집이 평소보다 높은 상태"로 알려진 플라스미드성 약제 내성 유전자를 고려한 융통성 있는 개념으로 변경되었으며, "의료기관이 독자적으로 판단한다"는 것으로 여겨지고 있다.

그러나 평소보다 높은 상태, 즉 기대치보다 높다는 것을 파악하려면 각 의료기관이 일상적으로 균종마다, 혹은 카바페넴 내성 등의 특정 약제 내성을 보이는 내성균 그룹마다 감시를 실시해야 기준 라인을 파악할 수 있기 때문에 역학적으로 아웃브레이크를 판단할 수 없다. 이러한 이유로 "각 의료기관은 후생노동성 원내 감염관리 감시(JANIS) 등의 전국적인 감시 데이터와 비교, 특히 타 시설과 비교하여 자 시설에서의 다제내성균의 분리나 다제내성균에 의한 감염병 발생이 빈번하지 않은지를 일상적으로 파악하도록 힘쓸 것"이라는 권고사항이 전파되었다. 이와 더불어 아웃브레이크로 판단하는 기준을 "카바페넴 내성 장내세균속균종(CRE), 반코마이신 내성 황색 포도상구균(VRSA), 카바페넴내성녹농균(CRPA), 반코마이신 내성 장구균(VRE) 및 카바페넴 내성 아시네트박터(CRAB)속의 5종류의 다제내성균에 대해서는 보균을 포함해 1건이 발견되면, 아웃브레이크에 준하는 엄중한 감염관리를 실시할 것"으로 변경하여, 아웃브레이크 대응의 조기 개시에 한발 다가서게 되었다.

본원에서는 영국과 일본 후생노동성의 통지에 준하여 경계해야 할 미생물과 질환에 대해서 시설 내 내규를 정하고, 언제나 참조할 수 있도록 포스터를 전 부서에 게시하고 있다. 또한 직원이 항상 휴대하는 감염병 포켓 매뉴얼도 작성하여 이용에 불편이 없도록 하고 있다(표1, 표2, 도표1). 이로 인해 경계해야 할 질환으로 이환하고 있는 외래 환자가 입원할 경우에도, 특별한 감염관리가 필요하다는 것을 단번에 알 수 있기 때문에, 병실을 결정하기 전부터 필요한 감염관리를 준비할 수 있게 되었다. 참고로 미생물의 학명은 라틴어로 표기되어있는 데 반해, 의료현장에서는 일본명으로 사용되는 경우가 많다.

표1 경계해야 할 질환 및 증상 리스트 예

질환명 및 증상명
감염병에 의한 설사 및 구토증세, 구토(의심 포함) (예: 클로스트리듐 디피실, 노로 바이러스, 아데노 바이러스, 로타 바이러스) 식중독 인플루엔자 옴 급성 바이러스성 간염 결핵(장기의 미열, 기침 등의 의심 포함) 성홍열 수두·대상포진 뇌수막염 유행성 수막염에 의한 패혈증 급성 뇌염 장티푸스 백일해 홍역 풍진 유행성 이하선염 레지오넬라증의 의심 원인 불명의 범혈구 감소 유행성 각결막염

표2 경계해야 할 미생물 리스트 예

균종·바이러스명(라틴어)	균종·바이러스명
MRSA	메티실린 내성 황색포도알균
Clostridium difficile	클로스트리듐 디피실 위막성 장염·항균제 관련 장염
Mycobacterium tuberculosis	결핵균
Mycoplasma pneumoniae	마이코플라스마
Group A streptococci	A군용혈성균(화농성 사슬알균)
Salmonella spp.	살모넬라속
Shigella spp.	시켈라속(이질균)
Escherichia coli O157	장출혈성 대장균 O157
Campylobacter spp.	캄필로박터속
Serratia marcescens	세라티아
Rota virus	로타 바이러스
Noro virus	노로 바이러스
Varicella−Zoster virus	대상포진 바이러스
Parvo virus B19	파르보 바이러스 B19(전염성 홍반, 범혈구 감소증)
다제내성 그람양성균(VRE, VRSA 등) 다제내성 그람음성균(기질확장형 β−lactamase 생성균, Metallo−β−lactamase(MBL) 생성균, 카바페넴 내성 장내세균속균종)	

경계해야 할 미생물 등의 리스트
(ALERT ORGANISM SURVEILLANCE)

아래의 미생물이 환자·직원으로부터 검출되면
감염관리실로 연락해주십시오.
(내선5038-5039 또는 PHS 70331·71511~71515)

〈균종·바이러스명(라틴어)〉	〈균종·바이러스명〉
MRSA	메티실린 내성 황색포도알균
Clostridium difficile	클로스트리듐·디피실 위막성장염·항균제 관련 장염
Mycobacterium tuberculosis	결핵균
Mycoplasma pneumoniae	마이코플라스마
Group A streptococci	A군용혈성균(화농성 사슬알균)
Salmonella spp.	살모넬라속
Shigella spp.	시켈라속(이질균)
Escherichia coli O157	장출혈성 대장균 O157
Campylobacter spp.	캄필로박터속
Serratia marcescens	세라티아
Rota virus	로타 바이러스
Parvo virus B19	파르보 바이러스 B19(전염성 홍반, 범혈구 감소증)

〈그 외〉
다제내성 그람양성균(VRE/VRSA)
다제내성 그람음성균(MDRP/MDRA)
Metallo-β-lactamase(MBL) 생성 그람음성균
ESBL 생성 그람음성균
프리온

제5판: 2015년 10월
감염관리위원회

경계해야 할 질환 및 증상 리스트
(ALERT ORGANISM SURVEILLANCE)

아래의 미생물이 환자·직원으로부터 검출되면
감염관리실로 연락해주십시오.
(내선5038-5039 또는 PHS 70331·71511~71515)

감염병에 의한 설사 및 구역질 구토(의심 포함)
식중독
인플루엔자
옴
급성 바이러스성 간염
결핵(장기의 미열, 기침 등의 의심을 포함)
성홍열
수두·대상포진
뇌수막염
유행성 수막염에 의한 패혈증
급성 뇌염
장티푸스
백일해
홍역
풍진
유행성 이하선염
레지오넬라증의 의심
원인 불명의 범혈구 감소
유행성 각결막염

제4판: 2014년 10월
감염관리위원회

도표1 경계해야 할 미생물 리스트와, 경계해야 할 질환 및 증상 리스트의 포스터

직종을 불문하고, 설령 외국어가 서툰 직원이 있더라도 경계해야 할 상태를 인식할 수 있도록 라틴어명을 반드시 병기해야 한다.

3. 집단발병사례와 아웃브레이크

집단발병사례(cluster case)는 동일한 감염병이나 병원체가 집중적으로 발생하고 있거나 혹은 검출되고 있는 현상을 일컫는 용어로, 역학적 관련성 유무와는 관계가 없다. 아웃브레이크는 집단발병사

례 중에 서로 역학적 관련성이 있는 경우로 한정되며, 다음의 2가지 중 하나의 상태로 정의된다.[4][5][6]

① 단위기간 당 기대치 이상의 발생 건수가 있을 경우(epidemic situation)
② 적절한 감염관리를 실시해도 또 다시 신규 발생이 계속되는 상태(endemic situation)

다만, 아웃브레이크의 정의와 확인* 방법은 다양하다.

①은 발생상황의 지속적 관찰을 실시하지 않으면, 집단발병사례를 놓치기 쉽고 또 발견하기도 어려워진다. ②는 이미 발생하고 있는 집단발병사례에 대해 초기 대응을 실시했지만, 계속 발생하는 위기 상황을 나타낸다. 각각의 경우에 대한 후속대응은 나뉘지만, 이번 장에서는 전자에 한정하여 대응 프로세스를 설명하려고 한다.

4. 집단발병사례의 검출 방법

대표적이고 보편적인 집단발병사례 검출 방법은 녹스(Knox)와 랭커셔(Lancashire)가 개발한 슬라이딩 윈도우(sliding window) 방법이다.[4] 특히 과거로 거슬러 올라가 발생빈도를 조사할 경우에 아주 편리한 방법이다. 먼저, 발생 사례를 시계열로 표시한다. 다음에 "단위관찰기간"을 정한 윈도우를 시간 축에 따라 슬라이드시켜 관찰기간 내에 발생하는 건수를 파악한다(도표2).

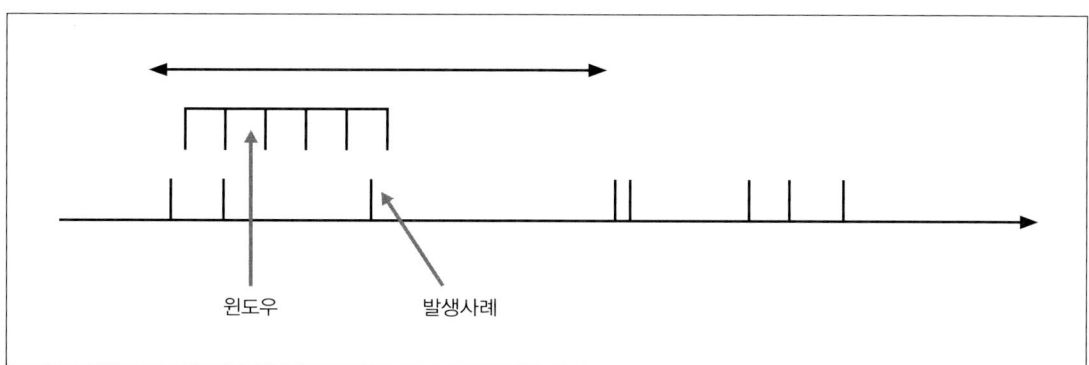

도표2 슬라이딩 윈도우 방법에 의한 집단발병사례의 검출

---

* 확인(同定, Indentification, Determination): 어떤 대상에 대해 기존의 분류 속에서 소속이나 종명을 결정하는 것을 의미한다. − 옮긴이 주

이 단위는 질환에 따라 다르다. 감염부터 발생까지의 기간이 짧은 질환의 경우에는 1주일 단위로, 발병까지의 기간이 길거나 병원성이 약하고 정착 사례가 많은 질환의 경우에는 1~3개월 정도가 된다. 다음으로 단위관찰기간 내에 기대치 이상(과거의 발생빈도와 비교해서 통계적으로 의미 있는 수준)으로 감염병이 발생하는 경우에는, 집단발병사례군으로 분류한다. 최근 증가 추세를 보이고 있는 MBL(Metallo-β-lactamase) 생성그람음성균 등은 1개 시설에서 2건 이상의 사례가 검출되었을 때 아웃브레이크를 의심해야 한다는 주장도 제기되고 있다. 하지만 기준이 0건인(보통 거의 찾을 수 없다) 시설에서는 기대치가 0건이므로, 불과 1건의 사례만 검출되더라도 주위로 확산되고 있지 않은지, 혹은 검출된 환자가 2차 감염피해자는 아닌지 등의 가능성을 항상 의심해야 한다.[7]

5. 아웃브레이크의 확인과 초기 대응

집단발병사례를 발견하고 아웃브레이크의 발생이 의심되는 경우에는, 신속하게 감염관리 실시책임자(감염관리 실무담당자)가 현장으로 출동하여, 발생현장의 책임자로부터 발생상황을 상세하게 듣고 조사를 실시한다. 또한 1년 정도 분량의 데이터베이스를 바탕으로 과거에 같은 증례가 발생한 적이 있는지를 검색한다. 균종이나 진단이 같거나, 시설 내에서 획득된 것으로 의심되는 사례가 여러 번 발견될 경우에는, 의료시설 내의 집중치료실과 재활치료실 등 공용으로 사용하는 시설이 병원체 전파의 무대가 될 수도 있으므로 아웃브레이크가 발생하고 있을 가능성이 높다. 일반적으로 단일 감염원(single origin)의 전파·확산에 의한 경우라면 아웃브레이크, 복수의 감염원(multiple origin)이 우연히 군집한 것이라면 가성(가짜) 아웃브레이크로 판단된다. 아웃브레이크의 확인을 위해서 확인해야 할 사항은 다음의 5가지이다.

① 감염자·보균자의 역학적 관련성 검증
② 임상경과(잠복기·감염가능기간)와 확산경과의 일치성
③ 생물학적 특성(항균제 감수성 패턴, 혈청형, 유전자형)의 동일성 검증
④ 시설 내 침입 경로와 확산경로의 추정
⑤ 시설 외부에서의 발생상황과의 비교 참조

이 중 ①, ②, ④에 대해서는 인터뷰 조사로 어느 정도 추정할 수 있다. ③, ⑤에 대해서는 데이터베이스 검색으로 파악할 수 있다. 하지만 ③의 경우에는 종종 시간이 필요할 뿐만 아니라 여러 부서의 협력도 필요하므로 지체되는 경우가 많다. 따라서 초기 단계에서는 ①, ②, ④에 대해 상호 강력한 역학적 관련성이 의심되는 경우에는 신속하게 의료시설 감염관리 관리책임자(원장 또는 원장으로부터 지명받은 대리자)에게 제의하여 아웃브레이크 관련 회의를 열도록 하고, 관리책임자는 실제로 소집할 수 있도록 행동해야 한다.[2)7)]

6. 아웃브레이크 회의 개최

아웃브레이크 회의를 개최하게 되면 대상 사례는 단순히 1개 부서 또는 1개 진료과의 문제를 넘어 의료시설 전체에 대한 문제로 확대할 수 있게 된다. 이렇게 하면 다른 부서에 협력 요청을 일원적으로 할 수 있게 되고, 현재의 상황을 명확히 하여 소극적인 부서로부터 협력을 이끌어낼 수 있다. 아웃브레이크는 신속한 대응을 필요로 하는 사태이므로 아웃브레이크 회의에서 원장에게 관리에 대한 결정을 일일이 허가받는다면, 피해 규모를 막기는커녕 오히려 피해를 확대시킬 수 있다. 따라서 회의의 의장은 감염관리에 대한 충분한 전문적 지식이 있고, 원장으로부터 일부의 권한을 위임받은 자여야 한다.

6.1 아웃브레이크 회의의 구성원

아웃브레이크 회의의 구성원은 일반적으로 감염관리위원회의 구성원 중에서 핵심적 역할을 하고 있는 사람들(즉, 감염관리팀)을 중심으로 하되, 발생 부서의 업무 관리책임자를 추가시키는 경우가 많다. 필요한 구성원을 60쪽 〈표3〉에 정리했다.

〈표3〉의 구성원 중에서 ①~⑥에 대해서는 후생노동대신(보건복지부장관에 해당)이 정하는 "보험 의료기관으로서의 시설 기준"에 따라 시설 내 감염관리위원회의 출석이 의무화되어있다.[8)9)] 특히 ②, ③, ⑥에 대해서는 의료시설 전체 업무에 관련한 문제이거나, 혹은 관련된 진료과나 병동책임자의 협력을 구하기 어려운 경우 등에 따라 적절히 소집한다.

표3 아웃브레이크 회의의 구성원

① 의장: 감염관리 실시책임자
　　　　　감염관리에 대한 상당한 경험을 가지고 있는 의사 등의 직원 등
　　　　　• 감염관리의사(ICD)
　　　　　• 감염관리 전문간호사(ICN)
② 원장
③ 간호부장
④ 약제 부문 책임자
⑤ 검사 부문 책임자
⑥ 행정 부문 책임자
⑦ 관련된 진료과의 관리책임자(단순한 의국 직원은 불가)
⑧ 관련된 간호팀장[혹은 링크너스(Link Nurse)]
⑨ 회의록 작성을 위한 사무원

6.2 아웃브레이크의 확인

앞서 설명한 '아웃브레이크의 확인과 초기 대응'에서 사전조사를 한 내용을 아웃브레이크 회의에서 공식적으로 알리고, 아웃브레이크 상황임을 정식으로 인정한다. 그 후 더 이상의 수평전파가 확대되지 않도록 필요한 개입 사항을 명확히 하고, "의료시설의 방침"에 따라 현장에 대한 지도와 철저한 대비를 한다. 각 구성원이나 부서의 협력을 구할 수 없을 때에는 "의료시설의 방침"에 대한 배임행위로 보고, 원장으로 하여금 강력한 개선권고를 하도록 해서, 이에 따르지 않을 경우에는 직무정지 등을 포함한 처분을 검토한다.

2007년 3월에 발표된 개정의료법[10]에서는 환자의 안전을 위해 환자안전관리, 원내 감염관리, 의약품 안전관리, 의료기기 안전관리의 이행과 철저한 대비를 규정하고 있다. 그러므로 소극적인 대응을 하면, 감염관리의 의의와 의료시설의 안전관리에 대한 생각, 그리고 신뢰성이 흔들리게 되므로 주의가 필요하다.

아웃브레이크로 확인한 후 후생노동성에서 통지하는 기준을 충족하게 되면 '집단발생'을 신고한다. 다만 신고 기준을 충족시키는 전 단계라 해도 신속한 상담을 실시함으로써 숨기지 않고 공개적인 환경을 만들 수 있게 되어 아웃브레이크 대응에 집중할 수 있게 된다.

6.3 필요한 개입 관리의 결정

지금까지의 경험으로 볼 때, 아웃브레이크를 일으키는 부서는 직무 규율이 흐트러져있고, 인력 부족이나 과중한 근무를 이유로 보이지 않는 곳에서부터 나태해진다는 것을 눈치챈 사람도 적지 않을 것이다. 주로 침대 사이드에서의 손 위생 상태, '표준주의'의 개인보호구 착용의 생략, 심

지어 환경정비에까지 다양한 사례들이 보고된다. 아웃브레이크가 발생하지 않는 단계에서는 손 위생과 '표준주의'의 준수율이 대개 50% 정도로 양호한 편이다. 이 정도 수준이라면 대규모의 아웃브레이크는 발생하지 않는다. 하지만 환경과 공용 물품의 오염이 일상화되면서 여러 경로로 감염이 발생하여 아웃브레이크로 이어질 수 있다. 따라서 아웃브레이크는 해당 부서의 감염관리의 실천 부족으로부터 촉발된다는 점을 충분히 이해시키고, 스스로의 책임하에서 문제를 해결해야 한다는 점을 숙지시킨다면, 적어도 아웃브레이크가 종결될 때까지 느슨하게 대응하는 일은 없어질 것이다.

(1) 감염원의 격리와 병실 폐쇄

감염관리의 초기 목적은 더 이상의 확대를 막기 위해 감염원을 개인실이나 코호트(cohort)에 격리시키는 것이다. 또한 발병자가 머물던 병실에는 감염된 사람이 남아있으므로, 잠복기간 내에는 해당 시설로의 입원 및 전입 금지조치(병실폐쇄)를 신속하게 실시한다.

(2) 손 위생 및 '표준주의'의 직접 감사와 철저한 반복 대비

무엇보다도 감염관리의 기본은 손 위생과 '표준주의'이다. 이는 모든 감염관리의 기본이며, 아웃브레이크의 원인이 불명확한 단계에서도 신속하게 확산 방지를 도모할 수 있는 방법이다. 특히 알코올 손 소독제의 사용이 보편화된 지금은 최근 1개월간의 소비량을 측정하여 손 위생의 수행률을 추정(양적 평가)할 수 있다. 가끔 소비량이 부족하지 않고 실시 시기도 나쁘지 않은데도 불구하고 아웃브레이크가 발생하는 경우가 있다. 그럴 경우에는 알코올을 손에 바르는 정도의 형식적인 손 위생에 그치고 있을 수 있으므로 감역관리팀을 통한 직접 감사(질적 평가)와 OJT(on the job training)를 실시할 필요가 있다.

(3) 환경감사와 개선 지도

환경정비는 환경 중에 미생물의 공급원이 있는 경우에 중요한 대책이다. 예를 들어 다제내성 녹농균과 관련하여 채뇨에 사용하는 소변용 컵을 올려놓는 받침대와 채뇨기기 등이 교차 감염의 온상이 되는 경우가 많이 보고되고 있다. 다제내성 아시네토박터와 관련된 인공호흡기계나 바이트 블록의 오염에 의한 아웃브레이크 보고도 있다. 또한 클로스트리듐 디피실은 환경 속의 먼지나 쓰레기에 장기간 생존한다고 하니, 환경정비의 기준을 마련해 환경 속에서 이러한 먼지나 쓰레기를 제거하는 것이 중요하다. 이러한 정비를 통해 수평전파가 해결되는 경우도 종종 경험한다.

(4) 적절한 전파경로별 예방관리의 선정과 실시

아웃브레이크의 원인이 되는 미생물의 특성에 맞춰 전파경로별 예방관리를 선정하고 실시할 필요가 있다.[7][11] 공기로 감염되는 병원체(결핵, 홍역, 수두의 첫 감염)인 경우라면 격리개인실을 음압화한다. 결핵이면 N95 마스크를 착용하고, 홍역과 수두라면 면역력이 있는 사람 이외의 입실을 엄격히 제한한다. 비말감염이 되는 병원체라면, 환자에게 수술용 마스크를 착용하게 하거나, 직원에게 개인보호구 세트를 착용시켜 부주의하게 감염되지 않도록 지도한다. 접촉으로 감염되는 병원체라면 손위생의 강화와 물품의 개인전용화를 적극 실시하고, 유니폼의 오염방지를 위해 에이프런을 착용한다. 소변 속에서 배설되는 경우에는 화장실을 개인전용화하거나, 혹은 간이식 변기(이동식 화장실)를 사용하게 하고 변기세정기로 세정소독을 할 필요가 있다. 예방관리를 선정할 때에는 MRSA처럼 주로 접촉에 의한 병원체도 비말감염을 일으킬 수 있으므로, 필요에 따라서는 복수의 전파경로별 예방관리를 조합해야 한다. 현장 직원이 이러한 판단을 하기는 어렵기 때문에 반드시 감염관리팀이 업무절차를 점검하여 판단하도록 한다.

6.4 아웃브레이크 규모 파악

수평전파를 저지함과 동시에 감염 전파의 규모(확산)를 특정하는 것 또한 중요하다. 예를 들어 MRSA의 경우에는 일상적인 미생물검사에서 우연히 보균자를 발견할 확률이 약 30% 정도에 불과하다는 보고가 있다. 따라서 확인되지 않은 보균자가 계속 새로운 공급원이 될 가능성이 있다. 적극적인 스크리닝 배양 검사에 따라 보균자를 모두 격리시킬 수 있다면, 더 이상의 수평전파가 일어나지 않게 효율적으로 관리할 수 있다. 적극적인 스크리닝 검사라고 해서 무조건 전 직원과 환자를 대상으로 실시하는 것이 아니라, 동일한 리스크를 가지고 있는 사람을 중심으로 리스크가 가장 큰 부류를 제1군, 가장 약한 부류를 제3군으로 분류하여 실시한다. 감염 리스크 분류의 기준은 전파경로와 감염 양식에 따라 달라지기도 하지만, 〈표4〉에 본원에서 사용하는 기준표를 제시해두었다. 공기감염을 일으키는 것으로는 결핵이 있기에 8시간을 기준으로 감염의 리스크가 달라지지만, 홍역의 경우에는 훨씬 단시간을 기준으로 해야 할지도 모른다.

비말감염은 인플루엔자에 의한 감염병을 상정하고 있다. 물론 대부분의 다른 호흡기감염병을 일으키는 병원체도 비말전파경로에 의해 전파된다. 접촉감염을 일으키는 것으로는 MRSA, 클로스트

표4　전파경로별 감염 리스크 분류의 예

	공기	비말	접촉
제1군	동일병실 환자(≧8h 이상*)	동일병실 환자(2m 미만)	동일병실 환자 공통 리스크 있음
제2군	동일병실 환자(<8h 미만)	동일병실 환자(2m 이상)	동일병실 환자 공통 리스크 없음
제3군	동일 층	동일 층	동일층 공통 리스크 있음

* 결핵의 경우에는 8시간을 기준으로 한다. 홍역이나 수두(첫 감염)는 기준으로 하는 시간이 불분명하나 제1군과 제2군은 구별하지 않는다.

리듐 디피실 등을 상정하고 있다. 노로 바이러스는 비말감염과 접촉감염에 의해 전파되므로 각각을 조합해서 참조하는 것이 바람직하다. 감염 리스크 분류에 따라 감염자를 분류한 후 우선 제2군까지를 대상으로 스크리닝 검사를 실시한다. 제2군까지 검사하는 이유는 제1군까지 전파가 마무리되면 제3군 검사는 생략할 수 있지만, 제2군까지 전파가 확산되었을 때는 제3군도 추가해야 할지 여부를 가장 단시간에 판단할 수 있기 때문이다. 이렇게 함으로써 시간과 조사비용을 절약할 수 있다.

6.5 진료 지속 여부의 판단과 병동폐쇄

아웃브레이크가 발생한 경우에는 그 후의 입원 수용이나 진료 제한도 검토해야 한다. 당연히 감염원환자는 격리조치되어야 하며, 잠복기간 중인 감염자를 추가적으로 격리시킬 수 있다면, 그 다음에는 적절한 전파경로별 예방관리를 실시하는 것으로 효과적인 2차 감염예방을 실시할 수 있게 된다. 가령 감염병 환자가 같은 병동 내에 내원하고 있어도, 입원 수용을 안전하게 계속할 수 있다. 반대로 2차 감염 발생이 지속되는 경우, 또는 직원의 근무제한 등으로 적절한 진료와 간호체제를 유지할 수 없을 때에는, 해당 부서에 병동폐쇄(입원·이동 정지 조치)를 발령해야 한다. 각 부서의 협력을 보다 확실히 하기 위해서라도, 이러한 결정에는 해당 진료과와 병동의 대표자가 반드시 참여해야 한다. 아웃브레이크 회의에서 병동폐쇄의 필요성이 인정된 경우에는 최종적으로 원장에게 보고하고 허가를 받을 필요가 있다.

6.6 감염된 직원 및 환자를 위한 대응

병원체에 감염된 직원 및 환자는 정해진 잠복기간 후 발병할 가능성이 농후하다. 따라서 발병 예방을 위한 처치가 있으면, 감염자의 기초 질환이나 배경을 고려하여 대응을 검토해야 한다.

(1) 예방약품의 투여 및 긴급 백신 접종 실시

계절성 인플루엔자는 뉴라미니다아제(neuraminidase) 억제 약품을, A군용혈성균이라면 경구 페니실린이나 아지트로마이신(azithromycin)을 투여하면 발병 예방이 가능하다. 그 외 감염 노출 후 72시간 이내라면, 수두는 생백신을 긴급 접종하여 발병 예방과 증상을 경감시킬 수 있다.[12] 이러한 수단에 따른 예방효과가 100%는 아니기 때문에 일상적 사용은 권하지 않지만, 확산의 위력이 강할 때는 어느 정도 저지하는 효과를 기대할 수 있다. 또한 예방약품의 투여에 의해 발병해도 약한 증세로 그칠 가능성이 높기 때문에, 고위험 단계의 환자에게는 적극적으로 고려해도 좋다. 자세한 내용은 365쪽 '감염 노출 후 예방투여(PEP) 일람'에서 설명한다.

(2) 예방약품의 투여 및 긴급 백신 접종을 실시하지 않는 경우

예방약품의 투여를 하지 않는 경우에는 잠복기간이 지나서 발병할 가능성이 높으므로, 발병가능기간이 되면 다른 입원환자와는 격리시켜 경과를 관찰할 필요가 있다. 직원이 감염 노출된 경우에는 발병가능기간에는 자택대기 등으로 근무를 제한해야 한다. 노출자가 입원 중이라면 더욱 주의해야 한다. 병상이 비어있다고 해서 예방투여를 하지 않은 노출자가 있는 병실에 면역력이 없는 환자를 입원시키면 노출자가 발병했을 때는 반복적인 상황이 일어난다. 따라서 감염 확산을 조기에 끝내고 싶다면, 근시안적인 병상운영은 막아야 할 것이다(하지만 영구면역이 확인된 환자는 그 질환에 한해 감염 노출자와 같은 병실에 있는 것을 인정해도 좋다).

6.7 현장 직원을 위한 대응

(1) 직원을 위한 백신 접종의 실시

의료종사자용 직원백신으로 접종이 바람직하다고 여겨지는 질환[12](B형 간염, 홍역, 풍진, 유행성 이하선염, 수두, 인플루엔자)에 대해서는 접종을 해두는 것이 좋다. 만일 나중에 설명할 2차 전파 예방관리의 마련에 부주의한 점이 있더라도, 의료시설의 전 직원을 면역력이 있는 집단으로 분류하면, 확산을 막는 큰 효과를 기대할 수 있기 때문이다. 이는 동시에 앞으로의 재발을 방지하는 대책이기도 하다. 또한 평소 타당한 이유 없이 접종을 기피하는 직원에게도 아웃브레이크는 접종에 대한 좋은 기회가 되기 때문에, 이때 접종을 권유해야 한다.

(2) 2차 전파 예방관리의 철저한 대비

다음으로 검토해야 하는 것은 직원의 2차 감염예방이다. 아웃브레이크가 발생한 부서에서 근무하는 직원이라면 자신도 감염될 위험성이 높고, 환자에게 감염시킬 가능성도 있다는 것을 전달하여, 확실한 감염관리를 실시하도록 지도한다. 필요에 따라서 감염관리담당자가 현장에 상주하여, OJT를 바탕으로 예방관리의 확실한 실시를 지도하고 지원한다.

(3) 컨디션 관리와 발병 시의 대응에 대한 지도

아무리 적절하게 감염관리를 실시하고 2차 감염관리를 마련하더라도, 이미 감염 노출된 경우나, 감염자로부터 예기치 못한 병원체 노출로 인해 발병하는 경우도 있다. 그러므로 매일 근무 전의 회의에서는 반드시 컨디션을 상호 간에 확인하고, 무리해서 근무하는 직원이 없도록 계속 지도한다. 이러한 경우 일상적인 직장 분위기가 억압적이라면, 경력이 적은 직원일수록 컨디션의 상태에 대해 말하기를 어려워하므로, 분위기를 개선할 수 있도록 책임자에게 일러두는 것이 좋다.

7. 개입 후 발생상황의 경과 관찰과 네트워크 방안

아웃브레이크 회의에서 의결된 대책이 개시된 후에도, 개입 후의 감염병 발생상황을 적극적으로 조사하고 개입 평가를 실시한다.[7] 만일 아웃브레이크 발생상황이 수습되지 않는 경우에는 개입 관리에 부족함이 있거나, 예상 외의 전파경로가 남아있을 가능성이 있다. 이것은 또한 진료 개시의 시기를 정하거나, 아웃브레이크 종결 선언을 할 시점에 대한 실증적 근거도 된다. 발생상황에 대해서는 아웃브레이크의 전 단계에서부터 구상하고, 유행곡선(신규 발생자의 누적 그래프)을 기록하여 유행의 세력을 가시화하면 시설 전체에서의 정보공유에도 도움이 된다.

2012년 12월 19일 자 후생노동성 의정국 지도과장 통지(의정지 발행 1219 제1호)에 따르면, "**아웃브레이크에 대한 감염관리를 실시한 후, 새로운 감염병의 발병증례**(상기의 5가지 균종은 보균자를 포함)**를 인정한 경우, 원내 감염관리에 부주의가 있을 가능성이 있다고 판단하여, 지역 네트워크에 참여한 의료기관 등의 전문가에게 신속하게 감염 확산의 저지를 위한 지원을 의뢰할 것**"이라고 적혀있다.[3] 또 "**의료기관 내에서의 원내 감염관리를 설명한 후, 동일 의료기관 내에서 동일 균종의 세균 혹은 공통의 약제 내성 유전자를 포함하는 플라스미드를 보유한다고 생각되는 세균에 의한 감염병의 발병증**

례(상기의 5가지 균종은 보균자를 포함)가 다수일 경우(1사례 당 10명 이상일 경우), 또는 해당 원내 감염 사안과의 인과관계를 부정할 수 없는 사망자가 확인되는 경우에는 관할 보건소에 신속하게 보고할 것. 이러한 경우까지는 아니더라도 의료기관의 판단하에, 필요에 따라 보건소에 연락하고 상담하는 것이 바람직하다"라고 되어있다.[3] 지역 네트워크의 전문가와 보건소에 연락을 하고, 상담을 하는 기준과 시기에 대해서는 후생노동성 통지에서 지시된 시기보다 지연되는 일이 없도록 유의해야 한다. 보고를 받은 보건소는 "해당 원내 감염 발생 사안에 대한 의료기관의 대응이 사안 발생 당초의 계획대로 실시되어 효과가 나타나고 있는지, 또는 지역 네트워크에 참여하는 의료기관 등의 전문가에 의한 지원이 순조롭게 이루어지고 있는지, 일정 기간 정기적으로 확인하고 필요에 따라 지도 및 조언을 실시할 것"이라고 되어있다.[3] 필요에 따라서는 원외 전문가의 의견도 참고할 것도 명기되어 있다. 덧붙여 아웃브레이크 확인에 필요한 유전자 검사에 대해서는 "이러한 검사에 지방위생연구소가 핵심적 역할을 담당하는 것이 바람직하다"라고 명문화되어있다. 하지만 연구소의 정비 상황에 지역차가 있다는 것을 고려한 후에 "다만, 지방위생연구소는 각 지역의 실상에 맞춰 국립감염병연구소 등의 연구기관에 상담하는 것도 포함하여, 보건소의 조언을 얻으면서 조정하는 것이 바람직하다. 또한 이들 검사에 있어서 대학병원 등의 핵심 의료기관의 역할은 보건소, 지방위생연구소, 국립감염병연구소 등의 행정기관 및 연구소의 역할에 대해 보완적이기는 하나, 각 지역의 실상에 맞게 유연하게 판단하는 것이 바람직하다"라는 글도 첨부되어 있다.[3] 특히 2012년도의 수가개정[8] 이후에는 감염 방지관리 가산에 더해, 지역 연계가산도 도입되어서, 연 4회 정도의 연계 회의를 개최하여 감염 방지관리활동의 보급과 격차시정이 진행되고 있다. 따라서 평소에 지역 전문가와의 상담을 통해 관계를 쌓아두면, 보건소에 신고하기 전에 손쉽게 대처할 수 있다는 이점이 있다. 가장 이상적인 것은 상호 라운딩을 통한 활동내용의 비교와 격차시정의 촉진, 벤치마킹을 도입한 활동의 수준을 비교함으로써, 주관적으로나 객관적으로나 두드러진 연계 효과를 얻을 수 있게 되는 것이다.

8. 아웃브레이크의 조절 판단과 종결까지

아웃브레이크의 수습과 조절의 정의 및 기준에 대해서는 여러 설명이 있으므로 정리를 통해 내규로 정해두는 것이 좋다. 본원에서는 미지의 바이러스 감염병의 아웃브레이크 조사에서 세계보건기구(WHO)가 표준적으로 사용하고 있는 "잠복기간의 두 배에 상당하는 기간에 신규 발생이 없을 것"

에 준하는 기준을 설정해 대처하고 있다.

8.1 아웃브레이크의 수습과 조절의 판단기준

(1) 아웃브레이크 수습의 정의

아웃브레이크 수습의 정의는 원인 미생물이 세균인 경우와 바이러스인 경우에 따라 상이하다. 보통 다음의 2가지가 사용된다. "감시의 단위관찰기간(미생물이 바이러스일 경우에는 잠복기간 상당의 기간)에 2차 전파가 기대치 이하" 혹은, "감시의 단위관찰기간(미생물이 바이러스인 경우에는 잠복기간 상당의 기간)에 2차 전파가 없는" 상태를 말한다.

(2) 아웃브레이크 조절의 정의

아웃브레이크 조절의 정의는 "단위관찰기간(미생물이 바이러스일 경우에는 잠복기간의 두 배에 상당하는 기간)에 2차 전파가 기대치 이하" 혹은, "단위관찰기간(미생물이 바이러스의 경우에는 잠복기간의 두 배에 상당하는 기간)에 2차 전파가 없는" 상태이다. 관찰기간이 단위관찰기간(미생물이 바이러스의 경우에는 잠복기간)의 두 배에 상당한다는 조건의 근거는 바이러스성 질환 등에서 나타나는 "불현성 감염자가 감염원이 될 가능성"까지를 고려한 기준에 준한다는 것이다.

8.2 병동폐쇄의 해제와 아웃브레이크 종결 선언

(1) 병동폐쇄의 해제 조건

개입 개시 후, 아웃브레이크 수습 상태까지 회복하면 발병환자가 해당 부서에 입원해있더라도 지금까지의 개입 대책이 성공하고 있음을 시사하는 것이다. 이런 상태가 되면 병동폐쇄(입원·이동 정지 조치)는 해제해도 좋다. 하지만 다음의 단위관찰기간(잠복기간에 상당하는 기간) 내에 재차 신규 발생하는 경우에, 다시금 현장을 시찰·조사하고, 감염관리를 한층 강화하여 지도를 실시하면서, 필요에 따라서는 입원·이동 정지 조치를 다시 발령하는 것까지도 검토해야 한다. 때로 직원도 감염에 의해 근무제한을 받을 수 있으므로 환자 수용에 있어서는 안전한 진료·간호체제가 유지될 수 있는 범위에서 서서히 복귀하는 것이 바람직하다.

(2) 아웃브레이크의 종결 선언

아웃브레이크를 조절 상태까지 회복하면 아웃브레이크 종결 선언을 해도 좋은 상태라고 판단할 수 있다. 하지만 재발 예방관리에 대한 대비를 해두지 않으면, 후일에 같은 상황을 반복할 수 있다. 따라서 아웃브레이크를 천재일우의 기회로 여기고, 진료체제의 개선까지 포함하는 대비를 해둘 필요가 있다. 가능하다면 감염관리 매뉴얼에 기재하고 타 부서에도 알릴 수 있는 타산지석으로 삼는 것이 좋다. 이러한 것들이 마련된 후에 아웃브레이크 회의의 의장은 원장에게 종결 선언을 진언한다.

9. 마무리

감염관리담당자가 존재감을 발휘할 수 있는 최고의 자리는 바로 아웃브레이크 대책이다. 이러한 난국에서 강한 리더십을 발휘하고 명확한 방향을 제시하면서, 현장 직원들이 주체적으로 대응할 수 있도록 이끌어가면, 다음부터는 현장 직원들을 강력한 아군으로 만들 수 있다. 하지만 아웃브레이크가 발생한 현장의 직원들을 실패자로 낙인을 찍어 무조건 해결하려 든다면, 체면이 구겨져버린 현장의 직원들이 저항세력이 되어버릴 수 있다. 감염관리담당자는 어디까지나 해결 수단을 지도하는 입장임을 잊지 말고, 당사자가 마지막까지 해결할 수 있도록 대응하지 않으면 안 된다.

(호리 사토시)

6장. 항균제 적정화 접근법

1. 서론

일본의 많은 의료시설에서 약제 내성균에 의한 의료 관련 감염병이 문제가 되고 있다. 약제 내성균의 출현과 항균제의 사용은 마치 동전의 양면과 같다고 할 수 있다.

카바페넴계 항균제이나 반코마이신을 비롯한 항MRSA 작용을 하는 항균제는 중증 감염병의 경험적 치료를 통해 신뢰할 수 있는 광역 스펙트럼 약제이다. 하지만 다제내성 녹농균 출현의 위험인자로서 카바페넴계 항균제 사용 이력이 보고되고 있으며,[1] 또한 부적절한 반코마이신 사용은 반코마이신에 내성이 있는 포도상구균과 장구균의 출현을 초래한다고 알려져있다. 위와 같은 이유로 인해 카바페넴계 항균제이나 항MRSA 약품에 대해서는 특히 적절한 사용이 필요하다.

여기에서 말하는 적절한 사용이란 다음과 같다.

① 해당 항균제이 반드시 필요한 증례에만
② 적정량을
③ 적절한 기간에 투여하여
④ 약제의 부작용에 의한 병해를 초래하지 않도록
　사용하는 것이다.

2. 항균제의 적정 사용의 목적

약제 내성균의 출현에 따른 문제점을 생각하면, 항균제를 적정하게 사용하는 목적도 명확해진다. 다시 말해 약제 내성균에 의한 감염병 환자를 가급적 줄이고, 보다 간단한 방법으로 감염병 치료의 성공을 이끌어내는 것이다.

감염병 진료의 초기 단계에서부터 적절한 항균제의 사용여부에 따라 생명예후가 결정된다. 카바페넴계 항균제이나 항MRSA 약품은 과거에 다른 항균제를 사용한 경력이 있는 환자에게는 최후의 수단으로 사용할 수 있는 약제이다. 하지만 내성균의 분리 빈도가 높은 시설이라면 배양균 확정 전에는 경험적 치료(empiric therapy)의 항균제를 선택하기가 매우 어려워진다. 카바페넴계를 최후의 수단으로 고려해 개시했어도 배양 검사 결과가 내성균으로 밝혀졌다면, 환자의 생명에 위협이 되기 때문이다. 감수성율이 높은 항균제를 다양하게 조합해서 개시했더라도, 이미 카바페넴계 항균제이나 항MRSA 약품에 내성이 생긴 균의 대부분은 다른 계통의 항균제에도 내성이 생겼을 가능성이 높다. 그리고 유효한 항균제이 전혀 없다는 감수성율 시험 결과를 나타낼 수도 있다. 새로운 항균제 개발이 정체되어있는 최근의 경향에 비추어볼 때, 항균제의 적정한 사용으로 현재 사용 가능한 항균제의 유효성을 오래도록 유지할 필요가 있다. 이는 결과적으로 많은 환자의 치료를 성공으로 이끌 수 있을 것이다.

그 외에도, 내성균 감염병의 증가에 따른 감염관리 비용과 치료비의 증대, 입원 기간의 연장 등과 같은 의료에 따르는 경제적 문제 또한 무시할 수 없다.

3. 항균제 적정화의 요소

미국감염학회(IDSA)는 의료시설 내에서 항균제 사용의 적정화에 관한 가이드라인(Antimicrobial stewardship)을 제시하고 있다.[2] 이에 따르면, 항균제의 적정한 사용을 추진하기 위한 요소는 다음과 같다.

① 항균제 사용에 대한 개입과 피드백을 수반하는 긍정적인 감사
② 항균제의 사용 제한과 허가제

위의 2가지 요소를 지지하는 것으로는 다음의 사항들이 있다.

③ 교육

④ 항균제 사용에 관한 가이드라인과 클리니컬 패스(clinical path)

⑤ 항균제의 사이클링 사용을 추진

⑥ 항균제의 사용신고

⑦ 복수의 항균제 병용을 추진

⑧ 단계적 축소(de-escalation, 보다 좁은 범위의 스펙트럼 항균제로 변경할 것)

⑨ 사용량의 적정화

⑩ 경구항균제로의 변경

시설마다 선택하는 요소는 다르겠지만, 항균제 사용의 적정화에 대한 시스템을 구축하는 데에 참고가 되리라 생각한다. 시설 내에서의 적정 사용에 대한 인식을 정착시키려면 감염관리팀에서 담당의에게 의견을 밀어붙일 것이 아니라, 담당의 스스로가 항균제를 적절하게 사용하도록 지원하는 것도 중요하다. 그럼 본원의 '항균제위원회'에서 실시하는 방법에 대해 살펴본다.

4. 본원의 항균제 사용의 적정화 방법

4.1 한정된 재원에서의 적정화 전략

일본에는 감염병 전문의도 적고, ICD라 해도 대부분 겸임을 하고 있어서, 시설 내에서 발생하는 모든 감염병에 대해 관여하는 것은 상당히 힘든 일이다.

그러므로 우선은 표준적 치료책으로서 항균제 매뉴얼을 발행하고, 이 매뉴얼로 치료할 수 없는 난치 증례나 내성균 사례에 한해서는 감염병 전문의나 ICD가 진료를 지원할 수 있는 환경을 구축한다. 이것이 한정된 재원(인재, 자금, 자원) 안에서 지속 가능한 시스템을 구축하는 열쇠가 되리라 생각한다.

4.2 카바페넴계 항균제의 사용 상황을 파악

먼저, 시설 내 카바페넴계 항균제의 사용 상황을 파악해야 한다. 약제과의 협력하에 조사를 실시한 결과, 본원에서는 대부분의 카바페넴계 항균제이 특정 3개 진료과에서 처방되고 있음이 판명되었다. 해당 진료과에 대해서는 어떠한 감염병에 대해 카바페넴계 항균제이 사용되고 있는지, 투여

전에 필요한 배양 검사는 실시하고 있는지, 그리고 투여량 및 기간 등에 대한 조사를 실시했다. 그 결과 카바페넴계 항균제이 꼭 필요하다고 여겨지는 증례와 투여량이 불충분한 증례, 또 투여 전에 배양 검사의 미실시로 단계적 축소도 없이 계속 카바페넴계 항균제이 사용되고 있는 증례가 많았다는 것이 밝혀졌다.

4.3 항균제 사용에 관한 매뉴얼 작성

시설마다 표준화된 항균제 사용에 관한 매뉴얼을 작성하는 일은 사용의 적정화를 위해 반드시 필요하다.

본원에서는 우선 배양균으로 판명된 미생물마다 권장 항균제 매뉴얼(target therapy)을 작성했다. 이를 통해 감수성이 있다고 해서 카바페넴계 항균제를 계속 사용하지 않도록 단계적 축소를 촉구할 수 있다. 하지만 이것만으로는 카바페넴계 항균제의 사용 억제가 이루어지지 않는다. 따라서 앞서 언급한 3개 진료과의 대표자를 참여시켜, 자주 발생하는 감염병과 높은 빈도로 카바페넴계 항균제를 사용하는 감염병에 대한 진료 매뉴얼을 감염된 장기(臟器)별로 매뉴얼화하고, **가급적 카바페넴계 항균제를 사용하지 않고** 경험적 치료(empiric therapy)를 할 수 있도록 진료매뉴얼을 작성했다. 또한 이 진료매뉴얼에는 시설 내 주요 배양균의 여러 가지 항균제 감수성율(antibiogram)을 근거로 주요 배양균을 90% 이상의 확률로 커버할 수 있도록 항균제를 선택하여 기재했다.

4.4 카바페넴계 항균제의 사용신고제도

다른 방법으로는 카바페넴계 항균제의 신고제도가 있다. 감염관리를 담당하는 의사나, 감염과 의사를 통한 사용허가제를 마련하는 시설도 있으리라 생각된다. 하지만 본원의 병상수가 1,000여 개가 넘고, 해당 항균제의 사용여부를 판단하는 의사의 부담이 큰 관계로, 사용개시 시의 신고 제도를 채택했다.

담당의는 카바페넴계 항균제를 처방할 때, 신고양식에 처방 내용을 기재하고, 카바페넴계 항균제의 필요성에 관한 평가시트를 함께 기재해야 한다. 평가 시트(assessment sheet)에는 "개시 전에 필요한 배양 검사가 제출되었다"라는 확인란이 있어서 배양 검사 제출에 관해서도 주의를 환기시키고 있다. 현 단계에서의 신고율은 95% 이상을 달성하고 있긴 하지만, 앞으로는 담당의가 제출한 평가시트에 대한 타당성 평가를 실시할 필요가 있다.

4.5 혈액배양 라운딩

혈액배양 양성, 다시 말해 균혈증은 특히 이른 시기에 유효한 치료를 필요로 하는 병태이다. 미생물검사실에서는 혈액배양의 결과를 담당의에게 빠르게 전달하도록 정해져있다. 그 후의 치료가 유효하게 이루어지고 있는지에 대한 검증은 각 증례별로 주 1회, 소속 의사, 약사 및 임상병리기사, 감염관리실의 간호사가 항균제위원회에 모여서 확인하고 있다. 위원회에서는 유효한 항균제이 충분히 투여되고 있는지를 확인하고, 추가로 필요한 검사처치에 관해 추천하며, 또한 확인 감수성 결과가 판명된 경우에는 단계적 축소에 대해서도 권장하게 된다. 나아가 혈관유치 카테터 관련 감염병(CLABSI)의 판정까지 실시하고, CLABSI의 관찰에 기여하고 있다. 다음에 설명할 '감염병 핫라인'에서 진료상담을 할 수 있는 경우도 많아졌다.

4.6 어려운 감염병 증례에 대한 지원 '감염병 핫라인'

'감염병 핫라인'은 여러 가지 감염병의 진단 및 치료에 관한 상담시스템이다. 전용 PHS(Personal Handyphone System)를 설치해 월요일부터 금요일까지는 9~17시, 토요일에는 9~12시에 항균제위원회 소속 의사가 각 진료과에서 신청된 상담을 담당하고 있다. 그리고 **담당의의 허가를 얻은 후**에 환자를 직접 진찰하고, 진료나 치료에 관해 추천하는 외에도 혈액배양 라운딩 시에 추가 조사(follow-up)를 실시하도록 하고 있다. 이를 통해 상담 대상이 된 증례의 약 90%는 앞에서 설명한 매뉴얼을 전혀 적용할 수 없는 증례이며, 시설 내 감염병 진료의 질을 향상시키는 데에 도움이 되는 증례라고 생각된다.

4.7 수평전파의 컨트롤

위와 같은 여러 가지 요소를 조합함으로써 내성균 출현의 억제를 기대할 수 있지만, 무엇보다 이미 환자 사이에 내성균 수평전파가 관리되어있다는 것이 전제되어야 한다. 아무리 항균제를 적정화하더라도 환자 간의 내성균 전파가 관리되지 않는다면, 모든 노력이 물거품이 될 수도 있다. 여기에 대해서는 21쪽 '감염관리의 전체 구상'을 참조하기 바란다.

4.8 적정화의 결과와 앞으로의 전개

앞서 설명한 것처럼 항균제의 적정 사용을 추진하려면 여러 가지 정책을 조합하여 실시하는 과정이 필요하다(도표1). 본원에서는 복합적인 관리를 추진한 결과, 카바페넴계 항균제에 내성인

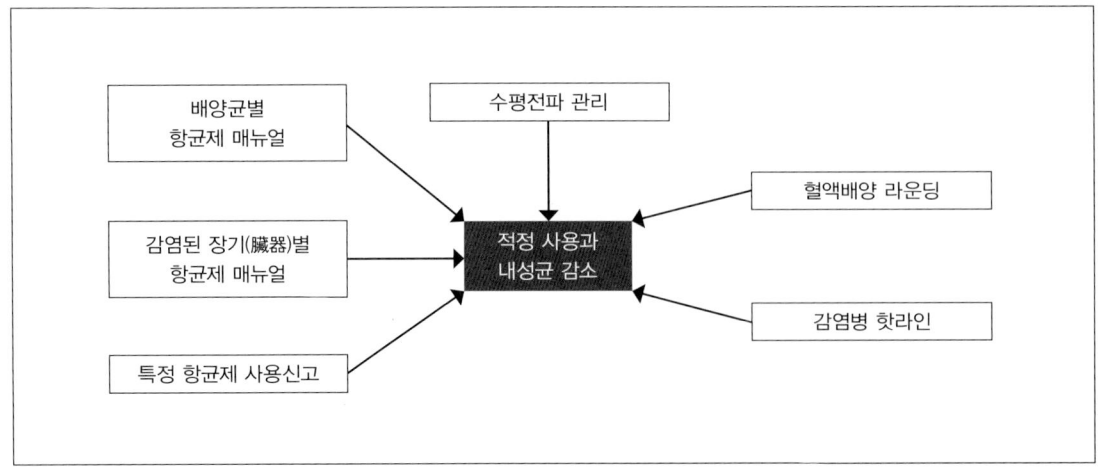

도표1 항균제의 적정 사용을 추진하는 요소

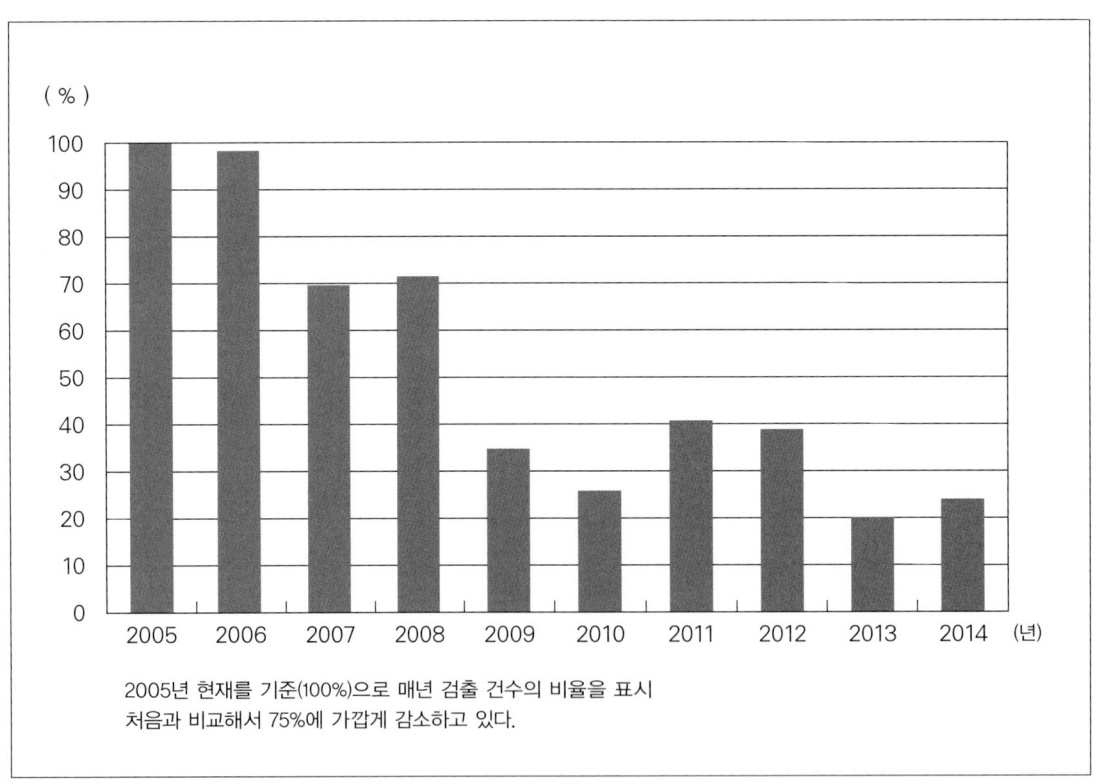

2005년 현재를 기준(100%)으로 매년 검출 건수의 비율을 표시
처음과 비교해서 75%에 가깝게 감소하고 있다.

도표2 본원의 CRE 검출건수의 추이

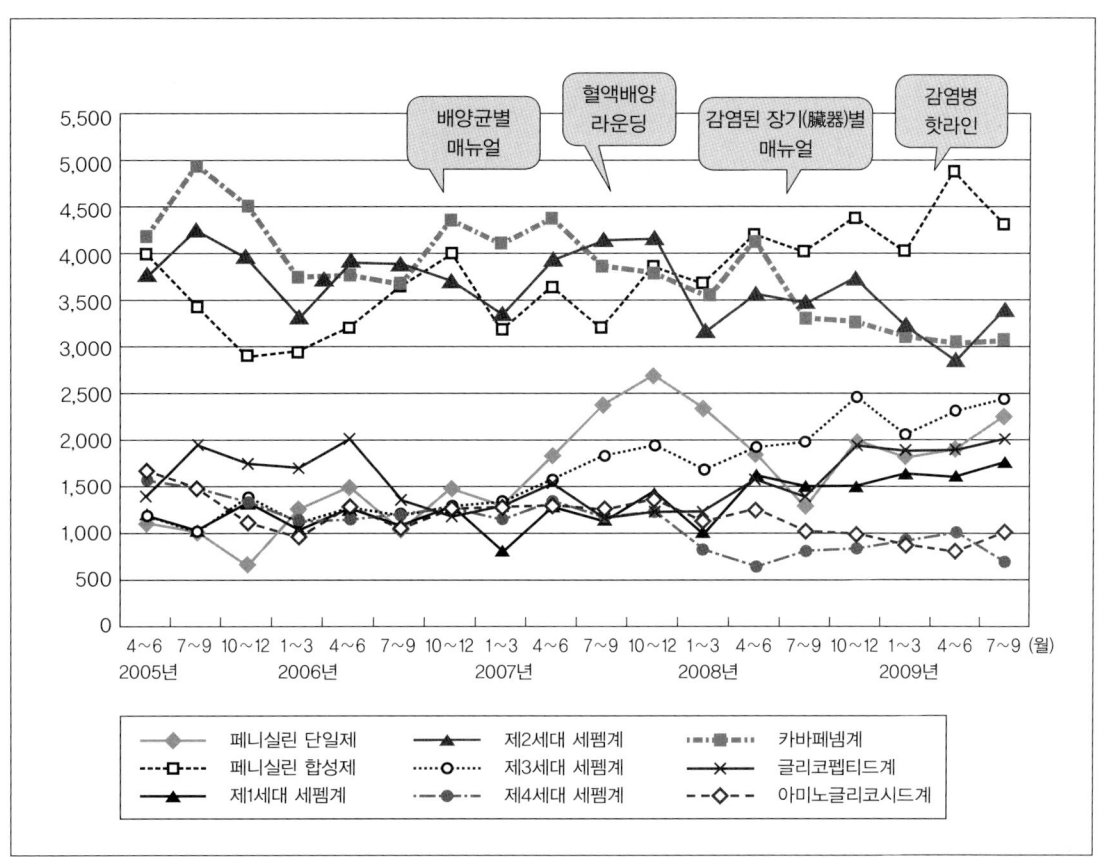

도표3 　항균제의 총 처방건수의 추이(DDD)

MBL(Metallo-β-lactamase) 생성균의 검출건수가 현저하게 낮아졌다(도표2). 그 외에도 카바페넴계 항균제의 사용량이 감소 추세를 보이고 있다(도표3). 다만, 감염병 핫라인에 상담 건수가 없다는 것을 "매뉴얼대로 적절하게 치료되고 있다"는 것으로 받아들일 수는 없다.

　앞으로는 매뉴얼을 더욱 자리잡게 하고, 반드시 혈액배양을 채취하고 감염병 핫라인에도 상담을 거치도록 하는 노력도 기울여야 한다.

(우에하라 유키)

TOPIC

1. 향균성 약품에 관한 상담(consultation)*을 성공시키기 위한 기술

서론

항균제 적정 사용의 목적은 ① 환자를 치료하고, ② 부작용 리스크를 최소화하며, ③ 내성균 발견 리스크를 줄이는 것으로 정리할 수 있다. 항균제내성균의 문제가 오래전부터 커지고 있는 상황에서 ③에 대한 필요성은 일찌감치 주목을 받았다. 하지만 항균제 사용의 근본적인 목적은 환자를 치료하여 회복시키는 것이며, 또한 약제의 일반적 사용 방법의 원칙을 함께 세워야 한다는 측면에서 ①, ②도 발전해왔다.

항균제에 관한 상담도 위의 3가지 목적에 부합하도록 이루어져왔다. 하지만 현실은 그리 간단하지 않다. 종종 상담하는 쪽(컨설턴트)과 상담을 받는 쪽(컨설티) 간에 충돌이 발생하기 때문이다. 지금부터는 컨설턴트(상담자)가 항균제 상담을 원활하게 하여 생산성을 높일 수 있는 요령을 소개한다.

컨설턴트는 의뢰인의 진료를 비판하는 사람이 아니라 환자가 낫도록 도와주는 사람이다

컨설턴트는 자신의 입장과 역할을 알아야 한다. 컨설턴트의 역할은 의뢰인의 문제를 파악하고 환자를 지원하는 것이다. 대부분의 의뢰인은 독립적이며 책임감을 갖고 환자를 진료하는 의사들이다. 따라서 의사가 다른 과의 의사에게 상담을 의뢰하는 것은 매우 불편한 상황일 수 있다. 이런 상황을 이해하지 못하는 컨설턴트라면 혼란은 가중되고 만다.

---

* 전문가의 진단이나 감정을 받는 것을 의미한다. - 옮긴이 주

예를 들어 의뢰인 입장에서는 경험이 적은 컨설턴트를 멀리하려 한다. 경험이 적은 컨설턴트가 감염병에 대한 한정된 지식만으로 다른 의사의 진료를 평가하는 상황이 벌어질 수 있기 때문이다. 컨설턴트라는 위치에서 다른 의사의 진료에 대해 평가자로서("거만한 태도"라고도 함) 조언하는 경우가 발생하기도 한다. 그 결과 의뢰인이 처해있는 상황을 제대로 모르는 상태에서 일방적으로 진료에 대해 비난하거나, 진료 내용을 일방적으로 변경하는 일이 벌어지는 것이다. 이러한 상황은 의뢰인의 기분을 크게 상하게 만든다. 이런 식으로는 좋은 관계를 구축할 수 없다.

상대가 잘못했다는 생각을 버린다

컨설턴트가 쉽게 저지르는 실수 중 하나가 상대방이 잘못했다고 판단하는 것이다. 컨설턴트라면 자신이 가지고 있는 감염병에 관한 지식이나 경험에 대해 지나친 자신감을 멀리해야 한다. 감염병 진료의 현장은 다양하다. 컨설턴트도 경험해보지 못한 영역의 감염병이 있을 수 있다. 수술 부위의 감염병이 좋은 사례이다. 수술 부위의 감염병은 예전부터 외과의사의 영역이었다. 그런데 최근에는 외과의 방식을 모르는 내과계 감염병 컨설턴트가 담당하는 경우가 있다. 이런 경우에 자칫 모든 것을 내과의의 경험만으로 판단하여, 의뢰인인 외과의 진료 내용을 부정하기 쉽다. 따라서 자신의 전문 분야와 동떨어진, 수술 부위의 감염병에 대해 조언을 할 때에는 먼저 외과의로부터 배우는 태도를 취해야 한다. 그런 다음, 외과 진료 차원에서 수술 부위 감염병을 볼 수 있도록 노력해야 한다. 이러한 노력을 하기 전에 섣불리 상대의 진료가 잘못되었다고 단정할 수는 없다.

감염병 진료에 관한 절대적인 실력을 쌓는다

컨설턴트라면 타 영역의 전문가로부터 인정을 받을 수 있는 실력을 쌓아야 한다. 그래야만 진정한 의사로서 인정을 받게 된다. 감염관리팀의 구성원이라는 이유로, 또한 상담의뢰를 받는 위치에 있다고 해서 현장으로부터 신용·신뢰를 저절로 얻을 수 있는 것은 아니다. 실력이 없다면 현장에서 인정을 받을 수 없다. 가끔 감염병 진료에 대한 지식을 많이 알고 있다는 이유로 자신이 실력 있는 의사라고 착각하는 컨설턴트들이 있다. 하지만 의료에서는 실천을 수반하지 않는 지식만으로는 살아남을 수 없다. 특히 환자에게 도움이 되지 않는 조언들은 치명적이다. 간혹 "감염병 전문가가 조언한 것들을 실행하기에는 너무나 비현실적이다"라는 의견을 접하기도 한다.

반드시 환자를 진찰해야 한다

경험이 부족한 의사들의 경우, 실제로 진료하지는 않고 전자차트의 정보만을 참고하여 상담에 대한 회신을 하는 일을 종종 한다. 전자차트에 기재되어있는 내용은 어디까지나 의뢰인이 알아낸 사실과 그에 따른 해석을 정리한 것들이다. 그럼에도 회복이 되지 않는 이유를 찾기 위해 컨설턴트에게 상담을 의뢰한 것이다.

컨설턴트라면 반드시 스스로 진찰을 하고, 필요한 정보를 스스로 얻은 후 검토해봐야 한다. 의뢰인들은 자신이 놓친 정보를 컨설턴트가 찾아내주기를 바란다. 이는 컨설턴트의 역할에 대해 진지하게 생각하고 접근해야 하는 이유이기도 하다.

상담결과를 차트에 기입하기 전에 반드시 의뢰인과 논의한다

컨설턴트가 의뢰인과 직접 논의하는 자리를 마련하지 않고, 자신의 진단을 일방적으로 차트에 기재해버리는 경우도 종종 발생한다. 이런 경우에는 증례의 실제 문제를 파악하는 데 부족함이 있기 마련이다. 또한 기재 내용에 따라 의뢰인을 깎아내리는 '의사의 괴롭힘(doctor harrassment)'*과 같은 행위가 발생해서는 안 된다.

상대는 쉽게 바뀌지 않는다

"상담을 통해 제시한 내용을 의뢰인이 좀처럼 수용하지 않는데, 어떻게 설득시켜야 하는가?", "좀

---

* 의사가 환자를 괴롭히는 일을 비난하여 일컫는 말로, 테이쿄 대학 출신의 외과의사 츠찌야 시게히로가 최초로 사용했다. - 옮긴이 주

은 스펙트럼(narrow spectrum) 항균제로의 단계적 축소를 이행하지 않는데, 어떻게 납득시켜야 하는가?" 등의 질문을 받곤 한다. 이에 대해서는 "시간이 걸립니다"라고 대답하고 있다. 의사는 자신의 진료 행위를 쉽게 바꾸지 않는다. 컨설턴트의 말 한 마디 정도로는 더더욱 그렇다. 먼저, 컨설턴트 자신에 대한 신뢰를 쌓는 것이 중요하다. 신뢰를 쌓는 일은 물론 시간이 걸린다. 의뢰인의 마음을 움직이게 할 경험과 사실도 필요하다. 그것은 그러한 컨설턴트의 도움으로 인해 극적으로 개선된 환자의 사례를 보여주는 것일 수도 있고, 의뢰인이 신용하는 의학 잡지에 실린 연구결과일 수도 있다. 명성이 높은 의사의 강연을 통해 얻은 정보일 수도 있다. 무엇이 되었든 계기가 필요하다. 그러므로 컨설턴트는 신뢰가 생길 날을 기다리면서 참을성 있게 질문을 계속할 필요가 있다. 덧붙여 말하자면, 감염병 진료에 대한 조직의 문화 역시 쉽게 변하지 않는다. 하지만 조금씩 무리를 만들어가다보면 어느 시점을 계기로 극적으로 바뀌게 된다. 어떤 변화를 느끼기 시작하는 데에는 2~3년은 걸리겠지만, 그동안 자신들의 활동을 이해해주는 무리(컨설턴트의 팬)를 소중히 여기고 늘려가는 것이 중요하다.

(오마가리 노리오)

2. 혈액배양 검사의 2세트 채취 추진의 장점

서론

감염병 진료에 있어서 미생물검사는 중요한 역할을 하고 있으며, 그중에서도 혈액배양이 핵심적이다. 그 대표적인 이유를 3가지로 집약할 수 있다.

(1) 배양 검사 중에 결과가 가장 빨리 나온다

대장균이나 폐렴구균 등의 주요 병원균에 대해서는 15시간을 전후로 혈액배양 양성임을 확인할 수 있으므로 대략 반나절이면 결과를 낼 수 있다. 이에 비해, 객담이나 소변검사에서는 분리배양이 필요하므로 결과를 알기까지 보통 3일 정도 걸린다.

(2) 배양균 검색의 표준기준(gold standard)이다

객담이나 소변에서는 토착세균(indigenous bacteria)이나 정착균(transient bacteria) 등의 여러 균이 검출된다. 따라서 특정 균이 순수 배양에서 검출되지 않는 한, 배양균으로 특정할 수 없는 경우도 많다. 반대로 본래 무균 검체였던 혈액배양으로부터 균이 검출되면 배양균 진단을 위한 가장 확실한 근거가 된다.

(3) 혈액배양 양성 결과는 원칙적으로 균혈증을 의미한다

원래 무균 상태인 혈액으로부터 균이 (반복) 검출되는 것은 균혈증을 의미하며, 이는 즉시 치료 개시가 필요한 병태라고 생각해야 한다.

이처럼 감염병 진료에 있어서 혈액배양 검사가 상당히 중요함에도 불구하고, ① 항균제 투여 시에 검사하지 않고, ② 채취하더라도 1세트만 채취하는 경우가 꽤 있다. 실제로 본원에서도 수년 전까지만 해도 2세트 채취율은 10% 정도였다. 이를 개선하기 위해 2006년부터 혈액배양 검사를 중심으로 양성일 때의 보고와 검사에 관해 24시간 체제를 정비하고, 2세트 채취를 강력하게 추진해왔다. 그 결과 2세트 채취율이 90%를 넘어섰고, 검체수도 배로 증가하였다. 여기에서는 ① 2세트 채취율의 증가에 따라 개선이 된 사항에 대해 설명함과 동시에, ② 혈액배양 2세트 채취를 보급시키는 데 효과적인 시설 내 체제의 정비에 대해 간략히 설명한다.

혈액배양 2세트 채취의 보급으로 무엇이 변했는가

(1) "혈액배양은 양성이지만 원인불명"인 케이스가 격감했다

2세트를 채취함으로써 배양균(원인균)인지 오염균인지 판정하지 못하는 케이스가 거의 없어진다 (도표1).[1]

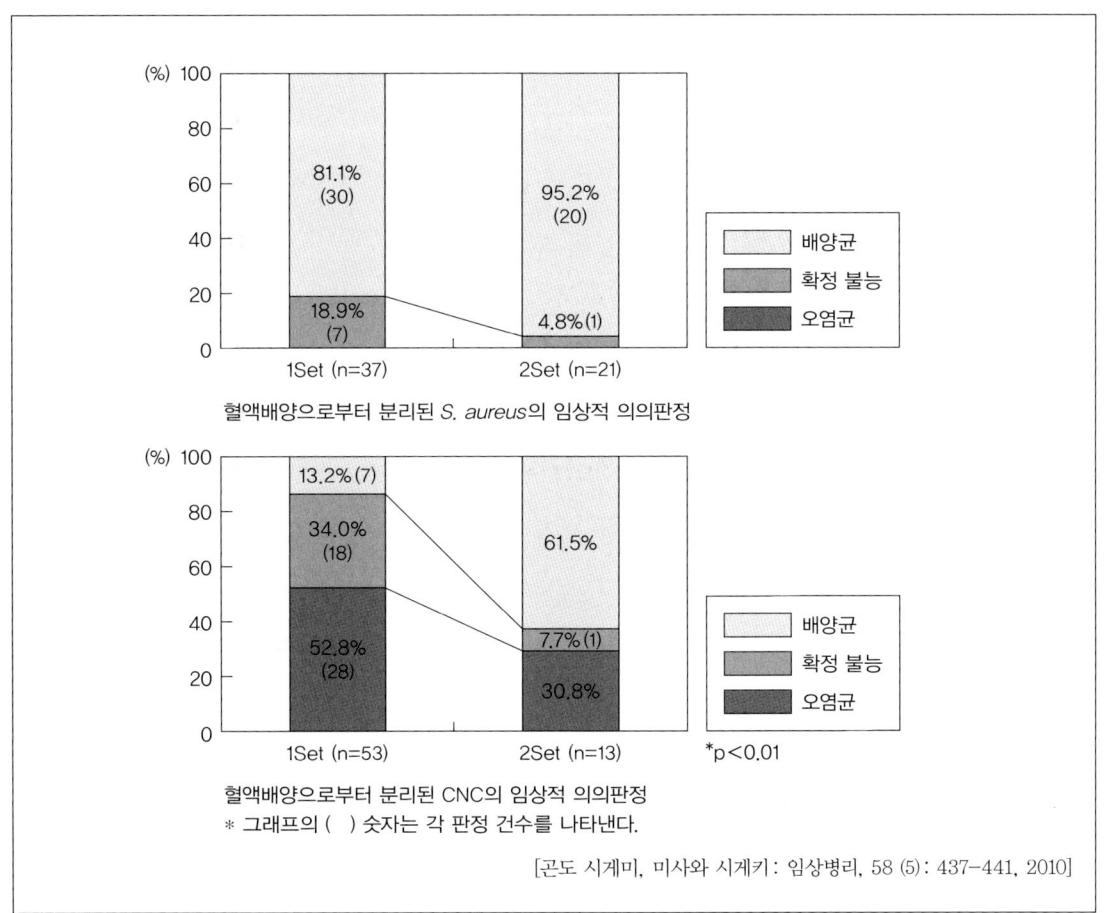

도표1 1세트 채취와 2세트 채취의 비교

한 예로 병원성이 높은 황색포도알균에 의한 혈액 감염이 치료되지 않은 채 방치되는 사례가 거의 없어졌다.

(2) 배양 양성의 첫 번째 보고가 단시간에 이루어지므로 신속하게 항균제 선택이 적절하게 이루어진다.

혈류감염병의 배양균은 2세트 모두 양성인 경우가 많고, 또 양성으로 밝혀지는 시간차도 2~3시간인 경우가 많아서 치료 개시에 대한 결단이 빨라졌다.

(3) 분리균으로부터 감염된 장기와 중증도의 추정이 이루어지고, 필요한 추가 검사가 실시된다.

막연하게 "감염병 의심"과 "원인불명의 열"을 판단하는 것이 아니라, 배양균을 특정할 수 있기 때문에 감염된 장기를 한정해서 검색할 수 있게 되었다.

(4) 배양 검사 전체에서 혈액배양의 중요성을 명확히 인식하게 되었다.

"중증 감염병이 의심되는 경우에는 혈액배양의 2세트 채취가 필수"라는 인식이 시설 내에서 상식으로 자리를 잡아가고 있다.

(5) 감염병에 대한 미생물검사에 대해 논리적으로 인식하게 되었다.

"① 혈액배양 + 감염된 장기에서 검체 체출 → ② 배양균(원인균) 추정 → ③ 감염된 장기 추정 → ④ 항균제 선택"이라는 알고리듬이 정착하고 있다.

2세트 채취의 추진에 필수적인 시설 내 체제 정비

혈액배양의 2세트 채취는 다른 나라들에서는 상식이지만, 일본에서는 제대로 준수되고 있지 않다. 2세트 채취의 필요성에 대해 시설 내에서 캠페인을 하는 것만으로는 2세트 채취가 쉽게 자리 잡을 수 없다. 심지어 2세트 채취가 불필요하고 비용을 증가시킬 뿐이라는 경영자의 의견도 있다고 한다. 지금부터는 본원에서 2세트 채취를 정착시킨 배경에 대해 얘기하고자 한다.

(1) 혈액배양에 대비한 24시간 체제

(2) 최초의 배양 양성에 대한 보고는 주야간을 가리지 않고 속보로 알린다.

혈액배양 양성은 대부분 균혈증을 의미하며 긴급사태에 해당한다. 따라서 24시간 체제로 배양 검사를 실시하는 것은 지극히 당연한 것이다. 하지만 일본에서는 주간에만 대응하는 시설도 간혹 있다.

(3) 양성 시에는 그람염색을 실시하면서 동시에 직접적 방법으로 약제 감수성을 검사

비용 면에서는 적자를 초래하고 의료 활동 면으로도 실시가 곤란하기는 하지만, 검사 다음 날 항균제 감수성의 결과를 내보낼 수 있다.

(4) 주간에는 진단검사의학과과 의사가 결과를 보고하고 담당의와 논의한다.

진단검사의학과부 소속 의사가 차트를 확인하고, 분리균의 임상적 의의 등을 조언함으로써, 임상에 보다 도움이 되는 정보로 배양보고를 활용할 수 있다. 1세트만 채취하고 있다면 추가 채취를 권장하고 있다.

덧붙여 항균제위원회를 통해 다음과 같이 지원하고 있다.

(5) "감염병 포켓 매뉴얼"을 작성하여 권장 항균제를 제시한다.

본원의 항균제 감수성 결과를 기초로, 각 진료과의 협력을 얻어 매뉴얼을 작성하고, 이를 의사 전원에게 배포하여 휴대하도록 의무화하고 있다(매년 개정).

(6) 혈액배양라운드를 주 1회 실시하고, 적절한 항균제의 선택과 검사에 대해 권고한다.

(7) 감염병 진료 핫라인을 통해 상담받을 수 있다.

지금까지 혈액배양의 2세트 채취를 추진하기 위한 시설 내 감수성 진료체제 정비의 포인트들을 살펴봤다. 이처럼 2세트 채취율을 향상시키기 위해서는 검사부의 체제 정비, 권장 항균제 매뉴얼의 작성, 혈액배양 양성사례에 대한 추가 조사 등, 시설 내 각 부서와 각 진료과의 협력이 반드시 필요하다.

(곤도 시게미)

7장. 직원을 위한 감염관리와 직원을 위한 백신 접종

1. 서론

　제1장 '감염관리의 전체 구상'에서 설명한 것처럼, 수평전파관리를 위해서는 무엇보다 환자로부터 직원에게로, 직원으로부터 환자에게로 수평전파되는 감염병을 방지해야 한다. 감염병에 이환된 직원은 직장으로부터 격리시키고, 감염 노출로 인해 앞으로 발병할 우려가 있는 직원에게는 예방관리를 실시하는 것이 중요하다. 또 백신으로 예방할 수 있는 감염병이라면 미리 백신 접종을 해두어, 노출되더라도 감염되는 일이 없도록 미연에 방지해야 한다.

2. 의료시설에서 문제가 되는 직원감염병

　의료시설의 감염관리에서 문제가 되는 직원감염병은 〈표1〉과 같이 ① 발진성 발열성 질환, ② 유행성 바이러스성 질환, ③ 바이러스성 간염, ④ 결핵이다. 이들은 모두 시설 내 환경에서 사람을 통해 전파되는 질환이며, 그중에 몇몇 질환은 환자와 감염자의 태아에 심각한 결과를 초래하는 것도 포함되어있다. 결핵 이외는 백신으로 예방이 가능하다. 다음에 자세한 내용을 기술한다.

표1　관리해야 할 직원감염 일람[1)2)3)4)5)6)]

A. 발진성 발열성 질환 　[소위 스포티피버(Spotty fever)]	홍역(Measles) 풍진(Rubella) 수두(Chicken-pox, Varicella-zoster)
B. 유행성 바이러스성 질환	유행성 이하선염(Mumps) 계절성 인플루엔자(Flu)
C. 바이러스성 간염	B형 간염(Hep B), C형 간염(Hep C)
D. 결핵	폐결핵(TB)

2.1 발진성 발열성 질환

발진성 발열성 질환으로는 홍역, 풍진, 수두(첫 감염)가 있다. 홍역은 공기감염을 일으키며 발진이 나타나기 전의 카타르(catarrh, Katarrh)기부터 바이러스를 주변에 확산시키기 시작하므로, 발병한 후에 격리시키는 것으로는 수평전파의 차단이 불가능하다.[7] 다시 말해, 백신에 의한 면역적 개입이 없으면 아웃브레이크의 관리는 불가능하다는 점에서 가장 까다로운 감염병이다.[7] 풍진은 TORCH 증후군을 일으키는 감염병의 하나로, 임신 중 감염으로 인해 태아의 기형 혹은 모자감염병(선천성 풍진증후군)을 일으킬 우려가 있다. 따라서 직원과 면회자와 간병인 중에서 임산부가 있을 경우에는, 그 환경으로부터 완전히 벗어나게 해야 한다. 산부인과와 소아과가 있는 의료시설에서는 특히 주의가 필요하다. 수두 또한 면역억제 상태에 있는 환자와 태아에게는 치명적인 경과를 초래할 수도 있다. 첫 감염에 대해서는 공기전파경로로 전파되기 때문에, 음압격리실에 격리할 필요가 있다.[7] 또한 같은 공간에 있던 사람들 중에 수두에 대한 면역력이 없는 사람은 모두 감염 노출자가 되기 때문에, 관리하기 어려운 감염병에 해당한다. 하지만 이들 모두 백신에 의한 예방이 가능한 감염병이다. 생백신에 의한 항체 획득율은 95% 이상 기대할 수 있다.[2][7]

2.2 유행성 바이러스성 질환

소아가 유행성 이하선염에 감염되면 무균성 수막염을 합병하는 경우가 있다.[1][2][3][7] 심각한 후유증을 남기는 경우는 거의 없지만, 구토와 격한 두통 때문에 종종 문제가 되기도 한다. 또한 사춘기 이후의 남성이 감염되면 부고환염(epididymitis)을 합병하고, 남성 불임증의 원인이 되는 경우도 있다. 따라서 의료시설 내에서 전파시켜서는 안 되는 감염병이지만, 이 또한 백신으로 예방할 수 있다. 생백신에 의한 항체 획득율은 95% 이상 기대할 수 있다.[2][7]

소아와 고령자, 기초 질환이 있는 환자가 계절성 인플루엔자에 이환되면, 생명예후에 관한 중대한 결과를 초래할 가능성이 높기 때문에, 환자 간 또는 의료종사자를 매개로 한 환자로의 수평전파는 반드시 피해야만 한다.[1][2] 게다가 매년 유행균주의 항원성이 변화하기 때문에 매해 접종해야 한다. 이 백신은 불활성화 백신이지만 정제 과정에서 난황, 폴리믹신(polymyxin), 네오마이신(neomycin)을 포함하기 때문에, 이에 대한 알레르기 기왕력이 있는 환자에게는 투약하면 안 된다. 접종 후의 부작용으로는 24시간 이내에 접종 부위에 나타나는 발적·종창·미열·근육통·두통 등이 있다. 1977년 미국의 기록에 따르면 백신의 부작용으로 유명한 길랭-바레 증후군은 고작 100만 명 중 1명에게서 발생했다.[2]

2.3 바이러스성 간염

의료시설에서 직원감염으로 문제가 되는 것은 B형 간염과 C형 간염 바이러스에 의한 바이러스성 간염이다. 이 2종의 간염 바이러스는 혈액을 매개로 하는 전파경로를 통해 수평전파된다.[4)7)]

특히 C형 간염은 백신으로 예방할 수 없기 때문에 직원감염관리로는 예방 실행을 실천하는 수밖에 없다. 하지만 B형 간염보다는 감염력이 1/10 정도로 낮기 때문에 직원감염예방 차원에서는 잠재적 위험장애요소가 되기는 어렵다.[4)] 한편, B형 간염은 C형 간염보다 감염력이 강하지만, 백신으로 예방가능한 감염병으로 직원감염의 관리대상이다.[1)2)3)4)7)]

2.4 결핵

결핵도 직업질병관리의 대상으로서 중요하다. 과거에 대학병원에서 다제내성 결핵에 의한 아웃브레이크가 발생하여 사망자 1명을 포함한 수 명의 희생자가 나온 사건도 있었다. 또한 2002년에 결핵에 감염된 의사가 장기간 건강검진을 받지 않아 1만 명이 넘는 환자를 위한 추적조사를 했던 케이스는 정기적인 건강검진의 필요성을 다시금 인식시키는 계기가 되었다. 일본은 여전히 65세 미만의 감염병 사망 원인 중 1위가 결핵이며, 최근에는 에이즈 감염자 확대와 더불어 결핵 감염자가 증가하고 있다. 또한 앞으로는 다제내성주가 증가할 것으로 예상되고 있다. 그만큼 철저한 정기검진을 통해 고위험군인 의료종사자의 결핵에 대해 조기에 진단할 수 있도록 체제를 정비할 필요가 있다.[5)6)]

3. 직원이 감염병에 이환된 경우의 대응

〈표2〉에서처럼 직원이 감염병에 이환된 경우에는 수평전파관리를 위해 감염가능기간(병원체를 주위에 확산하는 기간) 동안 자택에서 요양하도록 하고 있다. 감염가능기간이 지나면 증상이 남아있어도 근무는 가능하다. 질환마다 감염가능기간이 다르기 때문에, 진단 의사는 언제까지 근무 정지를 지시할 것인지를 반드시 매뉴얼 등으로 확인하고, 발병자에게 명확하게 지시해야 한다. 상세한 내용은 349쪽 '컨디션 불량자의 외래 진찰 및 근무자숙에 대해'에서 확인하기 바란다.

표2 각종 감염병과 이환 후의 근무자의 자가격리기간 일람

질환명	자가격리기간
인플루엔자	발열일을 0으로 해서 5일간
마이코플라즈마감염병	치료 개시로부터 5일간
감염성 위장관염(노로 바이러스 등)	소화기증상 소실 후 48시간
홍역	발진 출혈 후 4일간
풍진	발진 출혈 후 4일간
수두(파종성 대상포진)	가피화(痂皮化)할 때까지
유행성 이하선염	이하선 종창으로부터 4일간
유행성 각결막염(EKC)	안검결막(palpebral conjunctiva)의 발적 소실까지

[Control of Communicable Diseases Manual, 20th edition, Heymann DL (ed.),
APHA PRESS (Washington), 2014.]

4. 직원이 병원체에 노출된 경우의 대응

직원이 전파 가능한 병원체에 노출된 경우에는, 발병 예방 수단의 유무에 따라 대응이 상이하므로 주의가 필요하다. 발병 예방 수단을 실시했다면 근무제한을 면제할 수 있다.[2][3] 반면, 발병 예방 수단이 없다면 규정에 나와있는 잠복기간 후에 발병할 가능성이 상당히 높기 때문에, 예측되는 감염가능기간에 상당하는 기간 동안 근무를 자숙하여 상태를 지켜볼 필요가 있다. 인플루엔자의 경우에는 계절성 인플루엔자 백신을 접종했거나, 항바이러스약물의 예방투여가 가능하다면 근무제한은 불필요하다. 반면에 백신 접종도 없고 항바이러스약물의 예방투여도 할 수 없다면 잠복기간에 해당하는 72시간 동안 근무를 제한하고 자택에서 경과를 관찰해야 한다. 72시간 경과 후 발병이 없는 경우에 한해 감염되지 않았다고 판단하고 직장복귀를 허가한다. 다만 3주 이상의 잠복기간을 가지고 있으며 감염가능기간도 그 전후에 해당하는 질환이라면, 감염가능기간 직전까지의 근무는 가능하게 하고 있다. 이러한 제한은 근무예정표에 커다란 영향을 주기 때문에, 사전에 백신으로 예방 가능한 질환에 대해서는 백신 접종을 해두어 불필요한 혼란을 피하는 것이 좋다.[1][2][3]

5. 직원감염관리와 직원예방접종

앞서 설명한 것처럼 불필요한 혼란을 피하고, 의료종사자의 발병으로 인해 환자에게 노출되는 것을 막기 위해서도 직원감염에 대한 직원예방접종은 중요하다.[2] 홍역, 풍진, 유행성 이하선염, 수두의 경우에는 1세 이상의 경우 2회 예방접종 기록이 있거나 항체가(antibody titer)가 기준을 충족하는 것을 조건으로 하고 있다.[2][3] 이환력이나 자기 신고에 의한 예방접종 경력은 참작하지 않는다. 2회 예방접종을 했는데도 면역이 불충분한 경우에는 더 이상 백신 접종을 실시하지 않고, 유행기에 한해 가급적 리스크가 높은 병동업무를 피하도록 배려를 하고 있다.

B형 간염에 대해서는 1세트(0, 1, 6개월) 백신 접종을 실시하고, 항체획득이 충분하지 않을 경우에는 다시 1세트 재접종을 실시한다.[2][4] 2세트 접종에도 항체획득이 충분하지 않을 경우에는 그 이상의 백신 접종은 하지 않고, 혈액·체액 노출 시에 엄중한 대응을 실시한다.

6. 컨디션 불량자의 근무제한

의료종사자는 저항력이 약하거나(compromised host) 기초 질환이 있는 환자와 밀접한 접촉을 하는 경우가 많기 때문에, 의료시설에서의 감염관리 일환으로서 직원의 건강관리가 특히 중요하다.[1]

특히 환자 안전을 고려할 때, 직원이 환자에게 병원체를 매개하는 경우는 반드시 피해야 하는 상황이다. 본원에서는 2004년부터 컨디션 불량자에게 반드시 근무 전에 외래 진료를 받고 근무 가능 여부에 대해 의사의 판단을 받도록 시설 내 룰을 정하여 운용하고 있다. 특히 전염력이 강한 특정 감염병에는 미국공공건강협회(American Public Health Association)에서 규정한 근무가능기간의 정의에 따라, 이환 후의 자택요양기간, 노출 후의 예방투여 검토, 그리고 예방투여가 불가능할 경우의 자택대기기간에 대해서 구체적으로 설정하고 명문화하고 있다(87쪽 〈표2〉를 참조한다).

이 제도를 도입하기까지 의료현장의 강한 저항감을 극복해야 했다. 하지만 끈기 있게 직원교육을 실시하여 현재는 시설 내 직원으로부터 환자에게로의 전파를 의심하게 되는 케이스가 현저히 감소하게 되었고, 직원의 복리후생 측면에서도 환영받게 되었다.

7. 마무리

직원감염관리는 우선 예방, 다음으로는 2차 감염관리를 중심으로 엄격하게 운용해야 한다. 또한 인사 부문과 건강관리 부문이 연계하여 노무관리의 일환으로 실시하는 것도 시스템적 관리를 일상화하는 데 필요하다.

(히사타 켄, 호리 사토시)

8장. 감염관리의 지역 연계와 벤치마크(목표치) 평가

1. 서론

2012년도의 수가개정 시 감염 방지관리 가산에 더해 감염 방지 지역 연계가산이 신설되었다.[1] 이를 계기로 '감염 방지관리 가산 1 및 2'의 시설연계가 촉구됨에 따라, 일본 내 감염관리 보급과 수준이 향상되었다. 하지만 '가산 1'과 '가산 2'의 시설 면에서 의료시설 규모, 환자의 리스크 배경, 의료체제는 서로 다르며, 이들을 반영하여 해결해야 할 과제나 문제도 당연히 다르다. 그리고 설사 '가산 1'의 시설 사이에도 적지만 차이가 있기 때문에, 단일 지표를 가지고 비교 검토하는 것은 곤란하다. 따라서 어느 정도 보편성을 두고 성과의 높낮이는 묻지 않고, 프로세스의 준수율을 묻는 객관적 지표를 사용하는 것이 중요하다.

이번 장에서는 프로세스 지표를 사용한 벤치마크 평가를 통해 지역 연계 컨퍼런스의 내실을 도모하는 노력에 대해서 살펴본다.

2. 객관적 지표의 카테고리 분류

평가과정에서 객관적 지표는 2가지 카테고리로 분류된다. 하나는 프로세스 지표, 다른 하나는 성과 지표이다.[2] 예를 들면 (A) 손 위생 수행률이 향상되면 병원 미생물의 수평전파 위험이 감소하고, (B) MRSA의 혈류감염률이 저하된다는 가설이 있다고 하자. 이 경우 (A)를 수평전파 리스크를 감소시키기 위한 개입(process)으로, (B)를 그로 인해 나타나는 성과(outcome)로서 생각한다면, 손 위생의 수행률은 프로세스 지표, MRSA의 혈류감염률은 성과 지표가 된다.

이 2가지 지표의 카테고리는 의료시설 간의 보편성이라는 측면에서는 크게 다르다. 예를 들어 손 위생은 의료시설의 규모와 집락하는 환자의 위험, 질환군이 다르더라도 여전히 수평전파의 리스크

감소를 위해 불가피한 개입책이다. 이를 게을리하면 즉시 의료 관련 감염병이 증가한다는 것은 반론의 여지가 없을 것이다. 그런 의미에서는 모든 의료시설에서 철저하게 실시해야 한다. 또한 손 위생의 교육과 철저한 대비의 지표로서 "1,000명의 입원환자당 알코올 손 소독제(AHR; Alcohol hand rub)의 소비량(양적 평가)"과 "손 위생을 실시하는 5가지 상황마다의 준수율 평가(질적 평가)"를 보편적으로 사용하여 평가할 수 있다. 보편성이 높은 지표라면 시설 간의 단순 비교는 용이해진다.

반면에 성과 지표로 시설 간의 단순비교를 하기는 어렵다. MRSA의 혈류감염률은 수평전파의 빈도 외에 시설 내 MRSA 보균율, 환자의 중증도와 병태의 복잡성, 시설의 가동 상황, 실시하는 의료처치 내용 같은 여러 요인에 크게 영향을 받으므로, 이런 요인들 중에서 1가지 요소를 개선한다고 해도 1대 1의 개선결과를 얻을 수 있다고는 할 수 없다. 그러므로 MRSA의 혈류감염률이 높으므로 감염관리 레벨이 나쁜 의료시설이라고 단순하게 판단할 수 없도록, 성과 지표를 시설 간의 단순비교에 사용하는 것은 적절하지 않다.

3. 객관적 지표의 실례

본원에서는 의료시설을 두 그룹으로 나눠 감염 방지관리의 지역 연계를 실시하고 있다. 하나는 본원을 포함한 6개 부속병원군(준텐도 의원, 시즈오카 병원, 우라야스 병원, 도쿄고토고령자 의료센터, 코시가야 병원, 네리마 병원)과의 **"대학병원 연계그룹"**(감염 방지관리 가산 1의 5개 시설, 가산 2의 1개 시설), 다른 한 그룹은 본원과 긴밀하게 지역의료를 담당하는 2개의 의료시설(감염 방지관리 가산 1 및 가산 2)과의 **"지역의료 연계그룹"**이다. 각각의 그룹에는 특정기능병원, 지역핵심병원, 지역일반병원, 고령자의료시설, 암 진료 연계 거점병원, 3차 구급의료기관, 고령자의료시설과 다양한 시설이 소속되어있다. 환자의 배경과 대상 질환의 범위, 의료를 담당하는 범위는 폭넓다. 따라서 이 모든 것에 골고루 적용 가능한 지표를 탐색하기 위해, 〈표1〉에 제시한 것처럼 프로세스 지표와 성과 지표를 복수로 설정하여, 2012년 4월부터 2015년 3월까지, 3년 동안 각각의 유용성을 검토했다.

표1 감염 방지관리 지역 연계병원 간에 사용하는 객관적 지표의 일람

카테고리	지표명	계산식	단위
프로세스	손 위생의 양적 평가	(알코올 손 소독제의 소비량/입원환자 총수) × 1,000	L/1,000 입원 총수
	항균제 투여밀도(AUD)	[항균제 사용량(g)/(1일 규정량×입원환자 총수)] × 1,000	
성과	MRSA 분리 밀도율	(MRSA의 분리수/입원환자 총수) × 1,000	주/1,000 입원 총수
	감수성율(균종마다)	(내성주의 수/분리주의 수) × 1,000	%

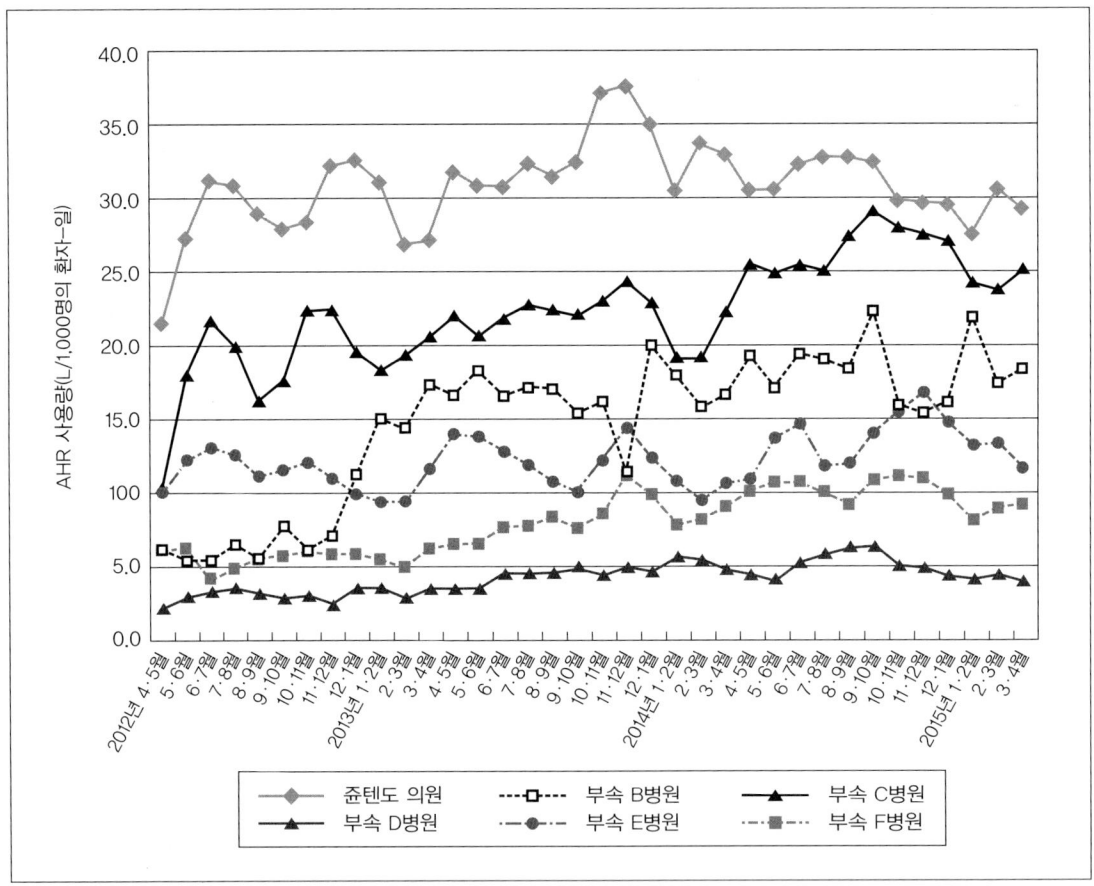

도표1 대학병원 그룹의 알코올 손 소독제 소비량의 추이

3.1 손 위생의 평가방법

손 위생의 평가방법으로서는 양적 평가방법인 '입원환자 1,000명 당 알코올 손 소독제(AHR)의 사용량'을 채용했다.[3] 양적 평가방법은 AHR의 사용량을 정량화하는 것일 뿐이므로, 호손 효과(Hawthorne Effect)에 영향을 받지 않고, 간편하게 손 위생의 준수 상황을 간접 모니터링할 수 있다는

장점이 있다. 그러나 "손 위생을 실시하는 5가지 상황"마다의 준수율이나 손 위생 기술의 적정성에 대해서는 평가할 수 없다는 것, 실시하기까지 많은 시간과 노동력을 필요로 한다는 것이 단점이다.

다른 1가지 평가방법인 질적 평가방법은 양적 평가방법과는 장점과 단점이 정반대이다. 아웃브레이크를 발생시킨 병동 등의 특정 부서 내 손 위생 평가에는 적합하지만, 의료시설 전체의 손 위생 상황에 대한 평가에는 적합하지 않다. 이것을 대학병원 연계그룹과 지역의료 연계그룹에서 도입하여 가장 높은 수치의 시설을 벤치마크(목표치)로 삼아 개선을 추진해보니, 2년간 의료시설에서 AHR 사용량이 증가했다(도표1). 또한 AHR 증가에 따라 MRSA 발생 빈도율을 일정 수준에서 수습해왔다(도표2). 이에 따라 수평전파의 리스크는 줄어들고, 그룹의 손 위생 준수에 따른 격차가 해소되었다고 추정된다.

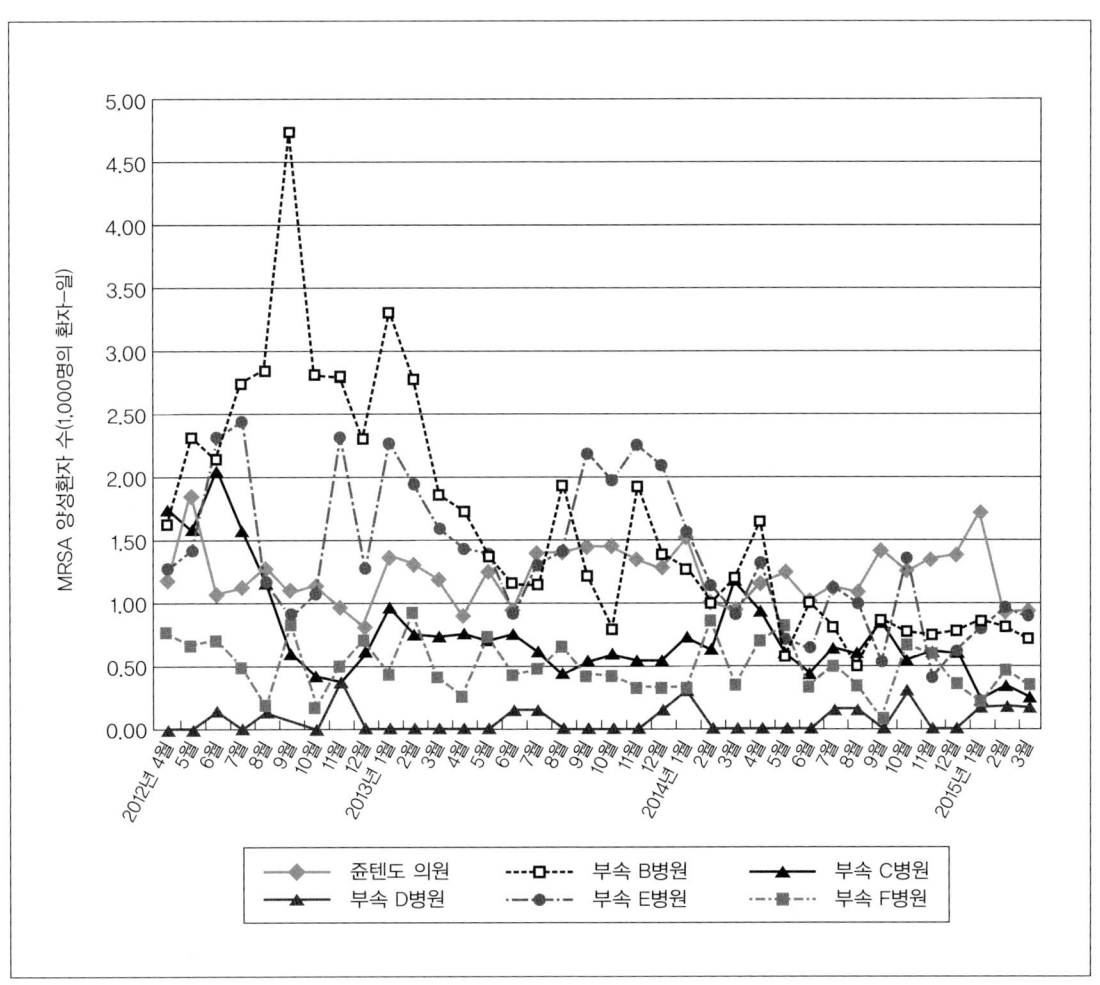

도표2 대학병원 그룹의 MRSA 분리 밀도율의 추이

3.2 항균제 처방의 지표

　항균제 처방의 지표로서 항균제 사용밀도(AUD; antimicrobial use density)를 채용하여,[4] 시설 간의 AUD와 분리균의 감수성율과의 상관 관계를 검토했다. 더욱이 높은 AUD를 나타내는 시설에 대해서는, 동일한 규모와 환자 집단을 갖는 의료시설끼리 비교하여 벤치마크(목표치)를 낮은 쪽에 맞추도록 하였다. 약제 계통별로 AUD 조사를 실시하고, 전 계통에 대해 비교했다. 또한 동시에 주요 배양균의 항균제 감수성 양상(antibiogram)에 대한 영향을 검토했다. 3년간의 관찰기간 동안 환자의 프로파일과 의료시설의 성격이 다른 시설 간에는 AUD를 벤치마크 데이터에 맞춰서 삭감하는 것이 어려웠다. 게다가 AUD와 감수성율 사이의 명확한 상관관계가 없다는 것도 알 수 있었다. 그리고 이상적인 계통별 AUD 비율도 찾지 못했다. 단, AUD 단독으로는 시설 내의 항균제 처방 트렌드 관찰을 할 수 있지만, 여러 시설 간의 직접 비교가 곤란하다는 것을 알 수 있었다. 지역 연계그룹에서도 동일한 경향을 확인할 수 있었다.

　항균제 처방의 적정화에 대해 "무엇을 기준으로 적정이라 할 것인가?"라는 문의에 대한 답이 나오지 않은 상황에서 차후에 더 많은 연구가 필요할 것이다.

4. 마무리

　2012년 진료수가 개정 이후, 본격적으로 지역 연계가 개시되면서부터 상호 간의 라운딩을 통한 정보교환 이외에도 지속적이고 객관적인 공통 지표를 사용한 벤치마크 프로젝트를 병용함으로써 자시설의 감염관리 레벨과 문제점을 객관적으로 파악할 수 있게 되었다. 하지만 프로세스 지표에도 손위생의 양적 평가처럼 성과 지표와 자주 관계되는 것이 있는가 하면, AUD처럼 성과 지표와 상관관계를 보이지 않는 것도 있다. 앞으로는 각 연계그룹 간에 공통의 지표가 될 만한 것들을 서로 보고하고 선정해가는 것이 방법론의 확립에 기여하리라 생각된다.

9장. 의료 관련 감염병을 관리하는 시설·설비에 대한 생각

1. 서론

기존에 사용하던 "원내 감염병"이나 "병원 감염병"이라는 용어가 최근 4~5년 사이에 "의료 관련 감염병(HAI: healthcare-associated infection)"으로 대체되었다. 한편 '의료의 무경계화(borderless)'라는 정책을 통해 재택 케어가 추진되면서 재택과 의료시설의 중간에 위치한 요양시설 등의 정비가 추진되어왔다. 이러한 용어는 이러한 상황과 맞물려 의료 활동에 따른 감염병은 더 이상 의료시설 내에서만 국한되지 않는다는 점을 고려한 것이다. 그리고 지금까지는 의사 개인의 경험에 근거해 의료 활동이 이루어졌던 데 비해, 점점 에비던스(근거)를 바탕으로 한 의료(EBM: evidence - based medicine)가 자리를 잡아가고 있다.

감염관리 분야에서도 새로운 지식과 시각이 필요하게 되었다. 다시 말해 전파경로나 감염된 경우의 중대성, 발생 빈도 등을 종합적으로 고려한 관리를 마련하는 것이 중요하다.

2. 의료시설 공간에 요구되는 청결도

『병원 설비설계 가이드라인(공조설비 편)』(HEAS-02-2013)에서는 의료시설의 청결도를 5가지 클래스로 분류하고 있다(96쪽 〈표1〉을 참조한다).[1]

수술실의 감염관리에 대한 기록을 살펴보면 1950년대부터 이미 논문으로 밝혀진 바 있다. 수술실의 기압을 정상 대기압에서 양압으로 바꾸고, 환기의 횟수를 늘렸더니 수술 부위 감염(SSI) 합병율이 11%에서 4%로 감소했다고 블로어스(Blowers) 등에 의해 보고되었다.[2] 동일한 결과가 다른 연구에서도 제시되었고,[3] 이후로는 수술실의 환기에 관한 연구가 활발히 진행되었다.

1960년대에는 인공관절의 일인자였던 정형외과의 찬리(Charnley)와 환기시스템 엔지니어였던

표 1 청결도 클래스에 따른 설정계획(zoning) (HEAS-02-2013)

청결도 클래스	명칭	해당 공간 사례	필터의 종류
I	고도청결구역	바이오클린 수술실, 이감염(易感染)환자용 병실	HEPA
II	청결구역	일반 수술실	고성능
III	준 청결구역	ICU/CCU, 미숙아실, 분만실, NICU, 수술실 세면코너, 방광경·혈관조영검사실	중성능 (고성능에 가까운)
IV	일반 청결구역	일반 병실, 진찰실, 대기실, 신생아실, 조제실, 인공투석실, 소화기 내시경실, 재료부, 수술회복실	중성능
V	오염관리구역 오염방지구역	세균검사실, 공기감염격리병실, 해부실, 환자용 화장실, 오염처리실, 영안실, 사용 후의 린넨실	특히 없음

하워스(Howarth)에 의해 바이오 클린 수술실이 개발되었다.[4][5] 1970년대에는 19개 의료시설에서 인공고관절·슬관절의 수술 부위 감염을 조사하던 리드웰(Lidwell) 등에 의해 기존의 수술실에서는 1.5%(63/4,133)였던 SSI 발생율이 바이오 클린 수술실에서는 0.6%(23/3,922)로 감소되었다고 보고되었다.[6] 특히 항균제 예방투여에서는 비투여군이 2.3%(52/2,221)인데 반해, 예방투여군은 0.6%(34/5,831)였다. 이러한 보고들을 통해 인공관절 영역의 수술에서는 바이오 클린 수술실이 항균제 예방투여와 동일할 정도로 유효하다는 인식이 널리 퍼져갔다. 이 결과는 현재에도 미국질병예방관리센터(CDC; Centers for Disease Control and Prevention)가 내놓은 가이드라인의 근거로 인용되고 있다.[7][8]

수술실의 적절한 환기관리의 목적은 상처 부위에 낙하하는 미생물을 저지하는 데 있다. 수술실은 고성능 필터와 같은 환기시스템에 의해 고도의 청결도가 유지되기 때문에, 외부로부터 미생물이 침입하는 경우가 극히 드물다. 한편 인간은 지속적으로 직경 15㎛ 정도의 낙설(落屑, desquamation)을 산포(shedding)하고 있으며, 산포의 정도는 동작에 따라 현저하게 증가한다. 하나의 낙설에는 최대 1,000cfu 정도의 미생물이 부착해있다. 따라서 바로 인간, 특히 의료시설의 직원이 가장 큰 오염원이라고 할 수 있다. 또한 인간의 장기 속에는 공기 중의 미생물보다도 더 많은 미생물이 존재하고 있으므로 환자 자신도 미생물의 오염원이 된다.

〈도표1〉은 상처 부위를 오염시키는 미생물의 전파경로이지만, 상처 부위의 크기, 사용하는 수술기계의 종류, 개창 시간에 따라 각각의 비율은 다르다.

상처 부위를 오염시키는 미생물의 70%는 수술기계로부터의 오염 때문에 생겨나며, 30%는 수술부위 주변에 직접 낙하한 부유 세균이 원인이다. 따라서 수술기계의 오염을 방지하기 위해서는 **수술**

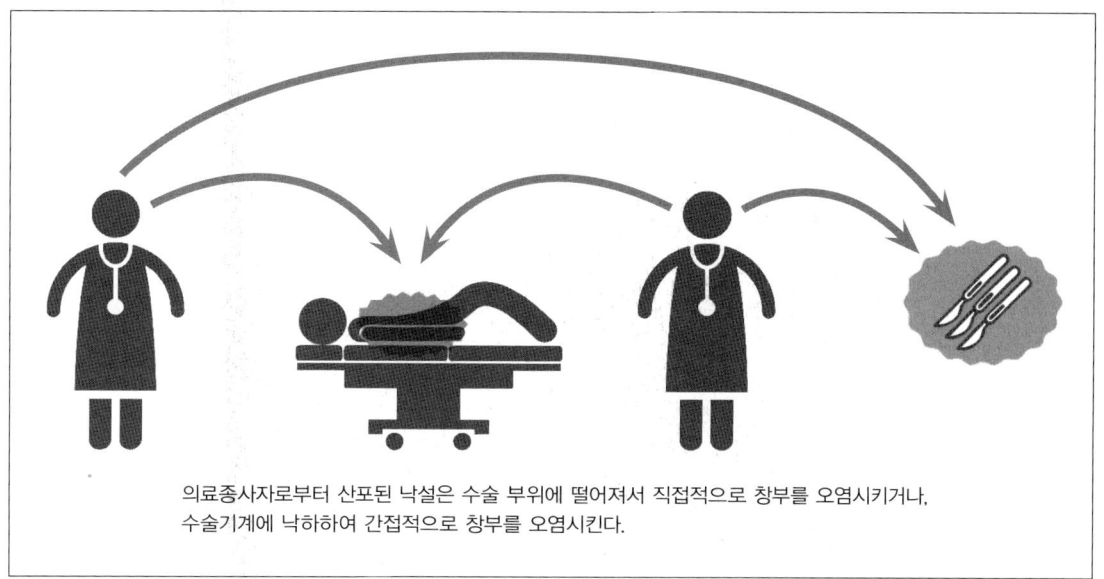

의료종사자로부터 산포된 낙설은 수술 부위에 떨어져서 직접적으로 창부를 오염시키거나, 수술기계에 낙하하여 간접적으로 창부를 오염시킨다.

도표1 창부를 오염시키는 미생물의 전파경로

기계의 준비를 준비실 내에서 한 사람이 실시하고, 수술기계를 덮는 천 등은 수술담당자와 수술조력자가 해당 장소에 도착한 후 벗기는 것이 좋다. 더불어 상처 부위에 대한 오염을 방지하기 위해 수술실 내의 인원은 최소한으로 하고, 수술 중의 출입은 엄격히 금한다. 그리고 인공관절 치환수술에서는 무균 부위에 이물을 삽입하기 때문에, 무균환경의 수준을 일반 수술보다 훨씬 높게 유지할 필요가 있다. 따라서 인공관절수술 시에는 바이오 클린 수술실이 필수적이다.[7][8] 이처럼 환경관리에 의해 예방 가능한 환자로부터 발생한 미생물이나 직접 낙하한 미생물에 대해서는 수술 부위 감염예방을 위해 항균제 예방투여도 불가피하다.[9]

3. 소독·멸균용 시설에 대해

수술에 사용하는 기계는 세정, 소독, 멸균의 3가지 공정에 의해 소독·멸균된다(98쪽 〈도표2〉를 참조한다).[10] 세정의 목적은 오염(단백) 제거이다. 이 과정을 통해 다음 공정에서 단백이 들러붙거나 탄화하는 것을 막는다. 소독에는 가열소독과 화학소독, 멸균에는 오토클레이브(autoclave), 산화에틸렌(ethylene oxide) 멸균, 가스 플라즈마 등이 있다. 가열소독과 멸균에는 인디게이터(indicator, 지표)가 있기 때문에, 소독·멸균이 이루어졌다는 것을 보증할 수 있다. 하지만 화학소독은 인디게이터가 없

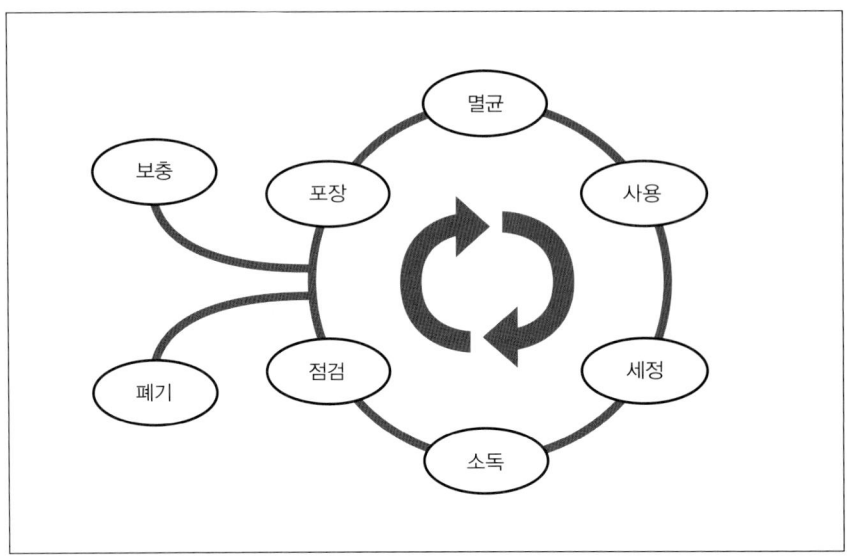

도표2 수술기계의 소독·멸균 사이클

기 때문에 병동에서의 1차 세정과 소독의 효과가 보증되지 않는다는 문제점이 지적되고 있다. 또한 화학약품은 가열소독과 비교할 때마다 비용이 발생한다. 이런 이유들로부터 업무의 효율화와 일원화된 관리가 가능한 **소독·멸균시설의 중앙화**가 권장되고 있다.[7)10)11)]

소독·멸균용 시설 내 기계의 소독·멸균 과정은 우선 오염된 기계의 세정을 거쳐 소독 후 무균화해서 점검, 포장, 마지막에 멸균을 거쳐 사용하는 장소로 옮겨진다. 그 사이에 각 공정으로 구역을 나눈 후, 공조에 의한 압력 격차를 청결 구역에서 불결 구역으로 향하면서 유지시킨다. 그리고 불결 구역에서 청결 구역으로 향하는 일방향으로 기계를 이동시킨다[**원웨이(One Way)식**].[7)10)11)]

이때 가열소독에 사용하는 정제수는 투석에서 사용하는 정제수와 겸용하는 것이 가능하므로 양쪽 시설을 가까이 배치함으로써 설비의 효율을 높일 수 있다. 또한 소독·멸균용 시설과 수술 부문을 상하로 배치하면 공조설비를 공유할 수 있어 마찬가지로 효율을 높일 수 있다. 더욱이 청결 구역과 불결 구역의 동선을 나누는 것도 용이해진다. 계획 단계에서 전체를 고려해 조정하는 것만으로도 효율적인 시설을 만들 수 있다(도표3).

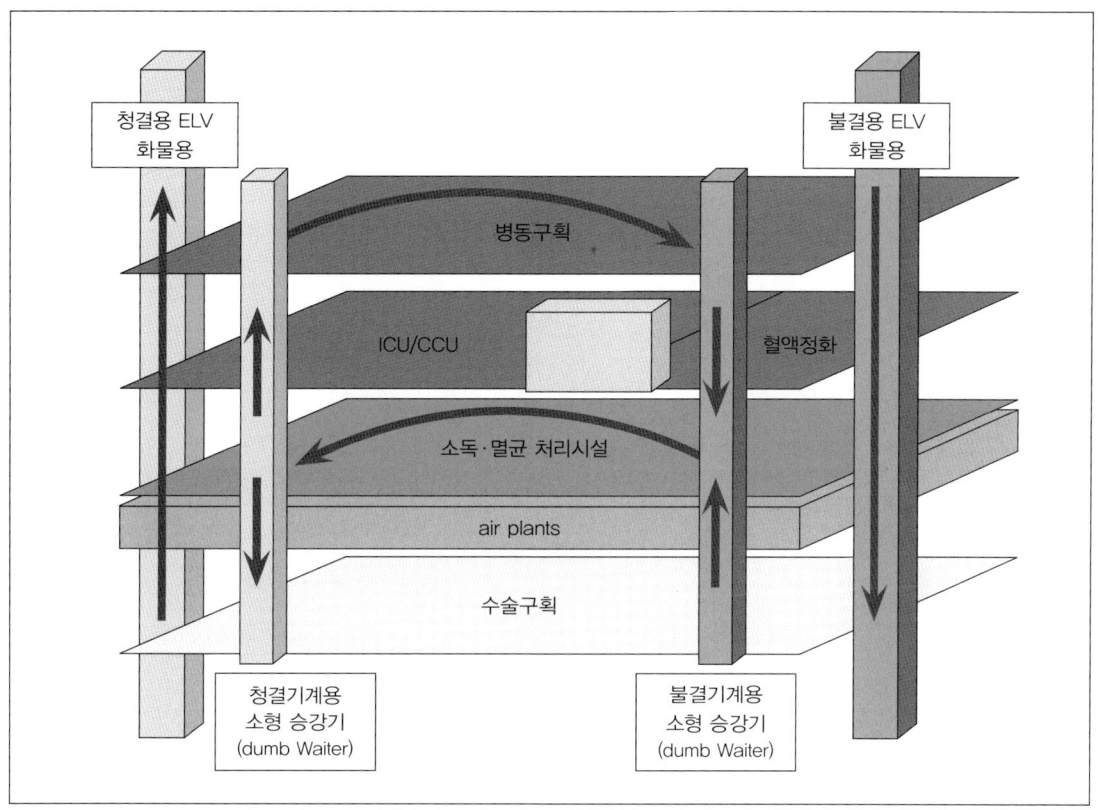

도표3 효율적인 시설의 배치 개념도

4. 감염관리로서의 의료시설 건축에 대해

4.1 공기감염관리로서의 병실 디자인

공기감염과 비말감염은 종종 구분하기 어려울 수 있다. 비말감염에서 병원미생물의 운반체는 기침이나 재채기 등에 의해 비산하는 비말이다. 이에 반해 공기감염에서 운반체는 비말이 증발하는 등으로 생성되는 비말핵(aerosol)이다(도표4).[12] 비말은 단시간에 낙하하기 때문에, 도달하는 범위는 1~2m 이내이다. 반면에 비말핵은 바로 떨어지지 않고 공기 중에서 장시간 떠다니기 때문에 조금 떨어진 장소에서도 감염이 일어난다.[12]

공기감염하는 대표적인 감염병으로는 결핵, 홍역, 수두(첫감염)가 있지만, 최근에는 중증 급성 호흡기증후군(SARS)과 신종 인플루엔자가 추가되었다.[12][13][14][15] 감염원을 격리시키기 위해서는 조절 진찰실에서 진찰하고, 개인용 조절 병실에 입원시켜야 한다. 조절 병실에는 오염된 공기를 외부로 누

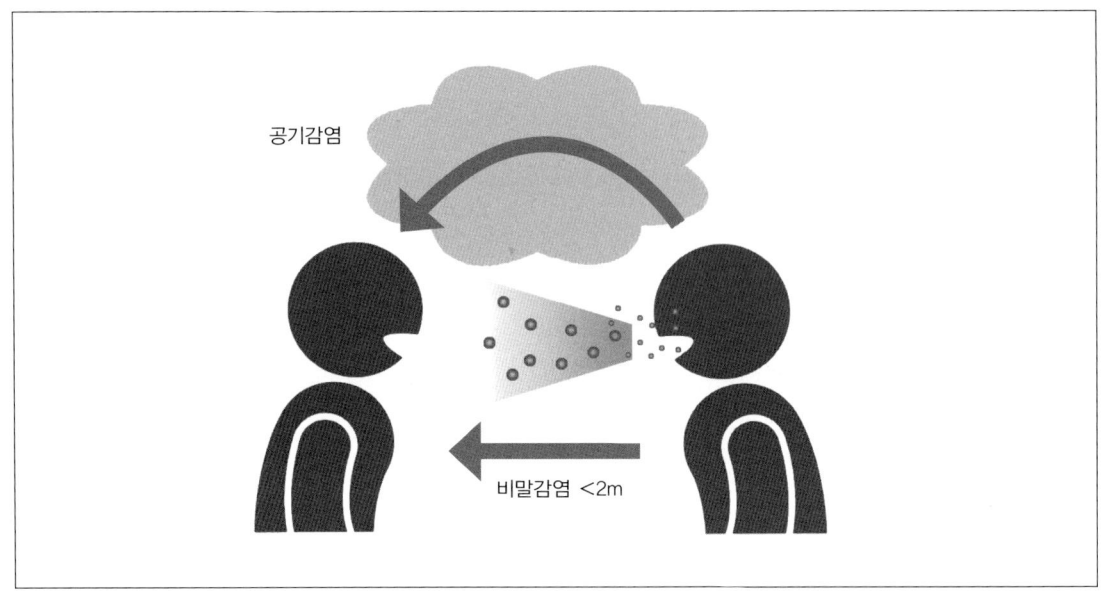

도표4 공기감염과 비말감염의 차이

출시키지 않는 기능이 필요하다. 병실의 문을 개방했을 때 공기의 유출과 병원체의 누출을 억제할 필요가 있으므로 이중병실을 마련하는 것이 이상적이다. 또한 환자의 이동이 제한되기 때문에 실내 혹은 구역 내에 전용 화장실과 욕실을 배치할 필요가 있다.[12] 환자가 격리된 병실 내에는 병원체가 떠다니고 있으므로 입실 전에 이중병실의 전실(前室) 등에서 N95 마스크나 전동 팬이 부착된 호흡용 보호구(PAPR; Powered Air-Purifying Respirator) 등의 개인보호구(PPE, Personal Protective Equipment)를 착용해야 한다.[12]

반면, 면역저하자를 양압에 머물게 한 채로 청결 상태를 유지하여 감염 리스크를 줄이는 보호격리를 하자는 주장도 있다.[10] 보통 아스페르길루스(Aspergillus)에 의한 진균감염병은 면역력이 있으면 발병하지 않지만, 이환환자 등 면역력이 현저히 저하된 환자에게서 발병하면 치사율이 높은 합병증(침습성 아스페르길루스)을 일으킨다. 이러한 원인이 되는 아스페르길루스의 진균은 일반 환경에 존재하고, 의료시설의 개보수 공사 등으로 발생하는 먼지에도 상당량이 포함되어있다. 이식병동 등에서는 보호격리가 적용되고 있지만, 침습성 아스페르길루스증 이외의 질병을 예방하는 에비던스는 없다.

격리실 내에서는 병원체의 누출을 방지하기 위해 전실을 설치하는 것이 좋다.[10] 하지만 충분한 공간을 확보할 수 없는 의료시설이 많기 때문에 새로운 대응방법으로 전실을 설치하지 않고 저 풍속의 푸시풀(push-pull) 기류를 활용해 병원체의 누출을 막는 기술이 개발되고 있다(도표5).[16][17] 푸시풀 기류는 주로 노동 위생 분야에서 국소적으로 이용되어 온 배기방식이다. 주로 에어커튼과 같은 빠른

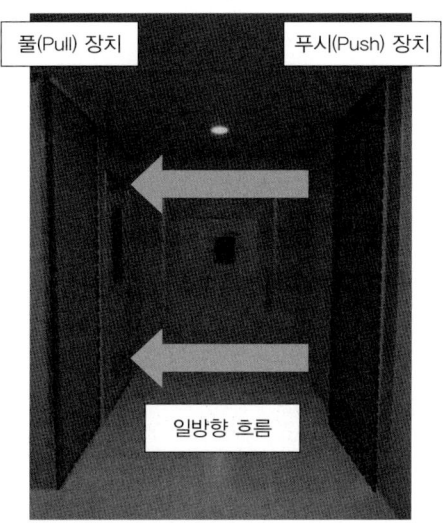

풀(Pull) 장치   푸시(Push) 장치

일방향 흐름

푸시풀(push-pull) 장치

- 병실과 복도 사이의 비말핵 유출·유입 방지
  - ▶ N95 마스크 착용과 같은 정도의 감염 방지 효과
  - ▶ 개방해도 누출되지 않는다!
- 누출 방지에 사용하는 푸시풀(push-pull) 기류는 0.3m/s이하
  - ▶ 미풍으로 절전형이다
  - ▶ 불쾌함이 없다

[모리모토 쇼이치, 호리 사토시, 타베 신이치, 츠쯔미 히토미, 히라마쯔 케이이치: 환경감염지, 26 (2): 74-78, 2011.]

도표5 푸시풀(push-pull)식 누출 방지 환기장치의 개요

기류를 생각하겠지만, 이 기술은 0.3m/s 이하의 느린 기류를 사용하면서도 오염구역의 반대 쪽에서는 N95 마스크를 착용하는 것과 동일한 정도의 오염물질 농도 환경을 만들 수 있다.

병실 내부에 대한 새로운 방식도 있다. 비말핵 농도를 줄이기 위한 고전적인 접근법은 풍량의 증가와 필터에 의한 여과였다. 병원 설비설계 가이드라인[1]과 CDC 가이드라인[12]에서도 일반 병실의 경우 시간당 6회 환기를 권장하는 데 반해, 격리 병실은 시간당 12회로 두 배의 환기를 권장한다. 원래 병실의 공조는 쾌적성을 고려해 창가 쪽에 급기, 배수시설 주변에 배기를 설치하는 경우가 많다. 게다가 공조의 효과를 높이기 위해 공기를 교차하면 동시에 비말핵을 배출하는 결과로 이어진다. 다시 말해, 환자로부터 발생한 비말핵을 상승기류로 천정 부근까지 이동시킨 후 확산되기 전에 배기시키는 것도 가능할 것이다. 102쪽 〈도표6〉은 실제로 본원의 신 병동에 적용한 레이아웃으로, 방사패널을 각 침대에 설치하여 전체 환기량을 줄임으로써, 비말핵의 확산을 방지하고 쾌적성과 절전을 양립시킨 시스템이다.

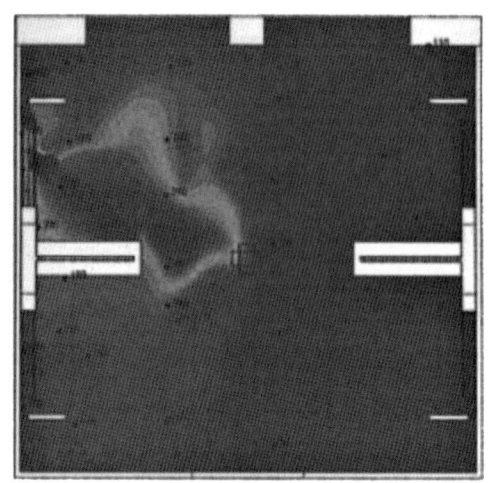

| 방사공조·개별공조방식 | 실내순환방식(기존형) |

왼쪽 상층에 결핵환자를 배치해서 확산하는 비말핵의 분포를 조사한 것.
실내순환방식에서는 광범위하게 확산하고 있다.

도표6 방사공조·개별공조방식과 실내순환방식의 비교

4.2 비말감염관리로서의 병실 디자인

비말감염 병원체는 기도로 감염되는 세균이나 바이러스로, 계절성 인플루엔자가 대표적인 감염병이다. 주로 비말에 직접 노출되어 기도를 통해 감염되는 경로뿐만 아니라, 비말을 접촉한 손으로 구강·비강 점막에 접촉하는 경로로도 감염이 일어난다.[12] 비말의 발생원인 기침이나 재채기의 속도는 초속 10m/s 이상이어서 기류로는 관리가 곤란하다. 그렇기 때문에 침대의 간격을 2m 이상 유지하는 등의 관리를 취하고 있다.[12]

최근 세미 컴파트먼트화 병실이 새롭게 각광받고 있다(도표7). 다인실의 경우에는 침대 사이에 칸막이를 설치함으로써 옆 침대로 비말이 도달하는 것을 방지할 수 있다. 또한 다인실에서도 칸막이를 활용해 개인실에 가까운 개인 공간을 확보할 수 있다. 또한 칸막이의 상부에 빛을 투과시키는 소재를 사용하여, 부드러운 자연광이 복도 측 침대까지 도달하도록 설계되어있다. 이러한 병실의 배치와 비말핵을 효과적으로 배출하는 공조시스템을 조합함으로써 공기감염 리스크의 감소를 기대할 수 있다.

4.3 접촉주의로서의 병실 디자인과 실내 환경

접촉감염에는 악수나 간병에 의해 감염자와 접촉하여 감염되는 직접적인 경로와, 병원체가 부착된 표면을 만진 손 등을 매개로 감염되는 간접적인 경로가 존재한다(도표8).[12]

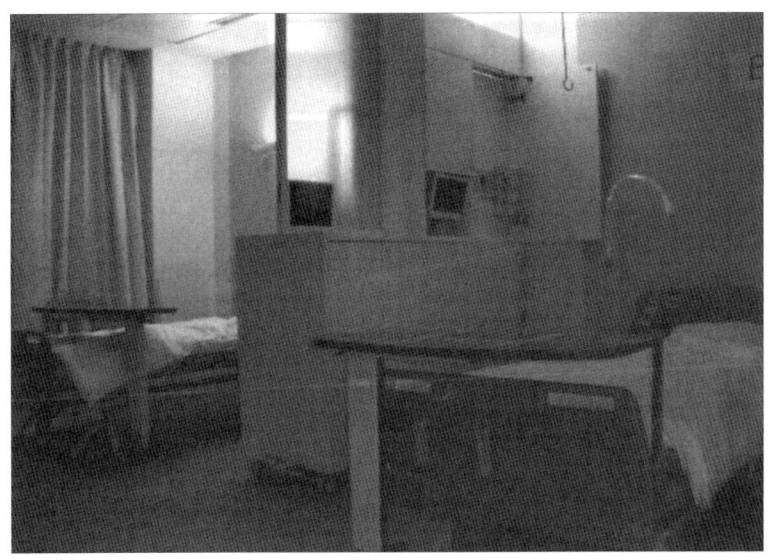

도표7   세미 컴파트먼트화한 병실(본원 시설)

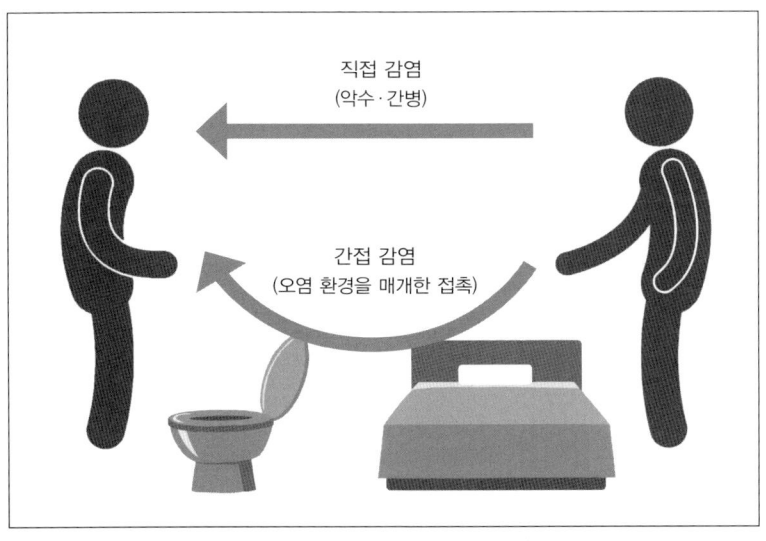

도표8   접촉전파경로

의료종사자는 자신이 접촉하는 환자 중에 감염병 환자가 포함될 가능성이 있으므로 환자와 접촉할 때마다 매번 손 위생을 철저히 해야 한다. 비누를 사용해 흐르는 물에 손을 씻거나, 알코올 손 소독제(소독용 에탄올)를 사용하는 등, 오염된 것으로 생각되는 손을 세정할 경우가 많다. 따라서 환자와 접촉하는 장소마다 손 세정용 싱크(개수대)를 설치하는 것이 이상적이지만, 현실적으로는 알코올 손 소독제를 침대 사이드나 실내에 가급적 많이 설치하여 대비하고 있다. 또한 싱크(개수대)는 오물 세정에도 사용되기 때문에, 의료종사자용 세정 싱크(개수대)는 반드시 손 세정 전용으로 해야 하며 청결을 유지해야 한다. 이에 대한 전파경로와 관리 포인트를 〈표2〉에 정리했다.

5. 공통 항목

환경정비의 주요 키워드는 오염물 제거와 습윤 환경 제거이다. 병원 내의 오염물질의 주성분은 감염병 리스크를 높이는 피부의 낙설이다. 또한 외관상으로도 쾌적해 보이지 않아 의료시설에 대한 환자들의 신뢰를 잃을 뿐만 아니라, 심각한 감염병의 위협을 초래한다. 예를 들어 메티실린 내성 황색 포도상구균(MRSA)이나, 다제내성 아시네토박터 바우마니(LRAB) 등의 병원 미생물은 사람의 피부 찌꺼기 속에서 6개월 정도 살아남을 수 있다. 더군다나 습윤 환경 속에서는 증식도 가능하므로 생태적 지위(ecological niche)를 형성하는 습윤 환경을 모두 제거하는 것이 무엇보다 중요하다.[7)18]

이에 대한 대책으로는 청소가 용이한 디자인의 적용을 들 수 있다. 〈도표9〉의 세정 싱크(개수대)는 아래쪽에 배관 등이 없고, 바닥재에 볼록한 부분을 만들어 벽까지 세팅한 것으로 청소를 쉽게 할 수 있는 구조로 되어있다.[19] 싱크(개수대) 자체에도 물이 튀지 않도록 싱크의 벽을 가파른 각도로 만들었다. 또한 비품을 올려둘 수 없도록 테두리를 없앰으로써 묻어있는 물을 닦아내기도 쉽고 건조도 쉬워 미생물의 증식을 방지할 수 있다. 알코올 손 소독제와 액체 비누, 개인보호구 등의 비품은 벽에 설치된 보관함에 보관한다. 또한 드레인 홀(drain hole)은 소독할 수 없고 미생물이 역류할 가능성이 있으므로 의료시설에서는 사용을 금지해야 한다.

이러한 관리과는 별개로 혈액과 체액에는 병원체가 존재하고 있다고 보고 '표준주의'에 따라 적절하게 대응한다. 만약 바닥에 혈액이 떨어진 경우, 하이포아염소산나트륨(sodium hypochlorite) 등의 약제로 소독하고 나서 청소한다.

표2　전파경로와 관리 포인트

전파경로	병원체	감염매커니즘	관리 포인트	공통의 예방관리
공기	결핵, 홍역, 수두	비말핵의 흡입	개인실(욕실·화장실 설비) 수용과 음압 환기(격리실에서 시간당 12회, 일반 병동에서 시간당 6회 이상)	손 위생(알코올 손 소독제·흐르는 물)과 PPE 착용(장갑·에이프런·고글)이 실시하기 쉬운 설비와 장비/소독·멸균하기 쉬운 환경표면과 장비(플러그 접속식 변기 세정기)
비말	인플루엔자, SARS, 감기, 풍진, 수막염, 노로바이러스, 대부분의 호흡기감염병	비말의 노출	비말도달거리(1~2m) 이상의 환자 간격(개인실 격리가 바람직하다)	
접촉	대부분의 의료시설 내 병원체(MRSA, VRE, MDRP 등), 소화기전염병(노로바이러스, 콜레라, 적리, 티푸스)	직접/간접 접촉	손 위생과 PPE의 엄수/환경표면과 공유 물품의 소독·멸균/설사가 있으면 비접촉 조작식 전용 화장실	
혈액매개	HIV, 간염바이러스	혈액·체액의 자입(needling)/점막 노출		

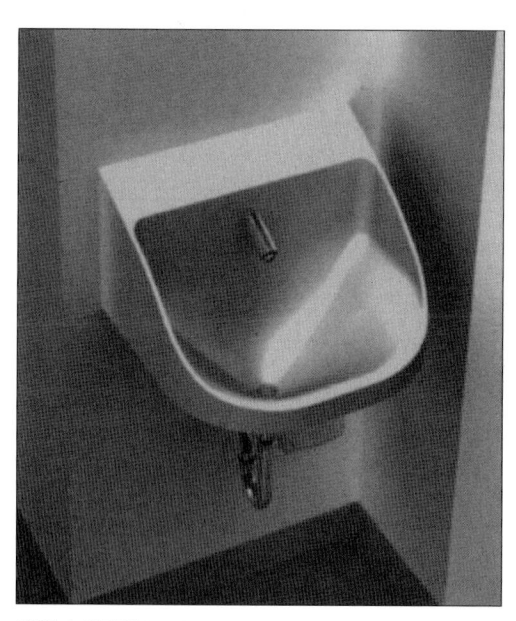

단일 수전타입 MX104APA JST,
자동온수조절기(thermostat) 혼합 수전타입 MX104BPA JST

도표9　손 세정 전용 싱크(개수대)

6. 마무리

의료 관련 감염병의 수평전파 방지에 대한 관리에는 공기의 과잉 교차 방지와 습윤 환경을 깨끗이 없애는 등의 건축적 연구가 여전히 남아있다. 공조를 통해 비말에 대한 관리는 할 수 없지만, 비말핵은 관리가 가능하다. 세미 컴파트먼트 병실에 의한 공기·비말관리의 사례처럼, 공조의 특징을 활용하면서 부족한 부분을 다른 관리으로 채우는 발상이 앞으로도 기대된다. 푸시풀(push-pull) 기류를 국소 환기 장치가 아닌 공기 차단의 장치로 활용한 사례는 역발상의 좋은 사례일 것이다. 앞으로도 이처럼 기존의 개념에 얽매이지 않는 자유로운 발상에서 새로운 기술이 나타날 것으로 기대하고 있다.

3. CDC의 SSI 방지 가이드라인 개정 초안

CDC 수술 부위 감염 방지 가이드라인의 역사로부터

수술 부위 감염예방에 관한 표준화는 1982년에 미국 질병통제예방센터에서 수술 부위 감염 방지 가이드라인을 발표하면서 시작되었다.[1] 그 내용에는 수술 전 환자 준비, 수술 시 손 세정, 수술 부위 (operating field) 소독, 수술실의 공기정화와 청소, 예방적 항균제, 수술의 손기술, 수술 후 상처 케어 등의 항목이 포함되어있는데, 현재의 가이드라인과 크게 다르지 않다. 반면에 권고사항에는 공통점 도 있지만, 약간의 차이를 보이는 부분들이 있다. 예를 들어 "신발 커버를 착용해야 한다", "수술 시 세정은 브러시를 사용한 스크러빙(scrubbing)* 방법으로 5분간 이상 걸쳐서 닦는 식으로 한다" 등 현 재의 상식과는 다른 내용도 포함되어있다. 1985년에는 일부 개정이 이루어졌다.[2]

1999년에 비로소 현재 우리가 "CDC의 수술 부위 감염(SSI, Surgical Site Infection) 방지 가이드라 인"으로 인식하고 있는 가이드라인[3]이 등장한다. 일본에서는 번역판[4][5]이 학회지에 게재되었고, 널 리 알려져 일본의 수술 부위 감염관리를 크게 진보시켰다. 그로부터 10년 이상이 경과한 현재에는 그 내용이 일본의 의료현장에 정착되었고, 표준적인 수술 시(perioperative period) 관리의 일환으로 서 매일 실천되고 있다. 1999년판에서 처음 사용된 'Surgical Site Infection(SSI)'라는 단어는 번역 판[4][5]에서 '수술 부위 감염'이라고 번역되었고 지금은 완전히 정착했다.

'개정 제4판'은 부분 개정

2010년대에 들어서 가이드라인의 개정 작업이 시작되었다. 문헌을 검색하고 평가를 거쳐서

---

* 칫솔 끝을 이에 직각으로 대고 잘게 움직여 닦는 법 – 옮긴이 주

표1 Key Question : 전 수술 공통 세션

- 경정맥적인 예방적 항균제를 투여하는 가장 효과적인 방법은 무엇인가?
- 수술 부위에 있어서 비경정맥적인 예방적 항균제를 투여하는 가장 효과적인 방법은 무엇인가?
- 수술 시 혈당치와 헤모글로빈A1c 수치가 SSI 리스크에 어떤 영향을 끼치고, 당뇨병 및 비당뇨병질환자에게 있어서 이들 지수적합 목표치는 어떤 것인가?
- 수술 시 정상체온 유지는 안전하며 효과적인가?
- 정상 체온유지를 달성하기 위한 가장 효과적인 방법은 무엇인가?
- 정상적인 폐기능 환자에게 있어서 수술 시의 흡입산소농도(FiO_2, fraction of inspired oxygen) 상승은 안전하며 효과적인가?
- FiO_2의 목표치는 얼마인가? 언제, 어떤 방법으로 투여되어야 할까?
- 수술 전 환자의 피부 준비에 관한 가장 효과적인 방법은 무엇인가?
- 수술 상처를 봉합 폐쇄하기 전 소독제에 의한 세정은 안전하며 효과적인가?
- 수술 상처를 봉합 폐쇄하기 직전에 재차 피부 소독하는 것은 안전하며 효과적인가?

표2 초안의 권고 : 전 수술 공통 세션(발췌)

- 청결수술과 준 청결수술에서는 드레인을 유치하는 수술이라 하더라도, 상처의 봉합 폐쇄 후는 경정맥적인 예방적 항균제를 투여하지 않는다 (IA)
- 수술 부위(operating field) 세정에 항균제이나 소독제를 사용하는 것에 대한 효과는 불분명 (권고 없음)
- 인플랜트를 채우기 전에 항균제이나 소독제에 담그는 것에 대한 효과는 불분명 (권고 없음)
- 항균제 함유의 봉합사 사용은 불필요 (II)
- 수술 중, 심부 혹은 피하조직을 요오드 함유액으로 세정할 것을 고려한다 (II)
- 수술 전에 전신을 비누 혹은 소독제를 사용하여 세정한다(샤워 혹은 입욕) (IB)
- 수술 시 혈당관리의 목표치를 200mg/dL 이하로 한다 (IA)
- 정상적인 폐기능을 가진 기관 내 삽관으로 전신 마취한 환자에 대해, 수술 중 및 수술 직후에 고농도산소를 투여한다 (IA)
- 정상체온을 유지한다 (IA)

2014년 1월 29일에 '개정 제4판'의 초안이 발표되었다.[6] 1999년판(현행판, 개정 제3판)이 포괄적인 SSI 방지 가이드라인인 것에 비해, 이 개정판은 일부의 관리에 대해서만 언급하고 있다. 이 개정판에서 언급되지 않는 관리들은 '개정 제3판'의 내용을 그대로 적용하면 된다. 또한 SSI 방지관리는 수술 후의 종류에 따라 다르다는 것은 알려져있지만, 개정판에는 공통 세션에 더해, 관절형성 수술에 특정 세션이 추가된 점이 특징적이다.

개정판 책정 방법은 가이드라인 책정위원회가 "Key Question"을 열거하는 것에서부터 시작되었다. 주로 SSI의 리스크를 줄이기 위해 중요하다고 여겨지는 것들, 또한 '개정 제3판'의 내용에는 포함되지 않았거나 포함되어있어도 의견이 갈리는 점을 중심으로 설정되었다. 〈표1〉은 전 수술 공통 부문의 Key Question을 정리한 것이다.

연구 결과의 문헌검색은 2011년 6월까지 발행된 논문에 대해 실시되었다. 전 수술 공통 세션에

표3   초안의 권고 : 인공관절형성 수술 세션(발췌)

- 전신스테로이드와 그 외 면역억제제 투여의 수술 시 관리에 대해서는 불분명 (권고 없음)
- 그러한 환자라 하더라도 수술 시 예방적 항균제를 상처 폐쇄 후에 투여하지 않는다 (IA)
- 관절강 내 스테로이드 투여에 관해서는 권고 없음
- "우주복"의 효과와 착용해야 할 의료종사자의 종류에 관해서는 권고 없음
- 바이오 필름 형성 방지에 관해서는 권고 없음

서는 기본적으로 무작위화 비교시험(RCT; Randomized Controlled Trial)만을 선택했다. 하지만 관절형성 수술세션에서는 의문에 답할 수 있는 RCT가 없거나 적은 경우가 많아 관찰연구도 많이 다루어졌다.

〈표2〉에는 초안[6]의 전 수술 공통세션의 권고 개요를 다루었다. 수술 후의 경정맥적인 예방적 항균제에 관해서는 이미 수술 후 최장기간의 혈중·조직중 농도를 유지하는 정도로밖에 사용하지 않는다는 권고가 나와있다. 그러나 '개정 제4판'에는 수술 후에는 투여하지 않는다고 나오는 등 개정된 점이 주목된다.

〈표3〉에서는 신규로 추가된 인공관절형성 수술세션의 권고 개요를 소개하고 있다. 전 수술 공통세션과 대조적으로 양질의 에비던스가 한정되어있기 때문에, 대부분의 항목에서 권고 없음(미해결문제)으로 되어있다. 유일하게 IA(최고 레벨의 강한 권고)는, 전 수술 공통 세션과 공통된 항목(수술 후의 경정맥적 항균제 사용 불필요)이다.

초안 공개 후인 2014년 2월부터 5월까지 58건의 공식적인 의견이 제시되었다. 문헌검색의 대상이 되지 않았던 2011년 7월 이후에 발행된 논문으로 인해 권고를 뒤집을 가능성에 대해 지적하는 의견, 그리고 전 수술 공통 세션에서 RCT뿐만 아니라 양질의 관찰연구도 권고 레벨의 검토에 포함시켜야 한다는 의견 등이 눈에 띄었다.

빠른 공개가 기다려진다

2014년 12월의 가이드라인 책정회의록에 의하면, 그 후 위원회에서 2014년 말까지의 논문에 대한 계통적 탐색을 다시 실시한 결과, 항균제 함유의 봉합사와 경정맥적 항균제 투여에 관한 RCT가 많이 나타났다. 이들을 검토에 포함시킨 결과, 경정맥적 항균제 투여에 대해서는 초안을 크게 변경하지 않았고, 항균제 함유 봉합사에 대해서는 "그 유효성에 관한 지속적인 에비던스를 취하면서"라

는 표현으로 변경되었다. 또한 산소투여에 관한 권고 등에 대해서도 검토했지만, 수정에 대한 결론은 얻을 수 없었다.

2015년 4월경에 개최된 위원회 이후의 회의록은 웹사이트에 공개되지 않았다. 그러다가 5월에 전화회의가 열렸고, 그때의 자료가 공개되었다. 그것을 보면 봉합사는 결장·직장 수술에서 복강 내와 근막을 봉합할 때에 사용하도록 권장하고, 그 밖의 경우에서는 불필요하다는 내용으로 수정된 듯하다. 산소 투여에 대해서는 변경할 부분이 명확히 나타나지 않았다.

또한 SSI 방지관리에서 흔히 도마에 오르는 사항 중 하나가, 황색포도상구균의 보균자를 확인하는 적극적 감시 배양, 그리고 그 결과를 바탕으로 소독·멸균과 수술 전 예방적 항균제 종류의 변경 등이 SSI 방지에 기여하는지의 여부이다. 이에 관해서 위원회의 가이드라인 담당인 데일 브레츨러(Dale Bratzler) 씨에게 문의한 결과, "이 문제는 상당히 크고 복잡하다. 따라서 별도의 가이드라인과 같은 형태로 권고를 낼 예정이다" 라는 대답을 들었다.

여전히 내용이 정해지지 않아 논의가 이루어지지 않은 점도 있지만, 한시라도 빨리 공지되기를 기대한다.

(모리카네 케이타)

2부

감염관리 총론

1장. 원내 감염관리의 지침

1. 원내 감염관리에 관한 기본적 사고

원내 감염관리의 목적은 환자뿐만 아니라 간병인, 직원, 방문자 등 모든 사람들에게 감염병의 위험이 미치지 않는 안전한 의료 환경을 제공하는 것이다. 원내에서 발생하는 감염병에 대한 관리는 다음의 기본 개념을 바탕으로 마련된다.

① 위생적인 원내 요양환경 제공
② 안전·선진·고품격 의료서비스 제공
③ 원내 감염 발생의 예방과 조기발견
④ 전파경로의 조기 차단
⑤ 적절한 항균제 처방의 추진
⑥ 에비던스와 합리적인 이론에 기초한 적절한 판단
⑦ 원내 감염병의 원인 분석과 직원교육으로의 반영
⑧ 원내 타 관련 위원회, 행정기관과의 밀접한 연계

2. 원내 감염관리를 위한 위원회

감염관리위원회는 감염관리위원회 규정에 근거하여 운영되지만, 특히 다음의 항목을 최소한으로 망라해야 한다.

주) 본 항은 법령에 근거한 명칭으로서, '원내 감염' 혹은 '원내 감염병'이라고 표기합니다.

① 위원회의 관리 및 운영에 대해서 성문화된 규정을 마련한다.

② 원내 감염병이 발생하거나, 또한 발생이 의심스러울 때 환자를 위한 대응상황을 포함하여 중요한 검토 내용에 대해 원장에게 보고한다.

③ 원내 감염병이 발생한 경우에는 신속하게 발생 원인을 분석하고, 개선안의 입안과 실시를 도모하고 직원에게 주지시킨다.

④ 위원회에서 입안된 개선책의 실시상황을 필요에 따라 조사 및 검토한다.

⑤ 위원회는 매월 1회 정기적으로 개최한다.

⑥ 중대한 원내 감염병의 발생 또는 감염관리상의 문제가 있을 경우에는, 상기 항목에 덧붙여 위원회를 적정하게 개최한다.

⑦ 위원회의 위원은 직종 횡단적으로 구성한다.

⑧ 위원회의 위원 중에는 원내 감염관리를 실시하는 전담자(원내 감염관리자라고도 함)를 상시 배치한다.

3. 원내 감염관리를 실시하는 전담자(혹은 원내 감염관리자)의 배치

① 특정기능병원에 관한 의료법 시행규칙 제9조의 23 제1호에 근거하여 '원내의 감염관리를 실시하는 전담자'(혹은 원내 감염관리자)를 배치한다.

② '원내의 감염관리를 실시하는 전담자'(혹은 원내 감염관리자)는, 의사, 간호사 또는 약사 중 어느 하나의 자격을 가진 자로서, 원내의 감염관리에 필요한 지식을 가지고 있는 자로 한다.

③ '원내의 감염관리를 실시하는 전담자'(혹은 원내 감염관리자)는 본원의 감염관리 업무에 관한 기획입안 및 평가, 의료시설 내에서 직원의 원내 감염관리에 관한 의식 향상과 지도 등의 업무를 담당한다.

4. 원내 감염관리를 위한 직원 연수에 관한 기본방침

위원회에서 입안된 감염관리가 적절하게 실시되기 위해서는 원내 감염관리를 위한 직원 연수를 통해 철저하게 주지시킴과 동시에, 직원 개개인의 원내 감염에 대한 의식 고취, 업무 수행상의 기능과 팀원으로서의 의식 향상을 꾀하도록 노력한다.

① 연수는 적어도 연 2회 개최하며, 필요에 따라 적절하게 추가하여 실시한다.
② 전 직종을 대상으로 한다.
③ 연수의 실시내용(개최 일시, 출석자, 연수 항목)에 더해 연수 평가에 대한 기록을 보존한다.

5. 감염병의 발생상황 보고에 관한 기본방침

원내 감염병 발생상황에 대한 보고는 해결해야 할 우선도가 높은 사항을 중심으로 계속 실시하고, 아래에 정해진 관계자에게 정기적으로 연락한다.

① 원내에서 정한 "경계해야 할 미생물 및 증상(질환)"의 발생상황에 대해서는 일간보고, 주간보고, 연간보고를 통해 계속 파악하고, 감염관리위원회에 보고한 후, 정기적으로 원내 감염관리위원장이 원장, 해당 진료과장 및 병동의장,* 간호부, 그리고 해당 간호팀장, 혹은 감염관리병동 연계 간호사에게 보고한다.
② 원내 감염병의 발생상황을 분석하고, 원내 직원에게 발생 동향에 따른 구체적인 관리를 주지시킴으로써 원내 감염병이 만연하는 것을 방지하도록 꾀한다.
③ 정확하고 신속하게 정보를 취급하고, 개인정보보호에 유의하면서 환자 및 직원의 프라이버시를 존중한다.

6. 원내 감염 발생 시 대응에 관한 기본방침

원내 감염 발생 시의 대응은 감염환자의 안전을 최우선으로 고려하고, 적절한 치료를 받을 수 있

---

* 병동 부문의 책임자를 말한다. – 옮긴이 주

도록 진료지원에 힘써야 한다. 또한 필요에 따라 관련된 감염 노출자 및 직원을 위한 감염병 전파를 예방하기 위해 적절한 조치를 강구한다.

① 중대한 원내 감염병 발생 시, 감염관리위원장은 신속하게 원장과 해당 진료과장, 간호부 및 해당 간호팀장에게 보고한다.

② 환자 및 직원의 안전에 관련된 경우에는 환자안전추진부장, 환자안전관리실장, 환자안전관리자에게 보고하고, 재발방지관리의 입안에 활용한다.

③ 직원의 건강에 관련된 경우에는 건강관리실장에게 보고하고, 직원의 노동안전 향상과 직원으로부터 환자로의 교차감염예방에 활용한다.

④ 원내 감염 발생 시에는 원내의 감염관리 가이드라인과 매뉴얼에서 정한 각 항목을 따르고, '표준주의'와 적절한 전파경로별 예방관리에 더해, 필요에 따라 감염환자의 격리예방관리를 실시한다.

⑤ 노출환자 중 감염병 전파방지를 위해 격리 또는 코호팅(cohorting)*이 필요한 경우에는 해당 진료과장 또는 병동의장, 그리고 원무과장과 상담하여 적절한 조치를 취한다.

⑥ 감염관리팀 및 감염관리실 직원은 해당 부서 및 관련 부서의 직원에게 감염관리에 대한 필요사항을 확인시키고, 적절한 감염관리의 실시가 철저하게 이루어지도록 노력한다.

⑦ ①~⑥의 적절한 감염관리를 실시했음에도 불구하고 여전히 감염병을 관리할 수 없는 경우나 안전한 의료수준을 유지할 직원 수의 확보가 어려울 경우에는, 환자 및 직원의 안전을 지키기 위해 병동 운용(신규 입원 및 병동 이동 제한)에 관한 사항을 원장에게 조언한다.

⑧ ①~⑦의 적절한 감염관리를 실시했음에도 불구하고 여전히 감염병을 관리할 수 없는 경우에는 원외 전문가에게 상담 혹은 지원을 요청한다.

7. 환자 등에 대한 원내 감염관리 지침의 열람에 관한 기본방침

환자 본인 및 환자 가족이 해당 지침의 열람을 요구하면 다음에서 정하는 절차를 따라 자유롭게

---

* 의료시설에서 감염성이 높은 미생물 감염이 다수 발생했을 경우에 더 이상 감염이 퍼지지 않도록 감염성 미생물 감염 환자 또는 보균하고 있는 환자를 모아 주위와 구별하는 것을 말한다. - 옮긴이 주

열람할 수 있는 권리를 보장해야 한다.

① 관리과에 문서로 열람을 신청한다.

② 신청문서에 대해 원장, 사무부장, 환자안전추진부장, 감염관리실장, 환자안전관리실장, 환자안전관리자의 승인을 얻는다.

③ 열람은 관리과담당자 및 감염관리실 직원의 입회하에 감염관리실에서 실시한다.

8. 기타 원내 감염관리 추진을 위해 필요한 기본방침

① 원내 요양환경정비 추진을 도모한다.

ⅰ. 원내 모든 손 세정 장소에 액체비누, 페이퍼타월, 알코올 손 소독제를 비치한다.

ⅱ. 손 세정 싱크(개수대)는 의료종사자 전용과 환자용으로 구별하여 설치한다.

ⅲ. 손 세정 싱크(개수대)는 손 세정 전용으로 한다.

ⅳ. 폐기물은 법령에 따라 정확하게 분별하여 적정한 처리를 하도록 관리를 강구한다.

ⅴ. 병동의 위생 기준을 유지하고, 환경을 매개로 한 감염병 발생을 방지한다.

ⅵ. 건강을 해칠 우려가 있는 시설의 부족한 설비는 신속하게 정비한다.

② 소독과 멸균 과정을 확실하게 실시하고, 의료물품을 매개로 한 교차 감염을 방지한다.

ⅰ. 각 부서에서의 1차 소독은 축소시키고, 멸균실에서의 중앙 일괄처리를 추진한다.

ⅱ. 멸균 및 소독 보증을 확실히 하기 위해 운전 및 검사 기록을 남긴다.

ⅲ. 일회용 물품은 재사용하지 않는다.

ⅳ. 물품·기계 구입 시에는 사용, 멸균작업, 보존·운반의 세 단계 공정이 보증되도록 과부족 없는 수량을 구입하고, 결품이 있을 경우에는 신속하게 보완한다.

ⅴ. 내시경(fiberscope)의 소독과 멸균에 대해서는 중앙 일괄처리를 추진한다. 다만 이행기에 있어서는 내시경 센터의 소독과 멸균 절차에 맞게 각 부서에서 실시한다.

③ 원내에서 통일된 감염관리 수준을 실천한다.

ⅰ. 외래와 병동의 감염관리 수준의 불균형을 시정한다.

ⅱ. 병동과 수술실의 감염관리 수준의 불균형을 시정한다.

④ 항균제의 적정한 처방을 추진한다.

ⅰ. 항균제 매뉴얼에 따라 치료를 추진한다.

ⅱ. 평일 주간근무 시간대에는 ICD에 의한 감염병 진료 컨설팅 서비스를 실시한다.

ⅲ. 적정 사용에 대한 감사와 피드백을 실시한다.

ⅳ. 매뉴얼은 감수성율의 변화에 따라 적절하게 갱신한다.

⑤ 환자, 간병인, 직원, 방문객에 대한 감염관리의 지도와 실시를 추진한다.

ⅰ. 기본적인 감염관리에 대해 안내 배포 및 게시를 적절하게 시행한다.

⑥ 의료종사자와 환자의 교차 감염을 예방한다.

ⅰ. B형 간염, 인플루엔자, 홍역, 풍진, 유행성 이하선염, 수두에 대해서는 백신 접종의 기회를 마련한다.

ⅱ. 백신 접종의 권장을 추진한다.

ⅲ. 감염성 질환의 이환에 대한 우려가 있는 직원 또는 노출된 직원은 다른 사람에게 감염시킬 우려가 없어질 때까지 근무를 자숙한다.

ⅳ. 감염병에 대한 고위험 구역은 상기 질환에 대해 면역이 있는 직원을 우선 배치한다.

2장. 활용 플로차트(Flow Chart)

① 감염병 유무에 관계없이 모든 환자에게 실시한다.

> **'표준주의'**
> □ '표준주의'가이드라인 (144쪽 참조)
> □ 전파경로별 주의지침 가이드라인 (155쪽 참조)

② 감염병이 확정(의심도 포함)된 경우에는, 아래의 **전파경로별 예방관리**를 『**표준주의**』에 **포함시켜** **실시**한다.

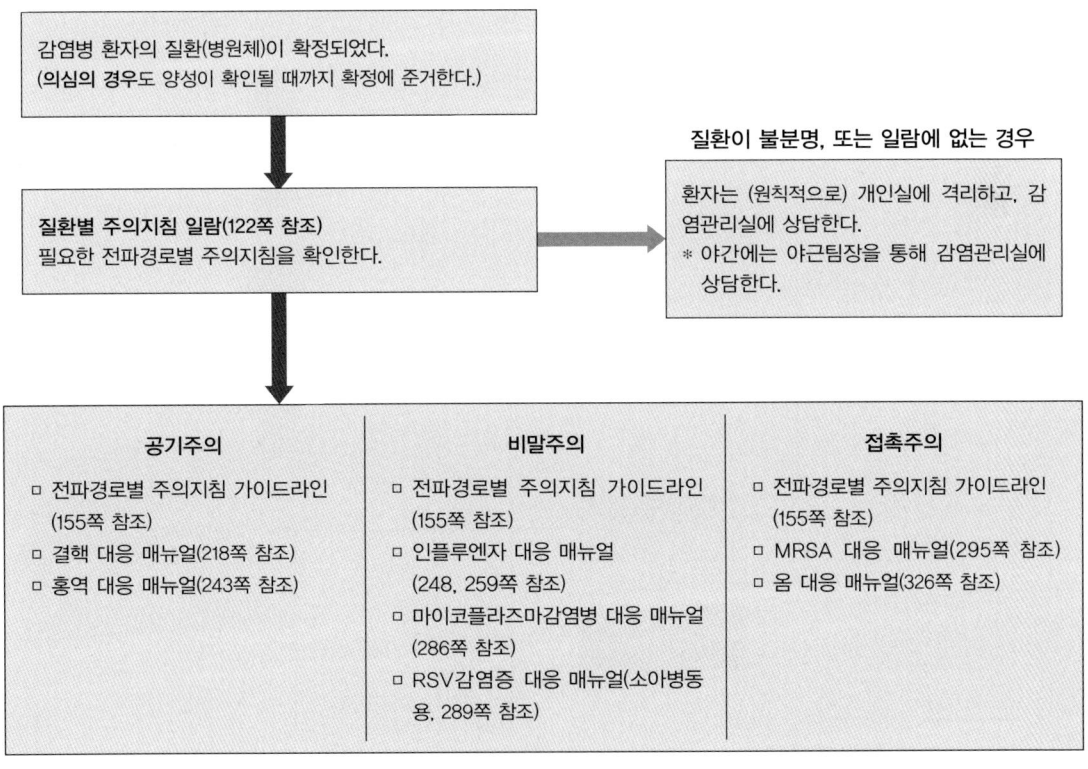

3장. 감염병 발생 시의 연락 경로

1. 연락 경로

감염병(의심도 포함) 발생 시 연락은 2가지 진단 근거에 기초하여 실시한다. 전자는 임상의에 의한 임상 진단, 후자는 미생물검사실로부터의 검사 결과이다. 전자의 경우에는 경계해야 할 질환일 때 (도표1), 후자의 경우에는 경계해야 할 미생물을 검출했을 때(도표2)의 연락 경로로 신속하게 전달해야 한다. 또한 야간 또는 휴일에 발생한 경우에는 도표의 점선으로 표시된 경로에 따라 지체 없이 대응해야 한다. 공적 신고 등의 절차는 모두 감염관리실을 경유하여 관할 보건소에 제출한다. 그리고 감염병이 외래에서 발생한 경우에는 이 연락경로의 "병동"을 "외래"로 바꾸어 사용한다.

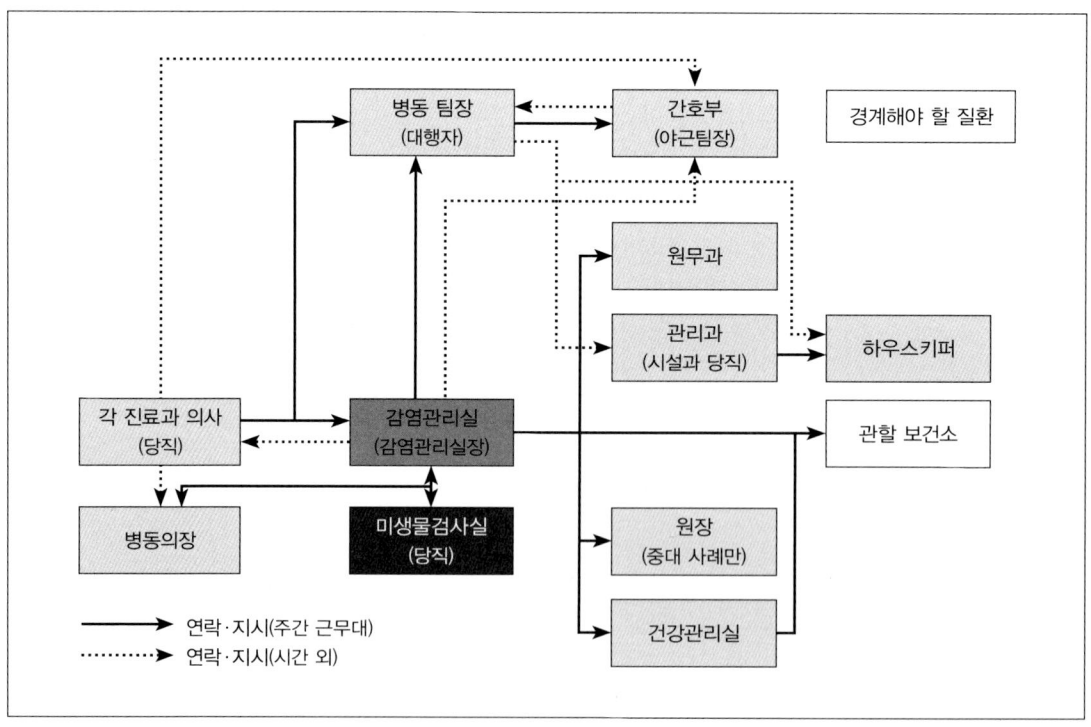

도표1 경계해야 할 질환일 때의 연락 경로

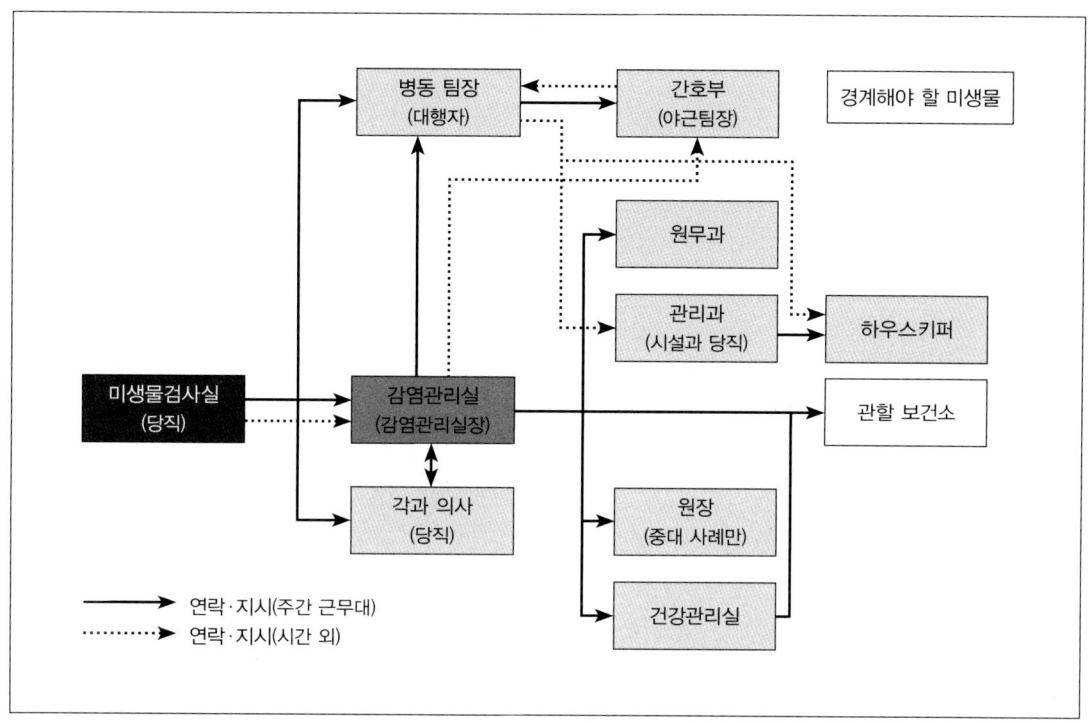

도표2　경계해야 할 미생물일 때의 연락 경로

2. 공적 신고 및 절차

　진단한 의사(담당의사)가 진단일로부터 **즉시** 환자 발생 신고서를 작성하고, 감염관리실에 제출한다(356쪽 '보건소에서의 감염병 발생 신고 분류'를 참조한다). 보건소에 대한 보고가 늦어질 경우에는 지연 신고서가 필요하다.

4장. 질환별 주의지침 일람

감염병	감염주의지침		기저귀·실금의 경우	예방관리의 실시기간 등	비고
	표준	전파 경로별			
결막염					
• 아데노 바이러스 → 유행성 각결막염	◎	접촉		증상 발현 후 14일간	잠복기간: 5~12일
• 그 외 바이러스성	◎	접촉		이환기간 중	
• 급성 세균성	◎				
• 클라미디아성 → 클라미디아성 결막염	◎				
• 임균성	◎				
결핵				결핵 매뉴얼 참조	
• 폐, 기관지	◎	공기			
• 폐외, 신장결핵, 수막염 등	◎				
광견병	◎				
노로 바이러스 → 칼리시 바이러스 (Calicivirus, SRSV)	◎		접촉		잠복기간: 24~48시간
노르웨이 개선	◎	접촉		이환기간 중	
노카르디아(Nocardia)	◎				
녹농균 감염	◎				
다제내성 녹농균(MDRP)	◎	접촉		MDR-GNR 대응 매뉴얼 참조	
단순 헤르페스(herpes)					잠복기간: 2~12일
대상포진					
• 파종성 병변, 면역 저하 환자의 국한성 병변	◎	공기+접촉		가피 형성까지	

감염병	감염주의지침		기저귀·실금의 경우	예방관리의 실시기간 등	비고
	표준	전파 경로별			
• 건강한 사람의 국한적 병변	◎	접촉		가피 형성까지	개인실 격리 불필요
대장균성 위장관염	◎		접촉		
디프테리아(diphtheriae)	◎	비말+접촉		균 소실 확인까지	잠복기간: 보통 2~5일
레지오넬라증(폐렴) → 재향균인병	◎	비말			
렙토스피라증 (Leptospirosis, 바일병)	◎				
로타 바이러스(위장관염)	◎		접촉		잠복기간: 24~72시간
류마티스열	◎				
리스테리아증(listeriosis)	◎				
리케치아(rickettsia) 감염	◎				
마이코플라즈마폐렴	◎	비말		이환기간 중	잠복기간: 6~32일
말라리아	◎				
매독	◎				
멈프스(mumps) → 유행성 이하선염					
메탈로 베타 락타마아제	◎	접촉		MDR-GNR 대응 매뉴얼 참조	
묘소병 (cat scratch disease) → 양성 접종성 림프세망증	◎				
무균성 수막염	◎				
바일병	◎				
반코마이신 내성 장구균 (VRE)	◎	접촉			
백일해	◎	비말		유효한 치료 개시 후 5일간	잠복기간: 6~20일
보툴리누스중독	◎				잠복기간: 신경 증상이 나타날 때까지 12~36시간
분선충(糞線虫)	◎				
브란하멜라(Branhamella) 혹은 모락셀라(Moraxella) 감염병					

감염병	감염주의지침		기저귀·실금의 경우	예방관리의 실시기간 등	비고
	표준	전파 경로별			
• 성인	◎				
• 영유아	◎	비말			
비정형(비결핵성) 항산균성	◎				
살모넬라증(Salmonella)	◎		접촉	항균제 종료 후 또는 증상 소실 후 48시간까지	잠복기간: 6~72시간
성홍열	◎	비말+접촉		치료 개시 24시간	잠복기간: 보통 1~3일
세라시아균(Serratia)	◎	접촉			
세파시아균(cepacia)	◎	접촉			
수두	◎	공기+비말 +접촉		가피 형성까지	잠복기간: 14~21일 바이러스 배출기간: 발진 출현 2일 전~가피 형성까지
수막염					
• 무균성, 바이러스성	◎			원인 바이러스의 관리 참조	원인이 되는 바이러스의 비고 참조
• 수막염균성	◎	비말+접촉		치료 개시 24시간	잠복기간: 2~10일
• 세균성, 진균성, 폐렴구균성, 결핵성	◎				
• 인플루엔자균성(의심도 포함)	◎	비말			
수막염균성	◎	비말+접촉		치료 개시 24시간	잠복기간: 2~10일
수막염균성 폐렴	◎	비말			
수족구병	◎			발병일을 0으로 하여 5일간(5일 경과시점에서 수포가 소실되지 않으면 연장)	잠복기간: 3~5일
식중독					잠복기간: 신경 증상이 나타날 때까지 12~36시간(보툴리누스) 30분~8시간(포도구균) 10~12시간(웰시균)
• 보툴리누(botulinus)	◎				
• 포도구균					
• 웰시균(Welch bacillus)					
아데노 바이러스					
• 호흡기감염병	◎	비말+접촉		이환기간 중	잠복기간: 7일간
• 눈(眼)감염병 → 유행성 각결막염	◎	접촉		이환기간 중	
• 변	◎	접촉	접촉	증상소실 후 48시간까지	잠복기간: 3~10일간

감염병	감염주의지침		기저귀·실금의 경우	예방관리의 실시기간 등	비고
	표준	전파경로별			
아메바 적리	◎		접촉	소독·멸균이 확인될 때까지	보건소에 신고 필요
양성 접종성 림프세망증 (묘소병)					
연성 하감	◎				
옴 (노르웨이 개선은 제외)	◎	접촉		이환기간 중	
용연균 감염 (주로 A군 β용연균)					
・피부	◎	접촉		치료 개시로부터 24시간	
・인두염(유아)	◎	비말		치료 개시로부터 24시간	
・성홍열	◎	비말		치료 개시로부터 24시간	
・B군 용연균 감염(신생아)	◎				
위장관염 (원인이 되는 바이러스·세균 참조)	◎		접촉		원인이 되는 바이러스·세균의 비고 참조
유행성 각결막염(EKC)	◎	접촉		증상 발현 후 14일간(증상에 따라 연장)	잠복기간: 5~12일
유행성 수막염	◎	비말		치료 개시로부터 24시간	
유행성 이하선염(멈프스)	◎	비말+접촉		종창 후 4일간	잠복기간: 16~18일 바이러스 배출기간: 종창 출현 전 2일~후 4일
이(sucking lice, 머릿니)	◎	접촉		결핵매뉴얼 참조	
인플루엔자 바이러스	◎	비말		인플루엔자 대응 매뉴얼 참조	잠복기간: 1~3일
일본뇌염	◎				
임질	◎				
장염비브리오	◎		접촉		잠복기간: 12~24시간
장티푸스	◎		접촉	균 소실 확인까지	
재향군인병 → 레기오넬라증(Legionella)	◎				
적리(dysentery)	◎		접촉		잠복기간: 1~3일
전염성 농가진 (impetigo contagiosa)	◎	접촉			

감염병	감염주의지침		기저귀·실금의 경우	예방관리의 실시기간 등	비고
	표준	전파 경로별			
전염성 단핵증(infectious mononucleosis) → EB바이러스	◎				잠복기간 : 4~6주간
전염성 홍반 (fifth disease) → 파보바이러스(parvovirus) B19	◎	비말			잠복기간 : 4~20일간 발진 출현 7일 전부터 바이러스 배출. 발진 후부터 감염성 없음
주폐포자충폐렴	◎				
카리니폐렴 (Pneumocystis carini pneumonia) → 주폐포자충폐렴(Pneumocystis pneumonia)	◎				
캄필로박터 (Campylobacter) 위장관염	◎		접촉	항균제 종료 후 또는 증상 소실 후 48시간까지	잠복기간 : 2~5일
콜레라(O1, O139)	◎		접촉	균 소실 확인까지	잠복기간 : 보통 2~3일(몇 시간)
크로이츠펠트·야콥병 (Creutzfeldt–Jakob disease)	◎			프리온(prion)병의 가이드라인 참조	혈액·체액, 조직, 오염 물품의 제거 및 오염 제거를 위한 특별한 관리를 추가할 필요가 있음 ＊ 의심도 포함, 감염관리실에 연락
크루프(croupous)	◎	비말		이환기간 중	
클라미디아(chlamydia) 폐렴	◎	비말		기침이 심하면 환자가 마스크 착용	
클라미디아(chlamydia) 결막염	◎				
클로스트리듐 디피실 (Clostridium difficile) (분변)	◎	접촉		이환기간 중	
파르보 바이러스 B19 → 전염성 홍반	◎	비말			
파상풍	◎				
편모충증(giardiasis)	◎		접촉		잠복기간 : 3~25일
폴리오	◎	비말	접촉	균 소실 확인까지	잠복기간 : 7~14일

감염병	감염주의지침		기저귀·실금의 경우	예방관리의 실시기간 등	비고
	표준	전파 경로별			
풍진	◎	비말		발진 출현 후 4일간	잠복기간: 14~21일 바이러스 배출기간: 발진 출현 전 7일~후 4일
폐렴					
• 폐렴구균성	◎	비말			
• 인플루엔자균	◎	비말			
• 마이코플라즈마 → 마이코플라즈마폐렴	◎	비말		이환기간 중	
• 진균성, 레기오넬라, 칼리니폐렴(혼충)	◎				
• 녹농균성	◎	접촉			
• 홍역폐렴	◎	공기			
항산균(비결핵성) → 비정형 항산균	◎				
헤르판기나(herpangina)	◎	비말+접촉			
헤르페스 → 단순 헤르페스	◎				
헬리코박터 파일로리 (Helicobacter pylori)	◎				
홍역	◎	공기		발진 출현 후 4일간	잠복기간: 7~21일 바이러스 배출기간: 발진 출현 전 4일~후 4일
Aeromonas속	◎		접촉		
A형 간염	◎				
B형 간염	◎				
C형 간염	◎				
EB 바이러스 → 전염성 단핵증	◎				잠복기간: 4~6주간
ESBL산 생성균	◎	접촉		MRSA에 따름	배설물 대응에는 충분한 주의
E형 간염	◎	접촉		이환기간 중	
HIV(에이즈)	◎	접촉			
MRSA	◎	접촉		MRSA 대응 매뉴얼 참조	비말이 발생할 경우(※1)는 비말감염관리를 추가

감염병	감염주의지침		기저귀·실금의 경우	예방관리의 실시기간 등	비고
	표준	전파경로별			
O157 → 장출혈성 대장균 감염병	◎		접촉		잠복기간: 2~10일
RS 바이러스	◎	비말+접촉		이환기간 중	잠복기간: 2~8일간(소아)

※1: 기도 흡인, 기관지경 검사, 기관 내 삽관, 소생 시 등

〈그 외 감염병과 해제 기준〉

감염병	감염주의지침		비고
	표준	전파경로별	
MRSA(메티실린 내성 황색포도상구균)			
객담으로부터 검출	◎	접촉+비말	299쪽 'MRSA 대응 해제에 대해' 참조
요, 변, 혈액, 상처 부위로부터 검출	◎	비말	
다제내성 그람음성균			(A) 호발 부위 유래 검체가 3회 연속
• ESBL 산생성균	◎	접촉+비말	(B) 모든 원발 부위 유래검체가 1회 이상 음성일 것 A: 변 [또는 직장 면봉법(rectal swab)]
• MBL 산생성균	◎	접촉+비말	B: 이전에 검출된 모든 부위
VRE(반코마이신 내성 장구균)	◎	접촉	(A) 호발 부위 유래 검체가 3회 연속 (B) 모든 원발 부위 유래 검체가 1회 이상 음성일 것 A: 변 [또는 직장 면봉법(rectal swab)] B: 이전에 검출된 모든 부위

5장. 야간·휴일의 감염병 대응 플로차트

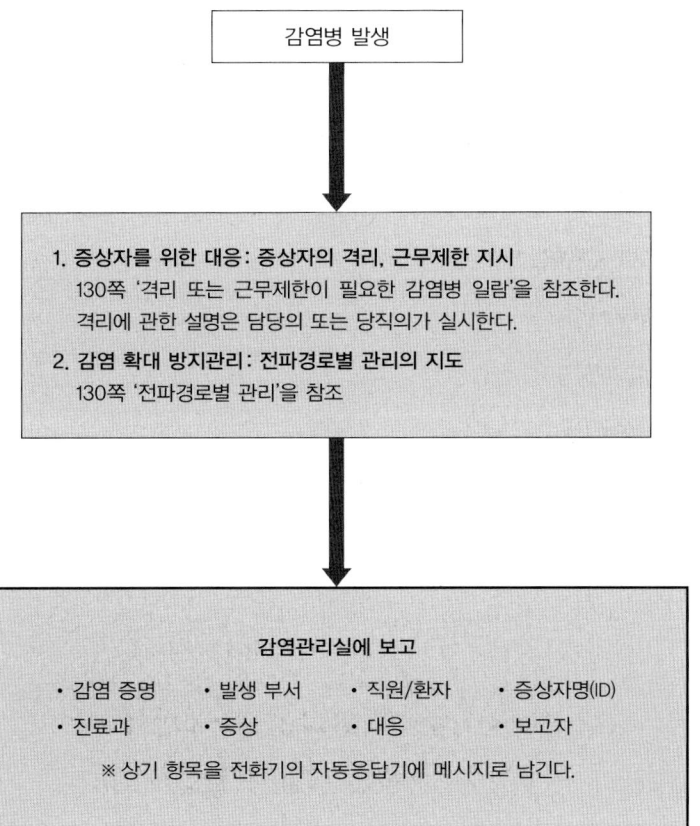

```
┌─────────────────────────┐
│        감염병 발생        │
└─────────────────────────┘
```

1. 증상자를 위한 대응 : 증상자의 격리, 근무제한 지시
   130쪽 '격리 또는 근무제한이 필요한 감염병 일람'을 참조한다.
   격리에 관한 설명은 담당의 또는 당직의가 실시한다.

2. 감염 확대 방지관리 : 전파경로별 관리의 지도
   130쪽 '전파경로별 관리'을 참조

감염관리실에 보고

- 감염 증명   - 발생 부서   - 직원/환자   - 증상자명(ID)
- 진료과   - 증상   - 대응   - 보고자

※ 상기 항목을 전화기의 자동응답기에 메시지로 남긴다.

아래의 경우에는 야근팀장이 감염관리실장에 긴급 연락을 실시한다.

- 같은 병동 내에 같은 날에 2건 이상의 감염병(364쪽 참조)이 신규로 발생하고 있을 때
- 홍역은 입원·외래를 막론하고 전체
- 성홍열이나 수막염이 병동에서 1건이라도 발생한 경우, 혹은 입원 전
- SARS, MERS 등 신종 인플루엔자가 의심될 때
- 기타, 감염관리상 의문점이 있을 경우

1. 격리 또는 근무제한이 필요한 감염병 일람(의심 포함)

질환명	전파경로	근무제한기간
인플루엔자	비말	발열로부터 5일간(발열일을 "0"으로 한다)
마이코플라즈마감염병	비말	치료 개시로부터 5일간(치료 개시일을 "1"로 한다)
감염성 위장관염 (노로 바이러스 등)	접촉	증상 소실 후 48시간까지
세균성 장염 (캄필로박터 제외)	접촉	5일간의 항균제 투여 종료 후 또는 증상 소실 후 48시간 이상 경과 (※ 영양과는 식품위생법에 준함)
캄필로박터장염	접촉	적절한 항균제 투여가 실시되고, 또한 증상 소실 후 48시간 경과
홍역	공기	발진 출현 후 4일간(발진 출현일을 "0"으로 한다)

※ 야간·휴일에 발생한 경우, **야근팀장은** 즉시 감염관리실장에게 연락

질환명	전파경로	근무제한기간
풍진	비말	발진 출현 후 4일간(발진 출현일을 "0"으로 한다)
수두	공기+비말+접촉	발진이 가피화할 때까지
유행성 이하선염	비말+접촉	이하선 종창 후 4일간(종창 출현일을 "0"으로 한다)
성홍열(연락 필수)	비말	항균제 투여 개시 후 24시간까지
수막염(연락 필수)	비말+접촉	항균제 투여 개시 후 24시간까지
유행성 각결막염(EKC)	접촉	안검결막의 발적 소실까지

2. 전파경로별 관리

	격리	손 위생·보호구	청소
공기감염	개인실(화장실 필수) 공조 : 음압관리(야간·휴일은 감시실에 연락) 병실 입구 출입문은 상시 폐쇄	모든 행위마다 손 위생 결핵이 의심될 경우에는 N95 마스크를 착용한다	일반적인 방법 가능
비말감염	개인실	환자와 1m 내에서 작업할 경우 수술용 마스크(surgical mask)를 착용한다. 비말의 비산이 두드러질 경우에는 장갑, 비닐에이프런, 보호안경을 착용한다.	일반적인 방법 가능 고농도의 비말오염 장소는 알코올을 묻힌 천으로 깨끗이 닦아서 소독

	격리	손 위생·보호구	청소
접촉감염	개인실 감염성 위장관염인 경우에는 화장실이 설치되어있는 것이 바람직하다. 부득이한 경우, 공용 화장실의 일부를 개인전용으로 한다.	장갑, 비닐에이프런을 착용한다	일반적인 방법 가능 고농도의 비말오염 장소는 알코올이 함침된 천(감염성 위장관염의 경우에는 0.1% 하이포아염소산나트륨 희석액)으로 깨끗이 닦아서 소독

※ 린넨은 혈액·체액의 부착에 관계없이, 비닐봉투에 감염 증명을 명기하고 일반 린넨과 분별한다.

※ 155쪽 '전파경로별 주의지침 가이드라인'을 포함해서 참조할 것

6장. 아웃브레이크 매뉴얼

1. 아웃브레이크의 정의

아웃브레이크의 정의에는 여러 가지 설이 있다. 그중 과학적 근거를 바탕으로 한 과학적 정의와 보건소 보고 시에 필요한 역학적 정의에는 각각 차이가 있다.

1.1 과학적 정의

① 시설 내 전파로 인해 단위기간 당 기대치 이상의 감염병이 발생한 경우(epidemic situation)

② 적절한 감염관리를 실시했음에도 신규 발생이 계속되는 상태(endemic situation)

1.2 역학적 정의(참고: 의정지발 1219 제1호, 2012년 12월 19일 자)

① 일정 기간 내에 동일 병동, 동일 의료기관과 같은 일정한 장소에서 발생한 의료기관 감염 집적도가 평소보다 높은 상태일 것

- 1건째 발견으로부터 4주 이내에 동일한 병동에서 신규로 동일 균종에 의한 감염병 발병 증례의 합계가 3건 이상으로 특정된 경우, 또는 동일 의료기관 내에서 동일 균주로 보이는 감염병 발병 증례(항균제 감수성 패턴이 유사한 증례 등)를 합하여 3건 이상 특정된 경우

- 단, 카바페넴 내성 장내세균속균종(CRE), 반코마이신 내성 황색 포도상구균(VRSA), 다제내성 녹농균(CRPA), 반코마이신 내성 장구균(VRE) 및 다제내성 아시네토박터속(CRAB) 등 5종류의 다제내성균에 대해서는 보균을 포함하여 1건이 발견된 경우

② 환자·직원을 불문하고 같은 부서 혹은 병동에서 경계해야 할 질환 및 증상(364쪽)이 1주일 이내에 3건 이상 신규로 발생한 경우

2. 아웃브레이크의 초기 대응

위의 정의에 따라 아웃브레이크 발생이라 의심되는 경우에는 즉시 감염관리실장(대행은 감염관리실 부실장)이 발생 부서의 책임자에게 아웃브레이크 회의 개최를 요청한다.

2.1 아웃브레이크 회의의 구성

- 의장: 감염관리실장
- 의장대행: 감염관리부실장
- ICD 소수명
- 감염관리실 간호사
- 관련된 진료과 병동의장(공식 대리: 의국장)
- 관련된 간호팀장(공식 대리: 병동 연계 간호사)
- 미생물검사실 주임
- 감염관리실 사무원
- 관리과 계장
- 그 외 의장이 필요하다고 인정한 사람

3. 아웃브레이크의 확인

아웃브레이크 회의에서는 다음 사항에 대해 검증하여 아웃브레이크를 확인한다. 아웃브레이크로 확인한 경우에 의장은 즉시 원장에게 연락하고, 신속하게 감염 확대 예방대책을 세우고 전파 규모를 파악한다.

① 내성균 감시에 의한 기대치 이상의 발생상황
② 경계해야 할 미생물 또는 경계해야 할 질환 및 증상의 발생
③ 역학적 관련성
④ 시설 내 침입 경로와 전파경로

⑤ 생물학적 특성(항균제 감수성 패턴, 혈청형, 유전자형)

⑥ 시설 외에서의 발생상황 등

4. 적절한 2차 감염관리의 실시

① '표준주의'와 질환에 대응하는 전파경로별 예방관리를 실시하고, 필요에 따라 감염원환자의 격리 및 예방관리를 실시한다.

② 감염에 노출된 환자에 대해서는 적절한 발병예방관리(내복약이나 백신예방투여를 포함)을 검토하여 담당의에게 권고한다.

③ 감염에 노출된 직원에 대해서는 건강조사와 함께 적절한 발병예방관리(내복약이나 백신예방투여를 포함) 실시의 필요성에 대해 산업의에게 권고한다. 동시에 근무자숙의 필요성에 대해서도 권고한다.

5. 전파 규모의 파악

감염 노출자를 역학적 관련성에 기초하여 빠르게 파악하기 위해서는 필요에 따라 다음의 사항을 실시한다. 스크리닝에 필요한 비용이 발생할 경우에는 의장으로부터 원장에게 분석 결과를 보고하면서 실시 허가를 받는다.

① 감염 노출자 조사(청취 조사)의 실시와 노출 농도의 분류

② 접촉자의 건강 상태 확인

표1 전파경로별 노출 농도 판정표

노출 농도	공기	비말	접촉
제1군	동실 환자(≧ 8h 이상)	동실 환자 (2m 미만)	동실 환자 공통 리스크 있음
제2군	동실 환자(< 8h 미만)	동실 환자 (2m 이상)	동실 환자 공통 리스크 없음
제3군	동일 층	동일 층	동일 층 공통 리스크 있음

③ 스크리닝 검사의 실시(자세한 내용은 53쪽 '아웃브레이크 대응과 지역 네트워크·연계의 실제' 참조)

- 초기 스크리닝은 〈표1〉을 참조하고, 접촉농도의 제1군과 제2군을 대상으로 한다.
- 제2군에 양성자가 나타난 경우에는 노출 농도의 제3군까지 대상을 확대하여 실시한다.

6. 보건소에 대한 상담 및 보고

다음의 경우에는 관할하는 보건소에 신속하게 보고한다.

① 아웃브레이크에 대한 긴급관리를 실시한 후, 새로운 감염병의 발병증례(CRE, VRSA, CRPA, VRE, CRPB의 경우에는 보균자를 포함)가 다수에 달할 경우(기준으로 10건 이상)
② 해당 시설 내의 감염 사안과의 인과관계를 부정할 수 없는 사망자가 확인된 경우
③ 그 전에라도 의료시설 측의 판단하에 필요에 따라 보건소에 연락과 상담을 하는 것이 바람직하다.

7. 병실·병동폐쇄의 결정과 해제

의장(혹은 감염관리실장)은 다음 "개시 조건" 중 하나를 만족한 경우에는 해당 병실·병동의 운영을 일시 정지하도록 원장에게 보고한다. 해제는 의장(혹은 감염관리실장)이나 원장이 다음의 "해제 조건"을 모두 만족한 경우에 해제를 결정한다.

① 개시 조건(다음 중 1개 이상)
- 적절한 감염관리를 실시했음에도 불구하고 신규 발생이 계속될 경우
- 간호스태프와 환자의 비율이 간호 기준을 충족시키지 못할 경우
- 그 외 안전한 병동 운영이 곤란하다고 판단될 경우

② 해제 조건(다음의 모든 조건을 충족)
- 감염 기간에 상당하는 기간 동안 신규 발생이 없을 경우

표 2 입원 정지의 구분과 대응의 차이

구분	다인실	개인실(화장실이 있는 경우만)	병동 이동	퇴원
완전 입원 정지	×	×	×	○
부분 입원 정지	×	○ (ICD에 상담)	×	○

- 간호스태프와 환자의 비율이 간호 기준을 충족할 경우
- 아웃브레이크의 원인이 특정되었을 경우

8. 입원 정지의 실시 방법

입원 정지는 병원체의 전파경로, 유병자의 분포 상황, 근무 가능한 직원의 상황을 종합적으로 감안하여 다음의 2단계로 설정한다(표2). 입원 정지를 실시할 경우, 의장(혹은 감염관리실장)은 각각 필요한 구분을 원장에게 권고한다.

① 완전 입원 정지(실제 정지): 다인실과 개인실 모두 입원은 불가하다.
② 부분 폐쇄 입원 정지(가 정지): 다인실 입원은 불가하나, 개인실 입원은 가능하다.

9. 아웃브레이크의 종결 선언

아웃브레이크의 종결은 아래의 조건을 만족할 때에 선언한다. 아웃브레이크가 종결된 경우에는 의장(혹은 감염관리실장)이 원장에게 종결 선언을 한다.

① 잠복기간의 두 배에 상응하는 기간에 신규 발생이 없는 상태일 때

7장. 손 위생의 가이드라인

1. 서론

병원체가 의료종사자의 손을 매개로 전파된다는 것은 널리 알려져있으며, 손 위생은 교차 감염을 방지하기 위한 가장 중요한 방법 중 하나이다.[1]

의료 관련 감염의 증가는 매년 문제가 되고 있으며, 의료 관련 감염관리 활동을 보다 빈번하고 효과적으로 실천해나감으로써 의료 관련 감염병을 억제할 수 있다.[2]

확실한 에비던스를 바탕으로 한 이러한 감염관리에 있어서 가장 단순하고 중요한 것은 **환자와 환자 주위의 환경에 대한 접촉/케어의 전과 후, 청결 행위 전과 오염 가능성이 있는 처치·기술 후에 모든 의료종사자에게 손 위생이 필요하다는 것이다.**[2]

본 가이드라인에서는 비누와 흐르는 물(流水), 그리고 알코올 손 소독제에 의한 손 위생에 대한 적절한 방법과 필요조건에 대해 설명한다. 외과적 손 씻기에 대한 설명은 생략한다.

손은 의료 관련 감염병을 초래하는 근본적인 전파경로이다. 때문에 일상적으로 손 위생을 실시하는 목적은, 의료 관련 감염병의 원인이 되는 **일과성 병원미생물**(transient bacteria)이 미감염 상태의 환자 및 의료기자재에 전달되기 전에 손을 청결히 하여 표면에 부착된 병원 미생물을 제거하고, 미생물을 감염 가능 수준 이하로 감소시키기 위함이다. 손이 미생물로 오염될 가능성이 있는 경우와 각 환자와의 접촉 전후에는 일상적으로 손 위생을 실시한다.

2. 손 위생의 적용

〈도표1〉에 손 위생을 실시하는 5가지 상황을 정리했다.[3] 이것은 최소한으로 실시해야 할 시기를 나타내는 것이며, 이 외에도 손 위생이 필요한 경우가 여럿 있다.

3. 비누와 흐르는 물 또는 알코올 손 소독제의 사용에 대해

손 위생법은 비누와 흐르는 물에 의한 손 세정과 알코올 손 소독제에 의한 손 소독이 있다. 알코올 손 소독제에 의한 손 소독은 의료 관련 감염관리로서 널리 권장되고 있지만, 알코올은 유기물을 변성·고착시키므로 오염물을 제거하는 것이 더 어려워진다. 따라서 눈에 보이는 오염이 있는 경우에는 비누와 흐르는 물에 의한 손 세정이 필요하다.[4]

〈표1〉에 각각의 손 위생법과 적용 원칙에 대해 기술한다.

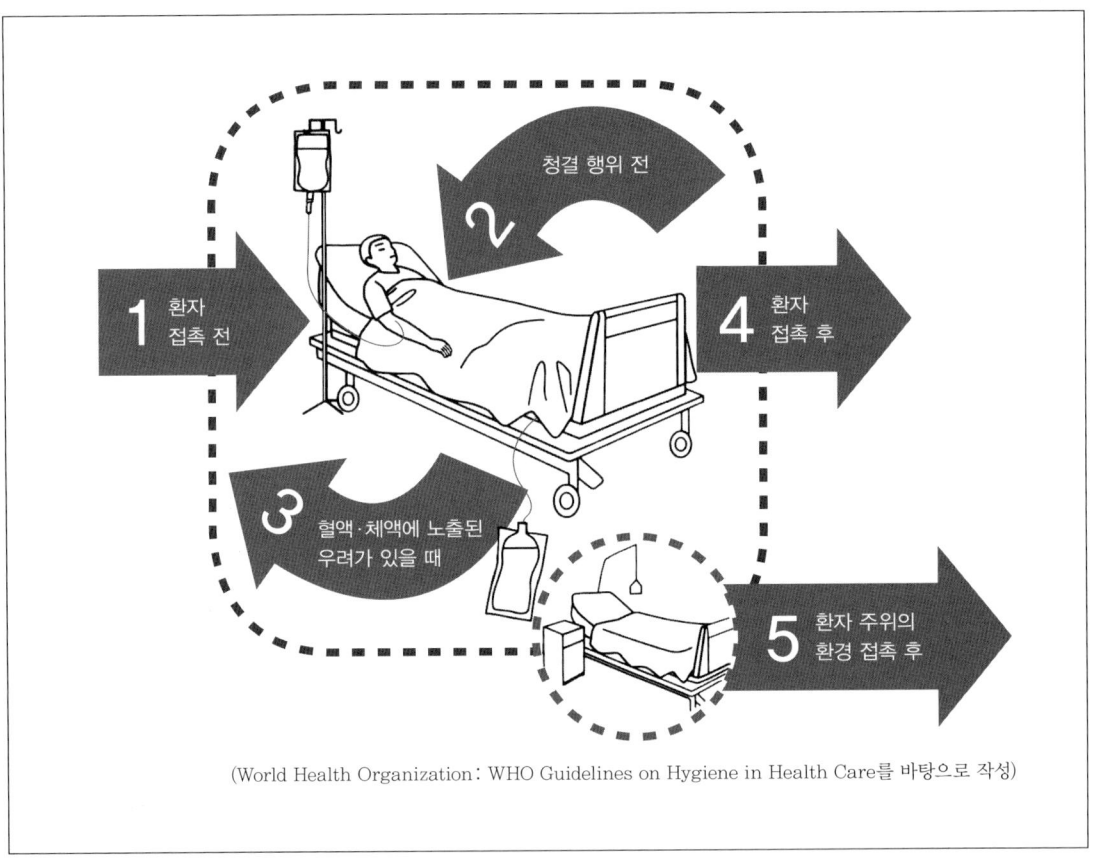

(World Health Organization : WHO Guidelines on Hygiene in Health Care를 바탕으로 작성)

도표1 손 위생을 실시하는 5가지 상황

표1 손의 오염 상황과 2가지 손 위생법 적용 원칙

손의 오염 상황	비누와 흐르는 물	알코올 손 소독제
눈에 보이는 오염이 없는 경우	○	○
눈에 보이는 오염이 있는 경우	○	×

4. 올바른 기술

손 전체 표면을 빈틈없이 그리고 확실하게 세정하는 기술은 소독·멸균에 사용하는 약제와 시간보다도 중요하다.

올바른 손 위생을 실시하기 위해서 의료종사자는 다음의 사항을 확실하게 실시할 것[2]:

- 손톱은 짧고 청결하게 유지한다. 네일폴리시, 네일아트, 인조손톱은 엄격히 금한다.
- 반지는 착용하지 않는다(결혼반지도 착용하지 않는 것이 바람직하다).
- 시계와 팔찌는 착용하지 않는다(손목 또한 소독·멸균의 대상에 포함된다).
- 긴 소매는 소매를 말아 올리고, 반소매 상의를 착용한다.

5. 비누와 흐르는 물에 의한 일반적인 손 위생

	손 위생의 동작 순서	이유
①	흐르는 물에 손을 충분히 적신다.	비누액으로 인한 피부의 자극을 완화한다.
②	컵 모양으로 오므린 손에 액체비누를 덜어 거품을 잘 내도록 한다.	비누액이 균일해지도록 주의한다.
③	140쪽 〈도표2〉의 손 위생 기술에 따라 각 단계를 5번씩 왕복하여 문지르며, 총 30초 정도 실시한다.	사멸한 각질세포를 제거하여 미생물의 수를 감소시킨다.
④	흐르는 물에 손을 헹군다.	세균과 비누를 씻어낸다.
⑤	전완 또는 손목을 사용하여 수도꼭지를 잠근다(손을 사용해야 하는 경우에는 어쩔 수 없다).	손의 재오염을 예방한다.
⑥	페이퍼타월로 수분을 충분히 닦아내고 손을 건조시킨다.	일과성 병원미생물의 보균을 감소시키고 피부 표면의 악화를 예방한다.
⑦	사용한 페이퍼타올을 쓰레기통에 처분한다.	손의 재오염을 예방한다.

6. 손의 건조

　습윤 상태의 피부는 건조한 피부보다도 병원미생물을 전달하기 쉽다. 그러므로 손 위생 후, 손에 남아있는 수분기를 닦아내는 것은 감염관리에 있어서 중요하다.[4][5]

　손은 페이퍼타월로 닦는다. 이것은 손 표면에 부착된 미생물과 오래된 사멸피부세포를 문질러 제거하는 데에 효과적이다. 손의 재오염을 예방하기 위해서 사용한 페이퍼타월은 발로 조작 가능한 쓰레기통에 일반폐기물로 처분한다.

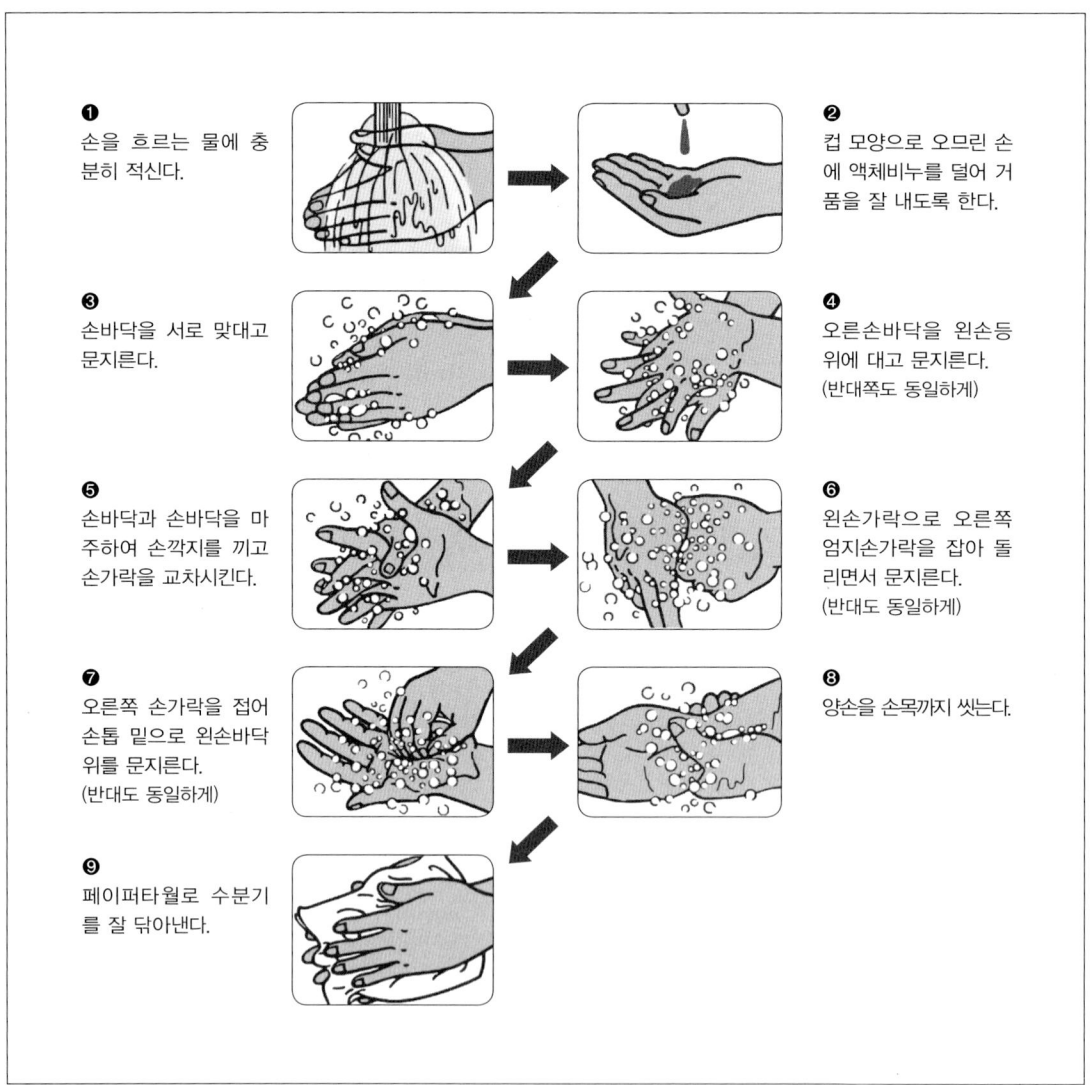

❶ 손을 흐르는 물에 충분히 적신다.

❷ 컵 모양으로 오므린 손에 액체비누를 덜어 거품을 잘 내도록 한다.

❸ 손바닥을 서로 맞대고 문지른다.

❹ 오른손바닥을 왼손등 위에 대고 문지른다. (반대쪽도 동일하게)

❺ 손바닥과 손바닥을 마주하여 손깍지를 끼고 손가락을 교차시킨다.

❻ 왼손가락으로 오른쪽 엄지손가락을 잡아 돌리면서 문지른다. (반대도 동일하게)

❼ 오른쪽 손가락을 접어 손톱 밑으로 왼손바닥 위를 문지른다. (반대도 동일하게)

❽ 양손을 손목까지 씻는다.

❾ 페이퍼타월로 수분기를 잘 닦아낸다.

도표2　비누와 흐르는 물에 의한 일반적인 손 위생

7. 알코올 손 소독제를 사용한 손 위생

- 손에 알코올 손 소독제를 1~2회 정도 펌프하여 덜어낸다.[3]
- 〈도표3〉을 참조하여 손을 문지른다.
- 소독제가 손 표면에 덮여있는지 확인한다.
- 손이 완전히 마를 때까지 문지른다.

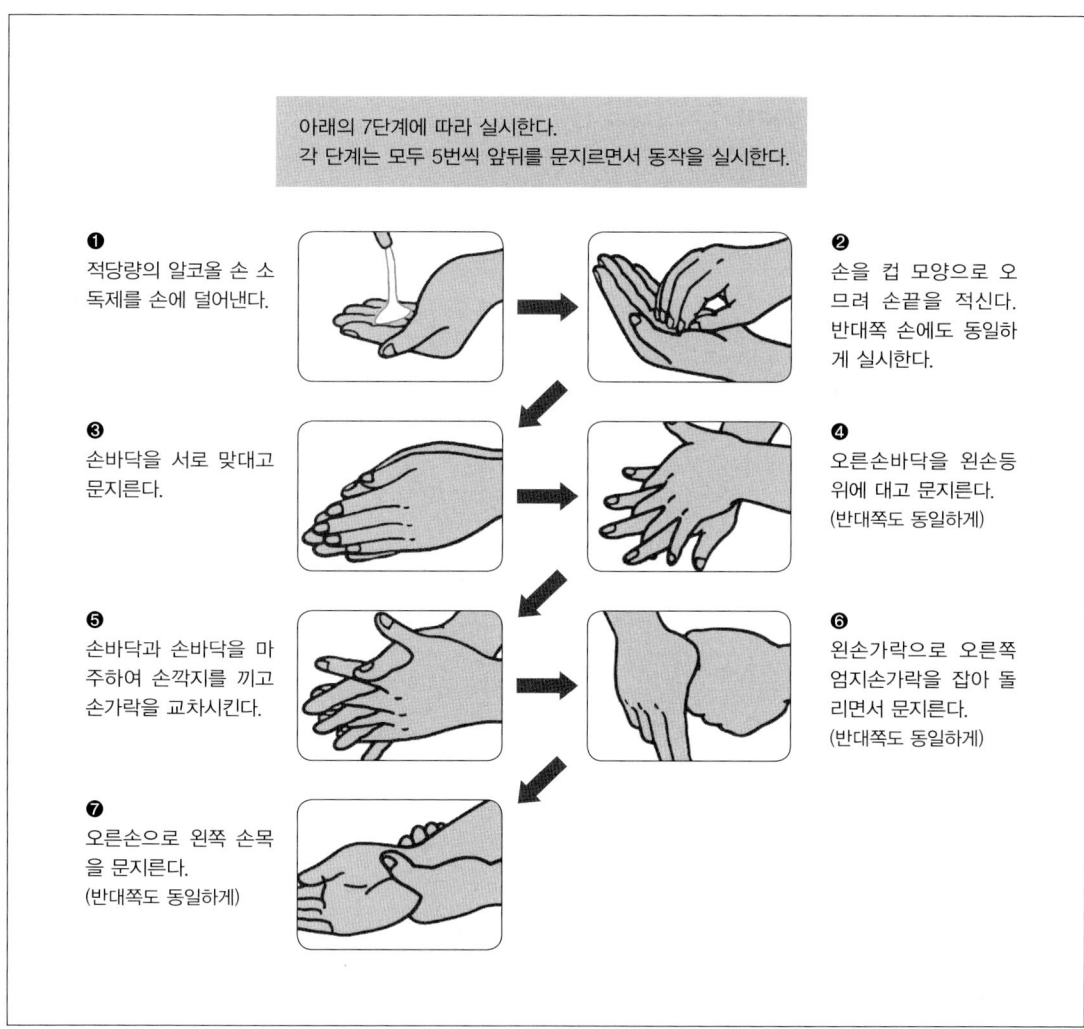

아래의 7단계에 따라 실시한다.
각 단계는 모두 5번씩 앞뒤를 문지르면서 동작을 실시한다.

❶ 적당량의 알코올 손 소독제를 손에 덜어낸다.

❷ 손을 컵 모양으로 오므려 손끝을 적신다. 반대쪽 손에도 동일하게 실시한다.

❸ 손바닥을 서로 맞대고 문지른다.

❹ 오른손바닥을 왼손등 위에 대고 문지른다. (반대쪽도 동일하게)

❺ 손바닥과 손바닥을 마주하여 손깍지를 끼고 손가락을 교차시킨다.

❻ 왼손가락으로 오른쪽 엄지손가락을 잡아 돌리면서 문지른다. (반대쪽도 동일하게)

❼ 오른손으로 왼쪽 손목을 문지른다. (반대쪽도 동일하게)

도표3 알코올 손 소독제를 사용한 손 위생

8. 장갑

멸균 혹은 비멸균 장갑의 사용은 손 위생과 함께 **스스로를 미생물에 의한 오염으로부터 보호하기 위해 사용하는 것**이지, 환자를 감염병으로부터 보호하기 위한 것은 아니다. 그리고 장갑이 손 위생을 대신하지는 않는다.[4][5]

장갑은 체액 등의 노출을 줄이는 중요한 예방 방법이다. 적정하게 사용된다면 교차감염예방에 효과적이다. 하지만 잘못된 사용 방법으로 인해 교차 감염이 발생할 가능성이 있다.

- 장갑은 환자마다 새 것으로 교환한다.
- 장갑은 불결조작 행위, 청결조작* 행위 사이에 새 것으로 교환한다.
- 장갑 사용 전후에 반드시 손 위생을 실시한다.
- 장갑을 알코올과 세제로 세정해서 재사용하지 않는다.

9. 손 케어

손 케어는 손의 건조와 거칠어짐을 예방하기 위해 중요하다. 거친 피부는 미생물의 정착을 촉진하고, 손 위생을 아무리 실시해도 미생물을 충분하게 제거하기 어렵게 만든다. 그리고 손이 거칠어지면 통증으로 인해 손 위생과 페이퍼타월로 충분히 수분기를 제거하기를 주저하게 되고, 손 위생에 대한 의욕을 감퇴시키는 원인이 된다.

따라서 손은 아래의 방법으로 충분히 케어해야 한다.

- 비누를 손에 덜기 전에 피부를 물로 충분히 적신다.
- 비누를 완전히 헹구어낸다.
- 손을 충분히 건조시킨다.
- 튜브로 된 핸드크림을 사용한다(핸드로션을 공용으로 사용할 경우에는 펌프식이 바람직하다).

---

* 의료 처치를 할 때 청결 부위가 불결해지지 않도록 조작하는 행위를 말한다. − 옮긴이 주

- 찰과상이나 피부병변은 청결한 방수성 드레싱제를 사용하여 덮어준다.

- 손 보호제를 사용한다.

8장. '표준주의' 가이드라인

1. 서론

'표준주의'는 미국 질병예방관리센터(CDC)가 제창하고 있는 방법으로, "의료종사자에게 있어서 위험한 혈액과 체액으로 인해 매개되는 감염병 예방을 위해 고안된 예방관리가다".[1] '표준주의'는 의료종사자의 보호와 동시에, 많은 병원체의 전파를 예방하고, 의료 관련 감염의 감소에 크게 공헌하고 있다는 것은 이미 널리 인정되고 있다.

'표준주의'의 목적은 환자, 직원 및 내방자에게 전염될 우려가 있는 미생물에 노출되는 위험성을 경감시키는 것이다.

2. 적용

'표준주의'는 모든 환자에 대해 **일상적으로 실시하는 케어의 기준**을 명시하고 있다.[1] 또한 '표준주의'에서는 혈액·체액 등의 분비물, 삼출물, 의료기자재로부터의 감염예방 관점에서 업무 순서의 검토 및 보호복 착용의 필요성에 대해 기술하고 있다.

고위험 체액	
• 혈액	• 모유
• 기도 내 분비액	• 가래(담)
• 정액	• 질분비물
• 뇌척수액	• 심막액
• 흉수	• 복수
• 양수	• 활액

세균과 바이러스의 혼입이 예상되는 혈액, 요, 변, 콧물, 타액, 가래, 토사물 등에 대해서도 **표준주의**를 실시하는 것을 권장하고 있다. 그리고 모든 의료종사가가 바늘류, 메스류와 그 외 예리한 기계 및 장치에 의한 절창이 생기지 않도록 예방조치를 하는 것도 장려하고 있다.

3. 표준주의

'표준주의'는 다음 사항을 포함한다.[1]

① 손 위생

② 개인보호구

③ 기침 에티켓

④ 예리한 물품의 안전한 폐기와 사용 및 상처 후의 응급처치

⑤ 혈액 오염 후의 처리

⑥ 기구의 소독·멸균 및 세정

⑦ 폐기물의 처리

⑧ 린넨의 처리

⑨ 안전한 주사 기술

⑩ 특별한 요통천자기술에서의 감염관리대책

⑪ 직원 건강과 위생

4. 개인보호구(PPE)

4.1 장갑(137쪽 '손 위생의 가이드라인'도 참조)

예방관리	이유
• 혈액·체액, 혹은 손상된 피부나 오염된 기재에 접촉하는 때에는 장갑을 착용한다. • 의료종사자의 손가락에 상처가 있거나 거칠다면 장갑을 착용한다.	• 직원 및 환자를 위한 교차 감염을 예방하기 위해
• 진료가 완료될 때에는 비닐에이프런을 벗고 혈액·체액으로 오염되었을 때는 감염성 폐기물로서 폐기한다. 이때 손은 오염되지 않도록 주의한다.	• 교차 오염 예방을 위해

※ 장갑 착용이 손 세정을 대신하지 않는다!

4.2 비닐에이프런

예방관리	이유
• 혈액·체액 또는 침구 정리를 할 때 직원의 의복이 피부의 낙설에 의한 접촉이 예측될 때, 비닐에이프런을 착용한다.	• 의복의 오염 예방을 위해
• 진료·개호가 완료될 때에는 비닐에이프런을 벗고 혈액·체액으로 오염되었을 때는 감염성 폐기물로서 폐기한다. 이때 손은 오염되지 않도록 주의한다.	• 교차 오염 예방을 위해

4.3 수술용 마스크, 고글, 안면보호마스크

예방관리	이유
• 분비물이나 배설물의 비산 또는 비말의 발생이 예측될 때, 수술용 마스크(surgical mask), 고글(goggle)이나 안면보호구(face shield)를 착용해야 한다. 예를 들면 분만이나 외과적 처치, 흡인이나 흉부의 물리치료와 같은 환자 케어 행위 등이 해당된다.	• 직원 및 환자를 교차 감염으로부터 지키기 위해
• 수술용 마스크나 고글은 1회용(disposable)을 사용하거나 적절하게 소독·멸균된 것이 아니면 재사용할 수 없다.	• 교차 오염 예방을 위해

5. 기침 에티켓

이 관리는 환자, 면회자뿐만 아니라 의사, 간호사, 그 외 직원, 방문업자 등 의료시설 내에 출입하는 모든 사람이 호흡기 증상(기침, 재채기)이 있는 경우에 준수해야 한다.[2)3)]

예방관리	이유
• 의료시설의 직원, 환자, 면회자를 교육한다.	• 기도 감염에 관한 이해를 깊게 하고, 시설 내에서 필요한 감염관리에 대한 협력을 널리 촉구하기 위해
• 환자·동반가족·면회자를 위한 교육포스터를 게시한다.	• 시설 내에서 필요한 감염관리에 대한 협력을 널리 촉구하기 위해
• 감염원 확산 방지관리(기침이 있을 때는 티슈페이퍼로 입과 코를 감싸고, 사용한 티슈페이퍼는 신속하게 감염성 폐기물로서 폐기하고, 기침을 하고 있는 사람에게는 수술용 마스크를 착용시키는 등)을 실시한다.	• 비말의 비산을 방지하고, 오염된 티슈를 매개로 한 확산을 방지하기 위해
• 기도분비물에 접촉한 후에는 손 위생을 실시한다.	• 손에 부착된 기도분비물에 포함된 미생물의 접촉 전파를 방지하기 위해
• 일반 대기실에서는 기도 감염이 있는 사람으로부터 거리(이상적으로는 약 1m 이상)를 둔다.	• 감염자와 감염되지 않은 사람과의 거리를 확보함으로써 비말의 흡입을 예방한다.

① 각 외래·종합 안내 데스크에 수술용 마스크를 구비하여, 환자가 신청을 할 경우에 무료로 제공한다.

② 1년 내내 기침 에티켓을 권장하는 포스터를 각 외래 및 검사실 등에 게시한다.

6. 예리한 물품의 처리(162쪽 '주사침 자상 및 점막 노출 예방 가이드라인'도 참조)

모든 예리한 물품은 사용 즉시 바늘 폐기 전용 용기에 처분해야 한다.[1)2)]

예방관리	이유
• 예리한 물품을 취급하는 장소에는 바늘 폐기 전용 용기를 설치해야 한다.	• 직원이 사용한 예리한 물품을 가지고 돌아다니는 일이 없도록 하기 위해
• 사용 중의 바늘 폐기 전용 용기는 바닥에 두어서는 안 된다.	• 예리한 물품을 바닥 위에 떨어트리거나 혹은 그것을 알아차리지 못하는 일이 없도록 하기 위해

예방관리	이유
• 주사기에서 벗긴 캡(recap)이나 바늘을 접거나 꺾어서는 안 된다.	• 예리한 물품에 의한 절창을 피하기 위해
• 용기는 **용량 상한(전용량의 2/3 정도)** 라인을 초과해서 사용해서는 안 된다.	• 예리한 물품에 의한 절창을 피하기 위해
• 용기를 처분하기 전에 뚜껑이 확실히 닫혀있고 잠겨있는지를 확인한다.	• 예리한 물품에 의한 절창을 피하기 위해
• 사용 중인 예리한 물품의 수용 용기는 일반 사람들이 출입할 수 없는 곳에 둔다.	• 내방객이나 환자가 접촉하지 않도록 하기 위해
• 바늘 폐기 전용 용기를 사용할 때는 자신·바늘 천자부·바늘 폐기 전용 용기 등 3가지를 연결하는 선이 삼각형이 되도록 배치한다.	• 예리한 물품을 보다 안전하게 폐기하기 위해

7. 주사침 자상 및 예리한 물품에 의한 창상(162쪽 '주사침 자상 및 점막 노출 예방 가이드라인' 도 참조)

주사침 자상 및 예리한 물품에 의한 창상이 발생하면 즉시 응급처치를 실시한다.[2]

7.1 응급처치

- 자상, 찰과상, 절상, 교상의 경우에는 **흐르는 물로 상처를 세정한다.**
- 혈액·체액이 눈에 들어갔을 경우에는 생리식염수(아이워시용 생리식염수)를 사용해서 충분히 헹군다.
- 방수성 소재로 상처를 피복한다.
- **각 부서의 책임자**에게 상처의 상태를 구두로 보고(부재 시에는 나중에)하고, 산재용 차트를 작성하여 신속하게 구급 프라이머리 케어 센터(Primary care center)에서 진찰을 받는다.
- B형 간염백신 이력을 확인한다.
- 'EPINet(Exposure Prevention Information Network)'*에 입력한다.

8. 흘린 혈액 및 그 외 고위험 체액에 관한 취급

〈바닥재가 염화비닐 등인 경우〉[2][3]

예방관리	이유
• 보호장비를 착용하고, 혈액·체액 등의 액체를 종이와이프(티슈류)로 닦는다(**혈액에 의한 오염이 광범위하게 비산할 우려가 있는 경우에는 고글을 착용한다**). ↓	• 작업자의 혈액 노출을 예방하기 위해 보호구를 착용. • 액체의 확산을 방지하기 위해
• 종이와이프를 감염성 폐기물에 버린다. ↓	• 교차 감염을 방지하기 위해
• 1% 하이포아염소산염으로 오염된 장소를 깨끗이 닦는다. • 종이와이프 1장으로 닦을 수 없는 양·범위인 경우 "스필키트"를 사용한다.	• 바닥에 남아있는 혈액성분을 제거하기 위해
• 혈액이 건조하고 있거나 또는 넓은 범위를 오염시킨 경우에는 보호구를 착용하고 1% 하이포아염소산염으로 처리한 후 일회용 천으로 닦아낸다.	• 잔존하고 있는 혈액매개 바이러스가 활성화되지 못하게 하기 위해
• 세밀하게 비산된 혈액은 보호장구를 착용하고 일회용 천을 사용하여 중성세제와 미지근한 물로 닦아내어 감염성 폐기물로서 처리한다.	• 잔존하는 혈액을 제거하기 위해

※ 하이포아염소산염은 요와 섞임으로써 가스를 발생시키는 경우가 있기 때문에 요 또는 혈액이 섞여있는 요는 중성세제와 물을 사용하여 제거한다.

〈바닥재가 리놀륨일 경우〉

예방관리	이유
• 보호장비를 착용하고, 혈액·체액은 액체를 종이와이프(티슈류)로 닦는다(혈액에 의한 오염이 광범위하게 비산할 우려가 있는 경우에는 고글을 착용한다). ↓	• 보호구의 착용은 작업자의 혈액 노출을 예방하기 위해
• 종이와이프를 감염성 폐기물에 버린다. ↓	• 교차 감염을 방지하기 위해
• 혈액으로 오염된 곳에 0.5% 과산화수소 함유 소독제를 누포하여 그 위에 페이퍼타올을 놓는다. 페이퍼타올 위에 또 다시 0.5% 과산화수소 함유 소독제를 누포한다(카펫의 경우는 적실 정도로 한다). ↓	• 혈액·바이러스를 불활성화시키기 위해
• 5분간 그 상태로 둔다. ↓	
• 5분 후 종이와이프를 제거하고 약물 액체를 닦아낸다.	• 잔존하는 모든 혈액매개 바이러스가 활성화되지 못하게 하기 위해

9. 환경정비 순서와 담당자 일람

〈병실〉

순서	담당자	
	직원	위탁업자
① 청소 개시를 알린다(감염병 환자의 병실은 마지막에 청소한다). "청소를 시작합니다", "청소 중에는 커튼을 열도록 하겠습니다"라고 안내한다.		○
② 장갑을 착용한다. ※ 장갑은 반드시 침대 1곳당 1개씩 교환한다.		○

③ 침대램프, 코드류의 청소·TV의 먼지제거
  ※ 감염 확대를 막기 위해 소독·멸균용 세정제에 담가둔 청소용 천으로 침대 1곳마다 깨끗하게
  닦는다.
		○

④ 선반·접이식 탁자를 깨끗이 닦는다. 물건이 놓여있는 경우 주의한다. 물건을 움직일 경우에는 "옮기겠습니다"라고 안내한다.	○*	○**
⑤ 침대의 난간, 침대용 리모컨, 조명용 버튼을 깨끗이 닦는다.		○
⑥ 침대 밑 조명 손잡이를 청소한다.		○
⑦ 보관함의 손잡이를 깨끗이 닦는다.		○
⑧ 쓰레기통의 뚜껑을 깨끗이 닦는다.		○
⑨ 바닥면의 먼지제거·깨끗이 닦기 ※ 소독·멸균용 세정제에 담근 청소용 천을 병실마다 교환한다.		○
⑩ 세면대		○
⑪ 수도꼭지		○
⑫ 환풍기 위		○
⑬ 전기 스위치 커버를 깨끗이 닦기		○
⑭ 문손잡이를 깨끗이 닦기		○
⑮ 개인실 내 샤워실 및 화장실 청소		○

⑯ 각 침대의 쓰레기 회수
  1. 각 침대의 쓰레기를 회수한다(비닐봉투째 회수한다).
  2. 쓰레기통 뚜껑 안쪽을 소독·멸균용 세정제에 담가둔 청소용 천으로 닦는다.
  3. 회수한 쓰레기를 버린다.
  4. 착용하고 있는 장갑을 벗는다.
  5. 알코올 손 소독제로 손 위생을 실시한다.
  6. 각 침대마다 쓰레기봉투를 착용한다.
		○

⑰ 커튼을 닫는다.		○
⑱ 청소 종료를 알린다. "청소가 끝났습니다" 등의 안내를 한다.		○

순서	담당자	
	직원	위탁업자
⑲ 퇴실 시에는 선반, 냉장고, 보관함 등을 알코올을 묻힌 천 또는 하이포아염소산나트륨으로 깨끗이 닦는다.		○

※ : 의료기기가 있을 때   ※※ : 의료기기가 없을 때

〈외래진료실〉

순서	담당자	
	직원	위탁업자
① 청소 개시를 알린다. 　"청소를 시작합니다" 등의 안내를 한다.		○
② 장갑을 착용한다.		○
③ 진료실·처치실의 침대 램프, 코드류, 접수 카운터, 창가 카운터, 창틀의 청소 　※ 감염 확대를 막기 위해 소독·멸균용 세정제에 담가둔 청소용 천으로 각 진료실마다 교체하여 　　깨끗하게 닦는다.		○
④ 진료실·처치실의 책상·의자를 깨끗이 닦고, 대기실의 의자를 깨끗이 닦는다.	(○)	○
⑤ 진료실·처치실의 침대난간, 침대용 리모컨, 조명용 버튼을 깨끗이 닦는다.		○
⑥ 침대 밑 조명의 손잡이를 청소한다.		○
⑦ 쓰레기통의 뚜껑을 깨끗이 닦는다.		○
⑧ 진료실·처치실·대기실의 바닥면의 먼지를 제거하고 깨끗이 닦는다. 　※ 소독·멸균용 세정제에 담가둔 청소용 천으로 각 장소마다 교체하여 깨끗하게 닦는다.		○
⑨ 세면대		○
⑩ 수도꼭지		○
⑪ 환풍기 위		○
⑫ 전기 스위치 커버를 깨끗이 닦는다.		○
⑬ 문손잡이를 깨끗이 닦는다.		○
⑭ 각 진찰실·처치실의 쓰레기 회수 　1. 각 진찰실·처치실의 쓰레기를 회수한다(비닐봉투째 회수한다). 　2. 쓰레기통 뚜껑 안쪽을 소독·멸균용 세정제에 담가둔 청소용 천으로 닦는다. 　3. 회수한 쓰레기를 버린다. 　4. 착용하고 있는 장갑을 벗는다. 　5. 알코올 손 소독제로 손 위생을 실시한다. 　6. 쓰레기봉투를 착용한다.		○
⑮ 청소 종료를 알린다. 　"청소가 끝났습니다" 등의 안내를 한다.		○

10. 의료기기의 소독(178쪽 '소독제 및 물품 관리 매뉴얼' 참조)[2][3]

예방관리	이유
• 환자에게 재사용하는 의료기기는 사용 후에 충분히 세정하고, 적절하게 소독한다. 세정과 소독 절차는 해당 의료기기의 제조 메이커의 절차를 따르도록 한다. • 일반적으로 리스크가 낮은 물품은 세제와 물로 세정하면 충분하다.	• 교차 감염을 예방하기 위해
• 만일 의료기기가 혈액·혈성체액으로 오염되어있다면, 먼저 1% 하이포아염소산염으로 처리한 후에 세제로 세정한다.	• 잔존하는 모든 혈액매개 바이러스를 활성화시키지 못하게 하기 위해

11. 감염성 폐기물[1][2][3]

예방관리	이유
• 모든 감염성 폐기물(예: 혈액·체액으로 오염된 폐기물)은 소각이 가능한 감염성 폐기물 수납 용기에 폐기한다. • 감염성 폐기물 수납 용기에는 확실히 닫을 수 있도록 용적의 2/3 이상으로 폐기물을 넣지 않는다. • 모든 감염성 폐기물 팩은 묶는 위치보다 위쪽을 잡고, 감염성 폐기물 컨테이너에 폐기한다.	• 각 지자체 위생 당국의 권고를 따른다.

12. 린넨[1][2][3]

예방관리	이유
• **경계미생물*** 혹은 혈액·체액에 오염된 린넨류는 비닐 봉투에 넣어서 미생물명을 봉투 표면에 명기한 후 세탁 처리한다.	• 세탁업자가 위험성을 확실히 인식하고, 린넨으로 인한 감염을 예방하기 위해
• 경계미생물로 오염되지 않았으나 이미 사용한 린넨류는 천 재질의 린넨 봉투에 넣어서 세탁 처리한다.	• 린넨의 오염 상태가 위험하지 않다는 것을 알리기 위해

* 경계미생물에 대해서는 363쪽 '경계해야 할 미생물 등의 리스트' 참조

13. 안전한 주사 기술[1)2)3)]

주사기술과 관련된 집단 감염을 방지하기 위해 모든 의료종사자는 권장하는 기술을 이해하고 준수할 필요가 있다. 또한 이를 위한 훈련 프로그램이 필요하다.

예방관리	이유
• 주사바늘, 주사기 등은 1회 사용을 원칙으로 하고, 다른 환자에게 재사용하지 않는다.	• 교차 감염을 예방하기 위해
• 상시 1회량의 바이알(vial)을 사용할 것을 권장하며, 1회량의 바이알과 앰플을 복수의 환자에게 투여하지 않는다.	• 교차 감염을 예방하기 위해
• 복수회량의 바이알(요냉장)을 사용하는 경우에는 바이알에 사용하는 바늘 등은 전부 멸균한 것이 아니면 안 된다.	• 교차 감염을 예방하기 위해

14. 특별한 요추천자 기술에서의 감염관리[1)2)]

척수처치(요추천자, 척수마취 및 경막 외 마취, 수막강 내 화학요법 등)에 따라오는 세균성 수막염을 방지하기 위해 이러한 척수처치 시에는 마스크를 착용해야 한다.

예방관리	이유
• 척수조영술, 요추천자, 척수마취 또는 경막 외 마취 등을 실시할 때에는 수술용 마스크를 착용한다.	• 구강인두 비말의 비산을 국한시켜 환자를 세균성 수막염으로부터 보호하기 위해

15. 직원의 건강과 위생

예방관리	이유
• 의료직원의 찰과상과 절상은 내수성 드레싱 재료(내수성 반창고 등)로 적절하게 피복해서 보호한다.	• 교차 감염을 예방하기 위해

예방관리	이유
• 만성의 피부병(습진, 피부염 포함)이나 라텍스 알레르기(Latex allergy)는 건강관리실에 보고한다.	• 직원이 적절한 처치와 어드바이스를 받을 수 있도록 하기 위해
• 청결한 유니폼을 착용하고, 이를 정기적으로 교환한다.	• 여러 날에 걸친 교차 감염을 예방하기 위해
• 자기 자신의 손 위생 레벨은 항상 최고를 유지하도록 노력한다.	• 교차 감염을 예방하기 위해
• 직원은 자신의 간염 감염 상태를 숙지하고 적극적으로 B형 간염백신을 접종한다.	• 직원과 환자를 간염으로부터 보호하기 위해
• 감염병이 의심되는 발열이나 설사 또는 구토 등이 있는 직원은 신속하게 응급 부문에서 의사의 진단을 받는다. 진단 시에는 시설 규정에 따라 근무를 자숙한다(349쪽 '컨디션 불량자의 외래 진찰 및 근무자숙에 대해'를 참조한다).	• 교차 감염을 예방하기 위해
• 홍역, 풍진, 수두, 유행성 이하선염의 이환력(항체 보유 상태) 등의 정보는 건강관리실에서 파악하고 있어야 한다. • 개별 직원은 '면역기록카드'(355쪽 참조)에서 자신의 항체가를 파악한다.	• 직원을 감염병으로부터 보호하기 위해

9장. 전파경로별 주의지침 가이드라인

1. 서론

전파경로별 주의지침은 의학 관련 감염예방을 위해 '표준주의'와 더불어 감염성이 강해 예방관리가 필요한 병원체, 즉 역학적으로 중요한 병원체가 감염·정착하고 있거나 의심되는 환자에게 적용된다. 전파경로별 주의지침은 감염원인 환자를 격리하는 것이 아니라 전파경로를 차단함으로써 유효한 감염관리를 실시하는 것이다. 의료시설 내에서 중요시되는 전파경로로서는 공기감염·비말감염·접촉감염이 있다.[1] 이러한 전파경로별 주의지침은 '표준주의'에 추가하는 예방대책이기도 하다.

2. 감염관리의 기본

'표준주의'란 문자 그대로 모든 환자에게 표준적으로 실시하는 질환비특이적 감염관리가다. 혈액이나 그 외 체액과의 접촉을 최소화하는 것을 목적으로 하며, **모든 감염자의 혈액·체액(땀을 제외), 점막, 손상된 피부를 감염 가능성이 있는 대상으로 보고서 대응**한다. 이는 곧 환자 및 의료종사자 쌍방에 대한 시설 내 감염 발생 리스크를 감소시키기 위한 감염관리가기도 하다(자세한 내용은 144쪽 "표준주의' 가이드라인'을 참조한다).

3. 전파경로별 주의지침의 개요

전파경로별 주의지침은 병원체의 성질과 분리된 부위에 따라 적절하게 선택해야 한다. 각 경로별 예방관리는 시설 내 통일된 컬러로 코드화하여 침대 네임보드와 병실 입구 보드에 필요한 기간에 한해 표시한다.

(1) 공기주의(컬러 코드: 그린)

대상 미생물로서는 결핵균, 수두 바이러스, 홍역 바이러스 등이 있다. 공기 매개 비말핵[미생물을 포함한 비말이 기화(氣化)한 후의 소입자(직경 5㎛ 이하의 크기)로 장시간 공중을 부유하고, 기류에 따라 실내와 원거리로 확산된다]에 의해 전파될 가능성이 있는 경우에 해당된다. 역학적으로 중요한 병원체에 감염된 환자 또는 의심이 있는 환자에게 적용한다.[1] 환자를 음압 설정된 병실이나 적절한 환기 또는 고성능 필터를 구비한 병실에 배치시키고, 환자와 접촉 시 및 입실 시에는 N95 마스크를 착용한다.

(2) 비말주의(컬러 코드: 블루)

비말[환자의 기침, 재채기, 대화 또는 기관 내 흡인·기관지경 등의 처치로 생기는 큰 비말입자(직경 5㎛ 이상의 크기)]에 의해 전파된 미생물에 감염된 환자 또는 의심되는 환자에게 적용한다.[1]

대상 미생물은 인플루엔자, 수막알균, 마이코플라즈마폐렴, 호흡기 바이러스 등이다. 비말이 발생할 우려가 있는 환자와 접촉 시, 약 1m의 거리를 유지할 수 없을 경우에는 수술용 마스크를 착용한다.

(3) 접촉주의(컬러 코드: 옐로)

직접 접촉(환자 케어 시 환자의 피부에 직접 접촉한다), 간접 접촉(환자 주위의 물건에 접촉한다)에 의해 전파될 수 있고, 역학적으로 중요한 병원체에 감염 또는 보균 환자, 그리고 의심되는 환자에게 적용한다.[1]

대상 미생물은 MRSA(메티실린 내성 황색 포도 구균), VRE(반코마이신 내성 장구균), 메탈로베타락터마아제 생성 그람음성균, ESBL생성균(기질 확장형 베타락터마아제 생성 간균, CRPA(다제내성 녹농균), 감염성 위장관염, 개선(옴) 등이다. 오염 표면과의 접촉과 환자 케어의 과정에서 얻게 된 오염을 확대시키지 않도록 엄중하게 주의한다. 오염 확산을 예방하기 위해 장갑과 비닐에이프런을 착용하고, 손 씻기를 더욱 철저하게 할 필요가 있다.

4. 표준주의[1][2]

손 위생	장갑 착용의 유무에 관계없이 혈액·체액 등의 분비물 또는 오염물에 접촉했을 때에는 손 씻기를 실시한다. 병원체의 전파를 막기 위해 환자와 접촉하기 직전과 장갑을 벗은 직후에 손 씻기를 실행하고, 다른 부위로의 2차 감염을 막기 위해 동일 환자에 대해서도 '손 위생을 실시하는 5가지 상황'(138쪽)에 따라 손 씻기를 실시한다.
보호구	병원체와의 접촉과 전파를 방지하는 수단으로서 보호구(장갑, 비닐에이프런, 수술용 마스크, 안면보호마스크)가 있다. 장갑 : 혈액·체액 등의 분비물 또는 오염물에 접촉할 때에는 착용한다. 점막, 손상이 있는 피부에 접촉하기 직전에 착용하고, 병원체가 고농도로 존재하는 부위에 접촉한 경우에는 동일한 환자라 하더라도 처치를 할 때마다 새로운 것으로 교환한다. 비닐에이프런 : 혈액·체액 등의 분비물이 비산하고, 비말이 발생할 우려가 있는 처치와 케어를 실시할 경우, 피부와 착용한 옷을 보호하기 위해서 비닐에이프런을 착용한다. 혈액·체액이 착용한 옷에 침투하는 것을 막기 위해 발수성 혹은 방수성이어야 한다. 폐기 시에는 오염된 표면에 접촉하지 않도록 주의한다. 수술용 마스크 및 고글(또는 안면보호마스크) : 혈액·체액 등의 분비물이 비산하고, 비말이 발생할 우려가 있는 처치와 케어를 실시할 경우, 눈, 코, 입의 점막을 보호하기 위해 수술용 마스크와 고글(또는 안면보호마스크)을 착용한다. 폐기 시에는 오염된 표면에 접촉하지 않도록 주의한다.
예리한 물건	혈액을 취급할 때에는 장갑을 착용한다. 사용한 바늘을 재사용하지 않는다. 바늘 폐기 전용 용기를 반드시 휴대한다. 162쪽 '주사침 자상 및 점막 노출 예방 가이드라인'을 참조한다.
침구·린넨·침의	혈액·체액 등의 분비물로 오염된 경우에는 장갑 및 비닐에이프런을 착용하고서 취급하고, 비닐봉투에 넣은 후 즉시 밀봉한다. 혈액·체액 등의 분비물에 의한 오염임을 비닐봉투에 명기하고 세탁 처리한다. 매트 및 커튼이 혈액·체액 등의 분비물에 오염된 경우에는 교환한다.
식기	특별한 취급은 하지 않는다.
일반쓰레기	특별한 취급은 하지 않는다.
배설물(혈액 및 체액 부착물을 포함)	혈액·체액·점막 및 손상된 피부 또는 이들 부착물을 취급할 경우에는 적절한 보호구를 착용한다. 폐기 시에는 비닐봉투에 넣은 후 즉시 밀봉하고, 신속하게 감염성 폐기물로서 폐기한다.
변기·소변기	체액에 의한 오염으로부터 보호하기 위해, 장갑, 비닐에이프런, 필요에 따라 수술용 마스크(필요 시 고글 또는 안면보호마스크)를 착용하고 처리한다.
진료기구·간호 용품	혈액·체액(땀을 제외), 점막, 손상된 피부와의 접촉이 있었던 기구는 감염성이 있다고 판단하여 취급하고, 진료기구·간호 용품의 감염 리스크를 고려하여 적절한 처리를 실시한다(178쪽 '소독제 및 물품 관리 매뉴얼'을 참조한다).
병실 청소	환경 소독은 필요하지 않다. 혈액·체액에 의한 오염이 있는 경우에는 적절하게 처리한다. 환경정비 시 걸레를 공유할 경우에는 적절하게 관리한다.

환자·면회자를 위한 대응	일상적인 도움, 기침 에티켓에 대해 협력을 구한다. 면회자 : 병실 입실 시에 손 위생에 대한 협력을 얻는다. 감염 징후가 있을 경우에는 면회를 제한할 수도 있음을 설명하고 협조를 구한다.

5. 공기주의(컬러 코드: 그린)[1][2]

격리	음압으로 설정된 개인실에서 관리한다. 입구는 상시 닫아둔다.
손 위생과 보호구	'표준주의'에 따라 '손 위생을 실시하는 5가지 상황'(138쪽)에 맞게 손 위생을 실시한다. N95 마스크를 착용한다. 다만, 수두·풍진의 경우에는 이환력이 있거나 또는 백신 접종으로 항체가 있음을 '면역기록 카드'에서 확인할 수 있을 때에는 불필요하다(상세한 내용은 355쪽을 참조한다).
신체의 청결	병상이 안정되어있으면 입욕이 가능하다. 다만 개인실 내에 욕실이 없는 경우에는 다른 사람에게 노출시킬 우려를 피하기 위해 입욕 순서를 가장 마지막으로 한다.
침구·린넨·침의	'표준주의'를 따른다. 자택에서 세탁할 경우에는 일반적인 세탁 방법을 따른다. 매트 및 커튼이 혈액·체액 등의 분비물로 오염된 경우에 교환한다.
식기	특별한 취급은 하지 않는다.
일반쓰레기	특별한 취급은 하지 않는다.
배설물(혈액 및 체액 부착물을 포함)	개인실 내의 화장실을 사용한다. 흡인한 가래(담), 분비물이 부착된 티슈 등은 비닐봉투에 넣고 즉시 밀봉하여 감염성 폐기물 로서 처리한다.
변기·소변기	'표준주의'를 따른다.
진료기구·간호 용품	'표준주의'를 따른다.
병실 청소	입원 중 : 환경정비는 일반적인 방법으로 가능하다(N95 마스크를 착용한다). 퇴원 후 : 외부로 통하는 창을 개방하고 입구를 닫은 상태에서 2시간 동안 환기를 실시한 후, 통상적인 퇴원 시 청소대로 실시한다.
환자·면회자를 위한 대응	환자 : 결핵 및 바이러스 감염 중에는 원칙적으로 개인실을 벗어난 이동은 금지한다. 부득이 한 검사 등의 경우에는 환자에게 수술용 마스크를 착용하게 한다. 가족 : 결핵 및 바이러스 감염 중의 면회는 노출 리스크를 충분히 설명한 후에 최소한으로 한 다. 면회 시에는 N95 마스크를 착용할 필요가 있기 때문에 착용 방법을 반드시 지도 한다.
검사	원칙적으로 병동을 나와서 검사하는 것은 불가하다. 병동을 나와서 해야 하는 검사가 필요한 경우에는 검사실에 그 내용을 사전에 전달한 후, 다 른 환자나 직원을 노출로부터 보호하도록 아래와 같은 관리 대책을 강구한다.

	【관리 사례】
	• 검사 순서는 다른 환자가 없는 마지막에 한다. 부득이 마지막에 할 수 없을 경우에는 다른 환자와의 접촉을 피하도록 한다.
	• 환자는 수술용 마스크를 착용한다.
	• 검사를 실시하거나 케어 등으로 환자와 접촉하는 의료종사자는 N95 마스크를 착용한다.
	• 검사 종료 후에는 검사실 내를 필요한 시간만큼 환기시킨 다음에 사용한다. 다만 감염환자 본인이 수술용 마스크를 계속 착용하고 있으면 환기는 불필요하다(비말이 발생할이 없기 때문에).
	• 환경 청소, 사용 후의 기자재는 '표준주의'에 따라 취급한다.
	※ 불명확한 점이 있는 경우에는 감염관리실과 상담한다.
신고	【결핵】
	• 감염관리실을 통해 보건소로 "결핵 발생 신고서"를 즉시 제출한다.
	• 시설 내의 "감염병 보고서"를 제출한다.
	【홍역】
	• 감염관리실을 통해 보건소로 "홍역 발생 신고서"를 <u>24시간 이내</u>에 제출한다.
	• 시설 내의 "감염병 보고서"를 제출한다.
	【수두】
	• 시설 내의 "감염병 보고서"를 제출한다.

6. 비말주의(컬러 코드: 블루)[1)2)]

격리	개인실에서 관리한다. 개인실에서의 관리가 어려울 경우에는 동일 미생물이 검출된 환자와 같은 병실로 옮긴다.
손 위생과 보호구	'표준주의'에 따라 처치마다 손 위생을 실시한다. 환자와의 거리 1m 이내에서 작업할 때에는 수술용 마스크를 착용한다. 흡인 및 세정 등의 처치로 가래(담) 등의 비산이 두드러진 경우에는 '표준주의'에 준하여 장갑, 비닐에이프런, 고글(또는 안면보호마스크)을 착용한다.
신체의 청결	입욕이 가능하다. 다만 다른 사람에 대한 노출 우려를 피하기 위해 입욕 순서를 가장 마지막으로 한다.
침구·린넨·침의	'표준주의'를 따른다. 자택에서 세탁할 경우에는 일반적인 세탁 방법을 따른다. 환자 퇴원 시에는 매트 및 커튼을 교환한다.
식기	특별한 취급은 하지 않는다.
일반쓰레기	특별한 취급은 하지 않는다.
배설물(혈액 및 체액 부착물을 포함)	흡인한 담, 분비물이 부착된 티슈 등은 비닐봉투에 넣고 즉시 밀봉하여 감염성 폐기물로서 처리한다.
변기·소변기	'표준주의'를 따른다.

진료기구·간호 용품	'표준주의'를 따른다.
병실 청소	입원 중: 환경정비는 일반적인 방법으로 가능하다. 고농도의 비말 오염이 예상되는 장소에 대해서는 알코올이 함침된 천으로 깨끗하게 닦아서 소독을 실시한다. 퇴원 후: 통상적인 퇴원 시의 청소대로 실시한다.
환자·면회자를 위한 대응	환자: 원칙적으로 개인실에서 나오는 것을 금지한다. 검사 등의 이유로 실외로 나와야 할 경우에는 환자에게 수술용 마스크를 착용하게 한다. 가족: 결핵 및 바이러스 감염 중의 면회는 노출 리스크를 충분히 설명한 후에 최소한으로 한다. 입실 시에는 수술용 마스크를 착용한다. 마스크의 착용 방법을 지도한다.
검사	원칙적으로 병동을 나와서 검사하는 것은 불가하다. 병동을 나와야 하는 검사가 필요한 경우에는 검사실에 그 내용을 사전에 전달한 후, 다른 환자나 직원을 노출로부터 보호하도록 다음의 관리를 강구한다. 【관리 사례】 • 검사 순서는 다른 환자가 없는 마지막에 한다. 어쩔 수 없이 마지막에 할 수 없을 경우에는 다른 환자와의 접촉이 없도록 한다. • 환자는 수술용 마스크를 착용한다. • 검사를 실시하거나 조력 등을 위해 환자와의 거리 1m 이내에서 대응하는 의료종사자는 수술용 마스크, 필요에 따라 고글(또는 안면보호마스크)를 착용한다. • 환경 청소, 사용 후의 기구는 '표준주의'에 따라 취급한다. ※ 불명확한 점이 있는 경우에는 감염관리실과 상담한다.
신고	• 시설 내의 감염병 보고서를 제출한다. • 감염병법에 근거하여 신고 의무가 있는 감염병에 대해서는 감염관리실을 통해 보건소에 신고서를 제출한다(356쪽 '보건소에서의 감염병 발생 신고 분류'를 참조한다).

7. 접촉주의(컬러 코드: 옐로)[1)2)]

격리	원칙적으로 개인실에서 관리한다.
손 위생과 보호구	'표준주의'에 따라 처치마다 손 위생을 실시한다. 환자와 환자의 주위 환경에 접촉한 경우에는 장갑 및 비닐에이프런을 착용한다. 흡인, 세정 등의 처치로 담 등의 비산이 두드러진 경우에는 '표준주의'에 준하여 수술용 마스크 또는 안면보호마스크를 착용한다.
신체의 청결	병상이 안정되어있으면 입욕이 가능하다. 다만 다른 사람에게 노출할 우려를 피하기 위해 입욕 순서를 가장 마지막으로 한다.
침구·린넨·침의	'표준주의'를 따른다. 자택에서 세탁할 경우에는 일반적인 세탁 방법을 따른다. 환자 퇴원 시에는 매트 및 커튼을 교환한다.
식기	특별한 취급은 하지 않는다.

일반쓰레기	특별한 취급은 하지 않는다.
배설물(혈액 및 체액 부착물을 포함)	'표준주의'를 따른다.
변기·소변기	환자가 접촉한 변기 및 세면대 등은 알코올을 묻힌 천(노로 바이러스의 경우에는 0.1% 하이포 아염소산나트륨)으로 깨끗하게 소독을 실시한다. 그리고 요 및 변으로부터 미생물이 검출되었거나 혹은 의심이 있을 때는 발병환자전용 화장실을 사용한다.
진료기구 및 간호 용품	원칙적으로 혈압계, 청진기, 체온계는 환자전용으로 한다. 공용으로 사용하는 경우에는 '표준주의'를 따른다. 사용 후의 침투지(basin) 및 피쳐는 세정기에서 세정 소독한다.
병실 청소	입원 중 : 환경정비는 일반적인 방법으로 가능하다. 　　　고농도의 접촉오염이 예상되는 장소(침대난간, 문손잡이 등)에 대해서는 알코올이 함침된 천으로 깨끗하게 닦아서 소독을 실시한다. 퇴원 후 : 통상적인 퇴원 시의 청소대로 실시한다. 　　　고농도의 접촉오염이 예상되는 장소에 대해서는 알코올이 함침된 천(노로 바이러스의 경우에는 0.1% 하이포아염소산나트륨)으로 깨끗하게 닦아서 소독을 실시한다.
환자·면회자를 위한 대응	환자 : 원칙적으로 개인실에서 나오는 것은 금지한다. 　　　검사 등의 이유로 실외로 나와야 할 경우에는 환자를 피복(상처 부위는 드레이프로 폐쇄, 기침·콧물이 있는 경우에는 수술용 마스크를 착용한다). 가족 : 결핵 및 바이러스 감염 중의 면회는 노출 리스크를 충분히 설명한 후에 최소한으로 한다. 장갑·비닐에이프런 등의 착용 방법을 반드시 지도한다.
검사	원칙적으로 병동을 벗어나서 검사하는 것은 불가하다. 병동을 나와야 하는 검사가 필요한 경우에는 검사실에 그 내용을 사전에 전달한 후, 다른 환자나 직원을 노출로부터 보호하도록 다음의 관리를 강구한다. 【관리 사례】 • 검사 순서는 다른 환자가 없는 마지막에 한다. 어쩔 수 없이 마지막에 할 수 없을 경우에는 다른 환자와의 접촉이 없도록 한다. • 환자는 필요에 따라 환부를 피복한다(상처 부위는 드레이프로 폐쇄, 기침·콧물이 있는 경우에는 수술용 마스크를 착용한다). • 검사를 실시하거나 케어 등을 위해 환자나 환자 주위의 환경에서 대응하는 의료종사자는 장갑, 비닐에이프런을 착용한다. • 장갑을 착용하기 전이나 후에는 손 및 손가락 위생에 반드시 신경을 써야 한다. • 환경 청소, 사용 후의 기구는 '표준주의'에 따라 취급한다. • 고농도로 접촉 감염이 예상되는 장소에 대해서는 알코올 함침된 천으로 깨끗하게 닦아서 소독을 실시하는 경우가 있다. • 불명확한 점이 있는 경우에는 감염관리실과 상담한다.
신고	• 시설 내의 "감염병 보고서"를 제출한다. • '감염병법'에 근거하여 신고 의무가 있는 감염병에 대해서는 감염관리실을 통해 보건소에 신고서를 제출한다(356쪽 '보건소에서의 감염병 발생 신고 분류'를 참조한다).

10장. 주사침 자상 및 점막 노출 예방 가이드라인

1. 서론

이번 장에서는 주사침 자상 및 점막 노출 사고를 미연에 방지하기 위해 개인 장비, 바늘 등의 처리, 그리고 주사침 자상 및 점막 노출 사고를 일으켰을 경우의 대처에 대해 살펴본다. 이 매뉴얼의 목적은 주사침 자상 및 점막 노출 사고를 방지함으로써 의료종사자의 안전을 높이고, 산재를 감소시켜서 의료비용을 경감시키는 데 있다.

의료시설에서 종사하고 있는 모든 직원은 일정 확률로 환자의 혈액 및 체액에 의한 감염병 리스크를 가지고 있다. 특히 B형 혹은 C형 간염 바이러스와 HCV, HIV에는 주의가 필요하다. B형 간염백신은 높은 예방효과가 증명되어있지만, HCV와 HIV에 대한 백신은 개발되지 않았다.

대부분의 주사침 자상 사고는 채혈 중 혹은 리캡(recap)을 통해 발생하고 있다. 따라서 안전한 바늘류 취급 방법을 숙지함으로써 이러한 혈액매개 바이러스에 의한 직원감염병 리스크를 감소시킬 수 있다.

혈액과 체액에 대한 접촉을 예방하는 가장 효과적인 방법은 위험인자를 철저하게 해석하고, 적절한 보호구를 착용하는 것이다. 혈액이나 체액에 접촉할 가능성이 아주 적더라도 리스크가 있는 경우에는 보호구의 착용이 필요하다. 개인보호구(PPE)란 비닐에이프런, 장갑, 고글, 안면보호마스크(144쪽 "표준주의' 가이드라인'을 참조)의 총칭이다. PPE는 실시하는 기술에 따라 리스크나 가이드라인을 바탕으로 직원 각자가 자발적으로 실시해야 한다. 만일 주사침 자상 사고가 발생하더라도 장갑을 착용하고 있으면 관통하고 있는 바늘에 부착된 혈액이 장갑에 닦이는 작용을 하여, 의료종사자가 노출되는 혈액의 양을 매우 줄일 수 있다.

2. 예리한 물품이란

예리한 물품이란 넓은 의미에서는 피부를 관통할 수 있는 것을 말하며, 아래의 물건들을 포함한다.

- 바늘류
- 외과용 메스
- 의료용 가위, 커터 등
- 혈관 내 카테터
- 골편(뼛조각)
- 치아
- 파손된 유리

3. 가장 일반적인 '예리한 물품에 의한 상처'의 원인

- 바늘류의 리캡
- 바늘 폐기 전용 용기 이외로의 폐기
- 뾰족한 끝이 노출된 상태로 운반
- 바늘 폐기 전용 용기의 과잉 폐기(넘치는 대로 계속 사용하는 것)
- 안전장치를 작동하지 않고 사용

4. 경피적 혈액·체액 노출에 의한 감염병 증상 발현 리스크

혈액매개 바이러스의 주사침 자상 사고 후의 감염 리스크는 다음과 같다.

- HBV는 감염률이 높지만 백신으로 예방할 수 있다.
- HIV는 백신으로 예방할 수 없지만 감염율은 낮다.

- HCV는 예방법이 없지만 감염률도 중증도이기 때문에 주의가 필요하다.

HBV	6~40%
HCV	1.8%(0~7%)
HIV	0.3%

(Lee JK, Murphy RL : OCCUPATIONAL
BLOOD EXPOSURE, APIC, 2000)

5. 예리한 물품의 안전한 취급 방법

예리한 물품에 의해 상처 입는 사고를 예방하기 위해서 다음의 절차를 반드시 준수해야 한다.

- 감염관리위원회에서 정식으로 인정된 바늘 폐기 전용 용기 등을 모든 부서에서 사용할 것.
- 바늘 폐기 전용 용기의 회수는 적절하게 실시할 것.
- 바늘 폐기 전용 용기는 적절한 사이즈를 선택하고, 예리한 물품을 사용하는 장소에서 휴대하여 사용할 것.
- 바늘류는 리캡해서는 안 된다. 가급적 주사기(syringe)로부터 탈착하지 않은 채로 폐기할 것.
- 예리한 물품을 폐기하기 전에 구부리거나 꺾지 말 것.
- 예리한 물품 사용 후에는 즉시 바늘 폐기 전용 용기에 폐기할 것.
- 뾰족한 끝을 노출한 상태로 운반하지 말 것.
- 바늘 폐기 전용 용기는 운반 중이거나 사용하지 않을 때에는 뚜껑을 닫을 수 있는 것을 사용할 것.
- 바늘 폐기 전용 용기는 용적의 2/3(교환 라인)를 초과하여 사용해서는 안 됨.
- 바늘 폐기 전용 용기는 시선의 높이보다 위에 두어서는 안 됨(만일 넘치는 바늘이 있어도 알아볼 수 없기 때문에).
- 사용 중인 바늘 폐기 전용 용기는 평평한 곳에 설치하거나, 적절한 금속 기구로 벽이나 카트에 부착한 채로 사용할 것.
- 바늘 폐기 전용 용기를 보관할 때는 직접 바닥 위에 두지 말 것(발로 차거나 넘어뜨리거나 하지

않기 위해).

- 예리한 물품이 바늘 폐기 전용 용기에서 넘치는 상태로 두지 말 것(단, 직접 손으로 눌러서는 안 됨).
- 적절한 타이밍에 안전장치를 작동시킬 것.
- 예리한 물품을 취급할 때는 장갑을 착용할 것.

예리한 물품을 사용한 후에는 각자의 책임하에 안전하고 확실하게 폐기할 것.

6. 주사침 자상 및 점막 노출 후의 대응

혈액에 노출된 경우에는 장래 간염이나 후천성 면역 결핍 증후군으로 발병할 가능성이 있다. 그런 경우에는 산재로 인정되면 지체 없이 급부금이 지급된다. 하지만 종종 노출원인 환자로부터의 감염 여부를 증명하기 어렵고, 인정받는 데까지 시간이 걸릴 뿐만 아니라 최악의 경우에는 인정받지 못할 가능성도 있다. 가장 확실한 근거는 노출원인 환자로부터 분리된 병원체와 감염된 직원으로부터 분리된 병원체가 동일함을 증명하는 것이다. 따라서 노출원인 환자로부터 혈청을 채취하여 2년 동안 보존한다. 또한 혈액에 노출된 순간에 감염되지 않았음을 증명하기 위해서도 노출된 직원 자신의 혈청도 보존한다.

발생으로부터 진찰을 받을 때까지의 절차(166쪽 도표1), 상처를 입은 사람에 대한 진료절차(167쪽 도표2), 간염바이러스 노출 후의 방침 결정(168쪽 도표3), 상처를 입은 후 혈청 보존의 절차(169쪽 도표4)를 살펴본다.

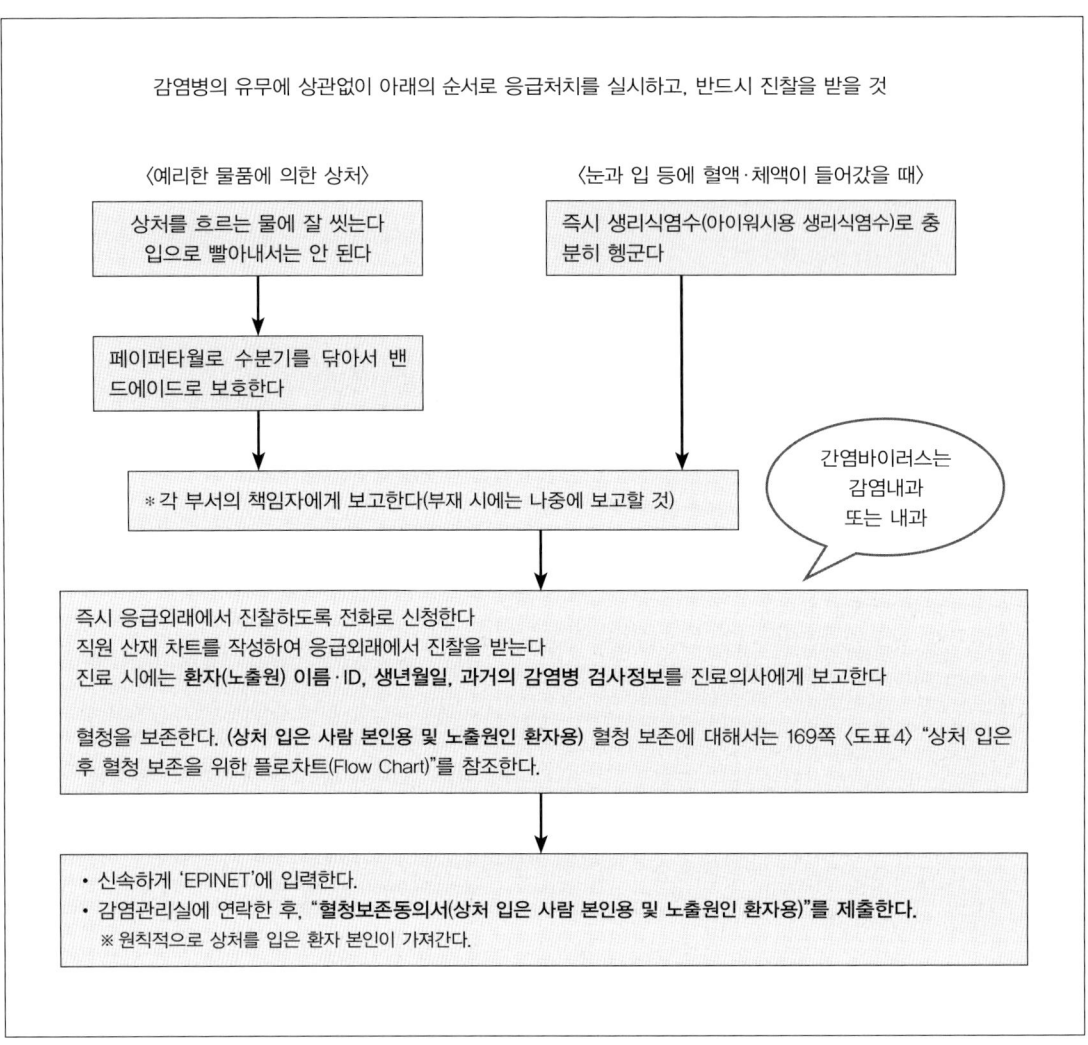

감염병의 유무에 상관없이 아래의 순서로 응급처치를 실시하고, 반드시 진찰을 받을 것

〈예리한 물품에 의한 상처〉

상처를 흐르는 물에 잘 씻는다
입으로 빨아내서는 안 된다

↓

페이퍼타월로 수분기를 닦아서 밴드에이드로 보호한다

↓

〈눈과 입 등에 혈액·체액이 들어갔을 때〉

즉시 생리식염수(아이워시용 생리식염수)로 충분히 헹군다

↓

※각 부서의 책임자에게 보고한다(부재 시에는 나중에 보고할 것)

↓

간염바이러스는 감염내과 또는 내과

즉시 응급외래에서 진찰하도록 전화로 신청한다
직원 산재 차트를 작성하여 응급외래에서 진찰을 받는다
진료 시에는 환자(노출원) 이름·ID, 생년월일, 과거의 감염병 검사정보를 진료의사에게 보고한다

혈청을 보존한다. (상처 입은 사람 본인용 및 노출원인 환자용) 혈청 보존에 대해서는 169쪽 〈도표4〉 "상처 입은 후 혈청 보존을 위한 플로차트(Flow Chart)"를 참조한다.

↓

- 신속하게 'EPINET'에 입력한다.
- 감염관리실에 연락한 후, "혈청보존동의서(상처 입은 사람 본인용 및 노출원인 환자용)"를 제출한다.
  ※ 원칙적으로 상처를 입은 환자 본인이 가져간다.

도표1 "예리한 물품에 의한 상처" 및 "눈이나 코 등에 혈액·체액이 들어갔을 때"의 구급요법 〈진료까지의 절차〉

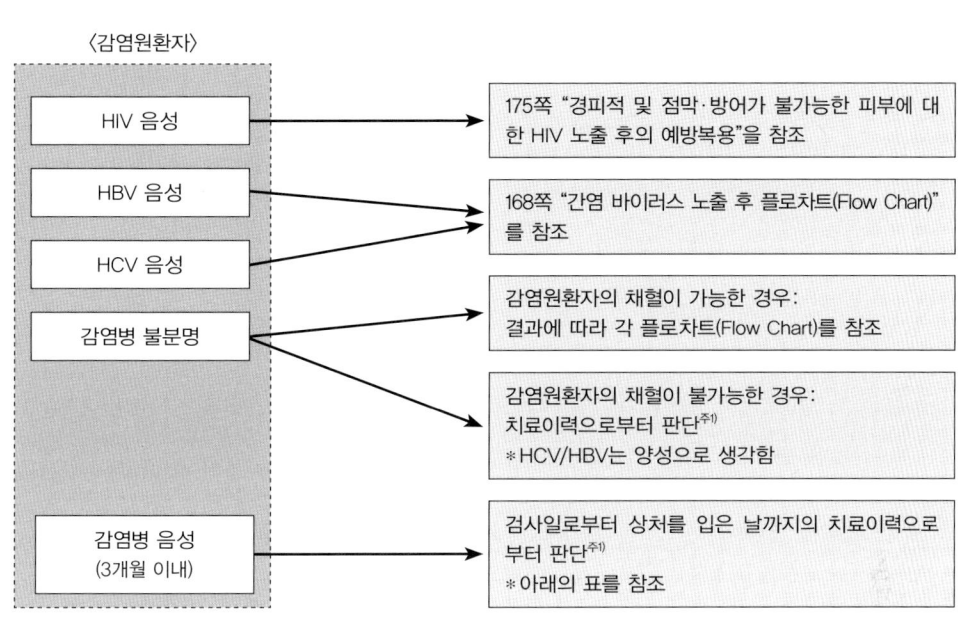

〈감염원환자〉

- HIV 음성 → 175쪽 "경피적 및 점막·방어가 불가능한 피부에 대한 HIV 노출 후의 예방복용"을 참조
- HBV 음성
- HCV 음성 → 168쪽 "간염 바이러스 노출 후 플로차트(Flow Chart)"를 참조
- 감염병 불분명 →
  - 감염원환자의 채혈이 가능한 경우: 결과에 따라 각 플로차트(Flow Chart)를 참조
  - 감염원환자의 채혈이 불가능한 경우: 치료이력으로부터 판단[주1] *HCV/HBV는 양성으로 생각함
- 감염병 음성 (3개월 이내) → 검사일로부터 상처를 입은 날까지의 치료이력으로부터 판단[주1] *아래의 표를 참조

주1) 수술력·수혈력과 침습도가 높은 검사이력을 파악. 혈액을 매개로 하는 감염병에 감염되었는지 여부의 위험도를 사정.
수혈이력이 있는 경우에는 HCV/HBV는 양성으로 생각해서 위 플로차트(Flow Chart)에 따라 대응할 것.

감염병	잠복기간
HBV	45~180일간 평균 60~90일간
HCV	14일간~6개월 평균 6~9주일간

특기사항
- 감염원환자의 담당의와 협의하여, 해당 환자의 동의를 얻은 후에 노출원환자의 혈청 보존을 실시한다. 담당의는 해당 환자에게 설명한다.
- 상처를 입은 환자로부터 "오염사고 시의 바이러스 검사에 관한 승낙서"를 기재받고, 차트 내에 보관한다.
- 노출원이 HBV/HCV/HIV 음성인 경우는 **검진 수첩**을 배부한다.
- 상처가 생긴 후의 채혈 검체 제출 및 혈청 보존에 대해
  - 채혈을 실시한 경우에는 주사침 자상 사고 및 점막 노출 후의 검체를 제출하는 것을 **혈액검사실**에 보고한다.
  - 모든 증례에 대해 의사가 설명한 후에 상처가 있는 환자의 동의를 얻어 혈청 보존을 실시한다. 혈청 보존을 실시할 때의 동의서는 1부는 **감염관리실**에 제출하고, 1부는 산재차트 내에 보관한다. 마지막 1부는 해당 **환자용**으로 한다. 171쪽을 참조한다.

도표2 환자를 진료하는 의사를 위한 진료 매뉴얼

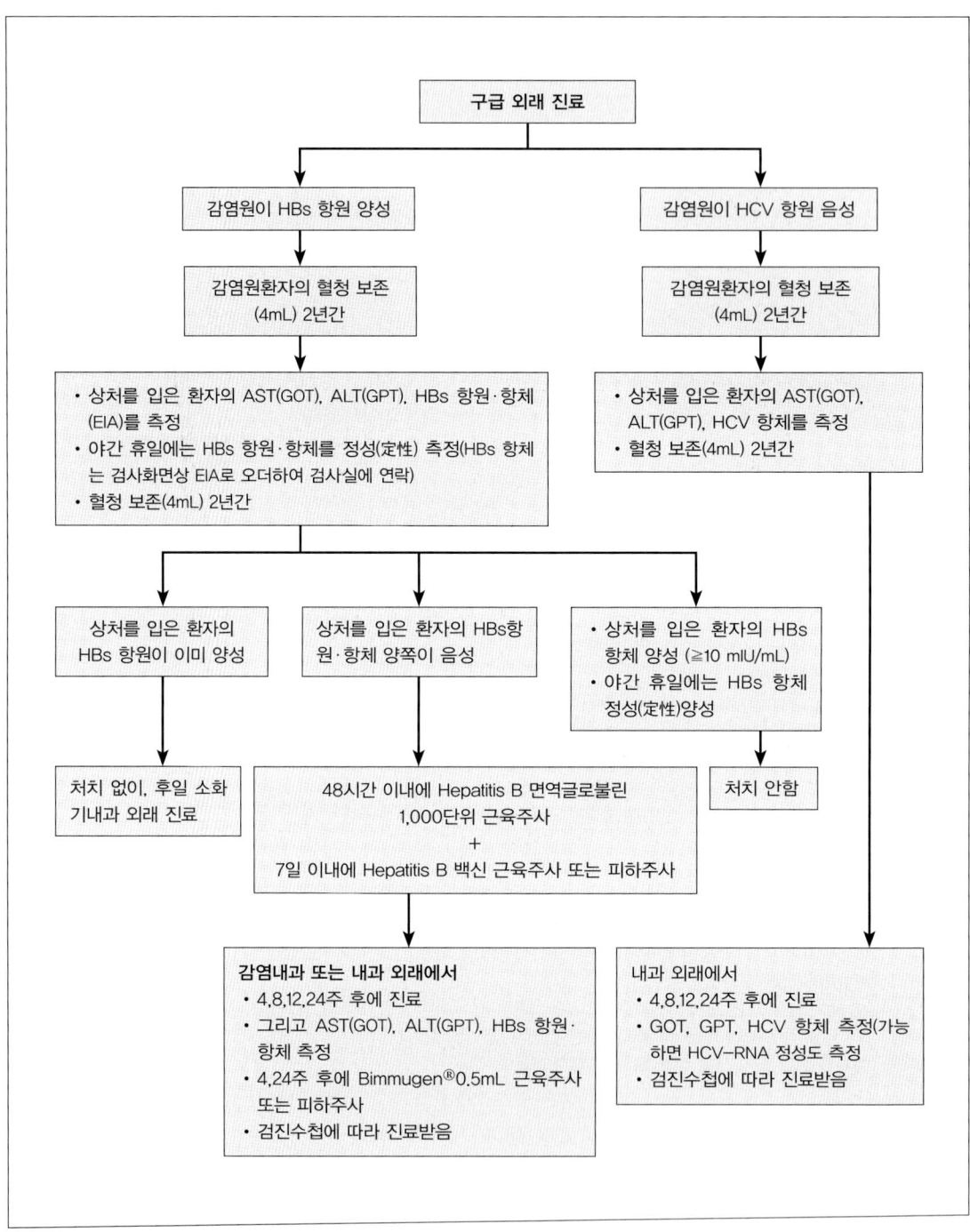

도표3   간염 바이러스 노출 후 플로차트(Flow Chart)(진료 후 계획)

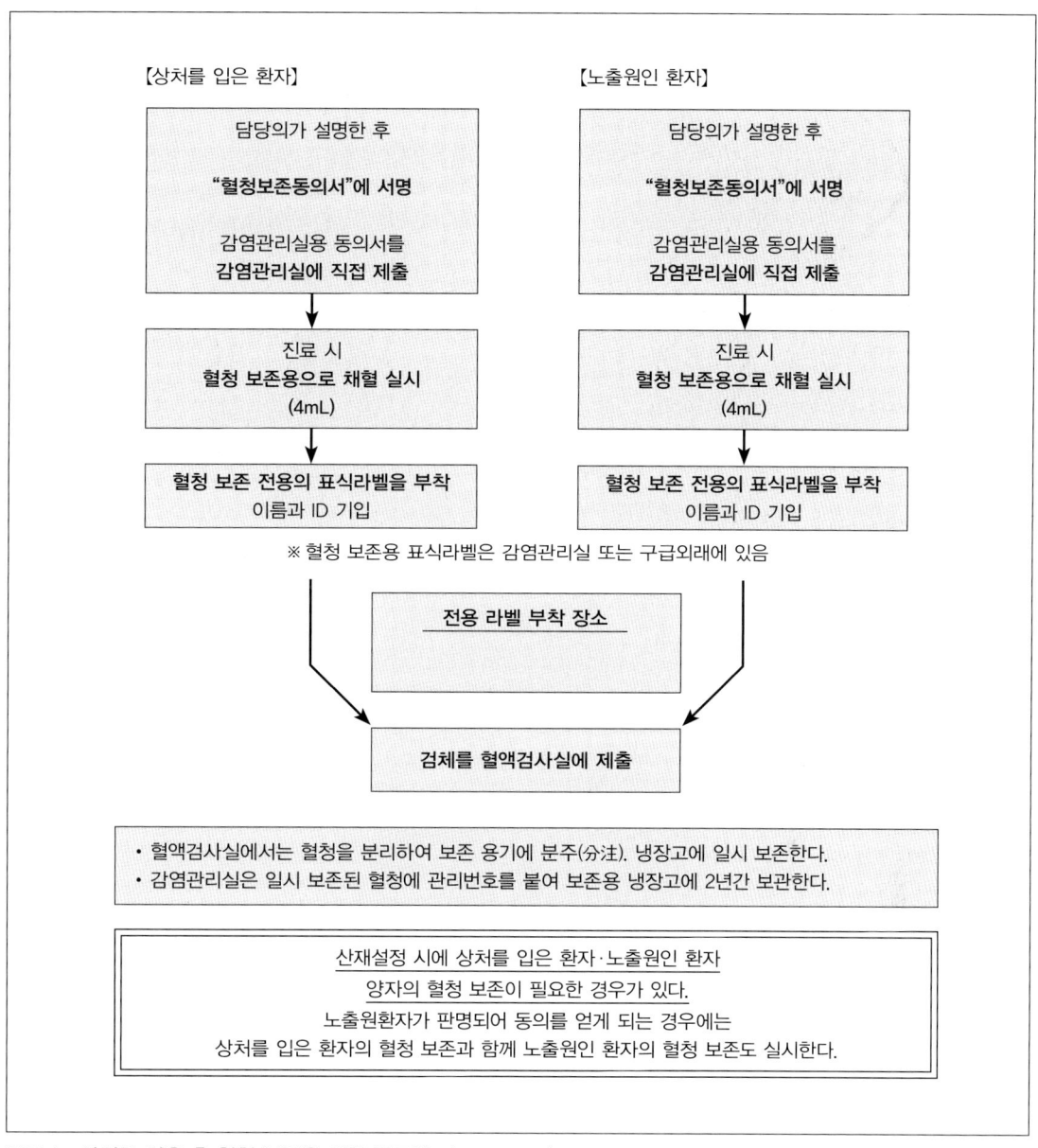

【상처를 입은 환자】

담당의가 설명한 후

"혈청보존동의서"에 서명

감염관리실용 동의서를
감염관리실에 직접 제출

↓

진료 시
혈청 보존용으로 채혈 실시
(4mL)

↓

혈청 보존 전용의 표식라벨을 부착
이름과 ID 기입

【노출원인 환자】

담당의가 설명한 후

"혈청보존동의서"에 서명

감염관리실용 동의서를
감염관리실에 직접 제출

↓

진료 시
혈청 보존용으로 채혈 실시
(4mL)

↓

혈청 보존 전용의 표식라벨을 부착
이름과 ID 기입

※ 혈청 보존용 표식라벨은 감염관리실 또는 구급외래에 있음

전용 라벨 부착 장소

검체를 혈액검사실에 제출

- 혈액검사실에서는 혈청을 분리하여 보존 용기에 분주(分注). 냉장고에 일시 보존한다.
- 감염관리실은 일시 보존된 혈청에 관리번호를 붙여 보존용 냉장고에 2년간 보관한다.

산재설정 시에 상처를 입은 환자·노출원인 환자
양자의 혈청 보존이 필요한 경우가 있다.
노출원환자가 판명되어 동의를 얻게 되는 경우에는
상처를 입은 환자의 혈청 보존과 함께 노출원인 환자의 혈청 보존도 실시한다.

도표 4 상처를 입은 후 혈청 보존을 위한 플로차트(Flow Chart)

원칙적으로는 상처를 입은 환자 및 노출원인 환자의 동의를 얻은 후에 혈청 보존을 실시한다. "혈청보존동의서"는 의료정보 단말기로부터 출력하여 서명한다.

환자용

환자 여러분께

혈액이 부착된 예리한 물품에 의한 직원의 상처 및 점막 노출에 의한 바이러스 검사에 관한 설명·동의서

설명하시는 선생님들께
※ ☐에 체크하면서 설명을 해주십시오.
※ 사본을 감염관리실에 제출해주십시오.

이번에 환자의 혈액이 부착된 의료기구로부터 직원이 상처를 입는 사례가 있었습니다. 만일 환자의 혈액에 의해 매개된 바이러스*가 존재한 경우, 신속하게 특별한 예방처치가 필요합니다. 요양을 하고 있는 환자분들께는 죄송한 말씀입니다만, 이러한 바이러스의 혈액 검사에 대한 내용을 이해하신 후 채혈에 협력해주시기를 부탁드립니다.
이 검사는 간염·간암 등의 조기발견으로 환자분들께도 유익한 검사가 될 것을 약속드립니다.
* B형 간염, C형 간염, 후천성 면역 결핍 증후군(HIV)을 일으키는 바이러스를 의미합니다.

☐ 채혈의 목적
환자의 혈액에 상기 바이러스가 포함되어있는지를 확인하고, 이번 사고로 해당 직원에게 예방처치가 필요한지를 판단합니다. 또한 앞으로의 경과를 관찰하기 위해 혈청을 보존하도록 하겠습니다.
☐ 검사 비용
이 검사에 필요로 하는 비용은 모두 병원 부담으로 실시하도록 하겠습니다.
☐ 정보 관리
환자분의 혈액을 조사하여 얻어진 정보는 결과를 포함하여 담당자 외에는 일절 공개되지 않도록 비밀을 준수할 것입니다. 검사 결과에 대해서 원하신다면 담당의로부터 환자분에게만 알려드리도록 하겠습니다.
☐ 검사 항목(불필요한 항목은 2중선으로 삭제):
    1. B형 간염 바이러스   3. 후천성 면역 결핍 증후군(HIV) 바이러스
    2. C형 간염 바이러스   4. 기타(   )

○○○○병원
(우)
주소
전화번호

혈액이 부착된 예리한 물품에 의한 직원의 상처 및 점막 노출에 의한 바이러스 검사에 관한 설명·동의서

○○○○○○ 병원 원장 귀하

우리는 담당의사로부터 상기의 "혈액이 부착된 예리한 물품에 의한 직원의 상처 및 점막 노출에 의한 바이러스 검사에 관한 설명"을 듣고, 그 내용 및 필요성을 이해하였기에 아래의 바이러스 검사를 받을 것에 동의합니다.

결과 통지: 필요·불필요 (해당 사항에 ○ 체크)

             년   월   일
환자성명 _____
대리자 또는 동석자(해당 사항에 ○ 체크)
환자와의 관계 _____
주소 _____

년   월   일에 위 내용에 대해 설명했습니다.
설명자 _____ 과 의사
배석의사·간호사 등 _____

자료2 "예리한 물품에 의한 상처"·"점막 노출" 후의 혈청 보존의 설명·동의서

| 직원용 |

"예리한 물품에 의한 상처"·"점막 노출" 후의 혈청 보존의 설명·동의서

<u>설명하시는 선생님들께</u>
※ □에 체크하면서 설명을 해주십시오.
※ 사본을 감염관리실에 제출해주십시오.

□ 혈청 보존의 목적
혈청 보존은 혈청 보존 기간 중에 상처의 원인이 되었다고 생각하는 감염병에 대해, 미생물의 확인검사를 실시하고, 확인검사 후 상처의 원인으로 감염병이 발병되었다고 판단한 경우에, 산재적용 신청 실시를 목적으로 합니다.

□ 혈청 보존의 방법
일반적으로 채혈 검체로부터 혈청을 분리하여 면역혈청검사실에서 보존 용기에 옮깁니다.
혈청은 −80℃의 냉장고에서 2년간 보존합니다. 보존에 있어서는 감염관리실이 책임을 지고 관리합니다.

□ 정보 관리
혈청 보존과 관련한 모든 정보는 개인정보로 취급하여 다른 부서 및 시설 외로 유출하지 않습니다.

궁금한 점이 있으시면 담당의사 또는 감염관리실로 문의하시기 바랍니다.

'예리한 물품에 의한 상처' 및 '점막 노출' 후의 혈청 보존의 설명·동의서

○○○○ 병원 원장 귀하

우리는 담당의사로부터 혈청 보존에 관한 설명을 듣고, 그 내용과 필요성을 이해하였기에 아래의 바이러스 검사를 받을 것에 동의합니다.

혈청 보존 기간: 년   월   일   ~   년   월   일

                                                                  년   월   일

                                                  성명 _____

                                                  설명한 의사 _____

예방복용을 위한 설명서

복용 판단시의 유의점

① 주사침 자상 사고 등으로 HIV 오염 혈액 등에 노출된 경우의 감염 리스크는 상당히 낮습니다. 주사침 자상 등 경피적인 노출의 경우 0.3%, 점막에의 노출의 경우 0.09%로 보고되고 있으며, B형 간염 1/100, C형 간염 1/10 정도로 알려져있습니다.

② 항HIV 약물의 예방복용 효과에 대해서는 과학적으로 충분히 증명되지 않았으며, 예방복용으로 감염을 100% 예방할 수 있는 것은 아닙니다. 하지만 노출 직후에 AZT((Azydothymidine) 단제를 복용하는 것으로 감염 리스크를 약 80% 저하시킨다고 알려져있으며, **현재 권장하고 있는 항HIV 약물의 다제병용요법을 실시하면 더욱 효과적일 것**이라 알려져있습니다.

③ 약제의 개량으로 항HIV 약물의 부작용은 줄고, 예방복용을 적용할 경우에는 3제 이상의 항HIV 약물을 병용하는 것을 권장하고 있습니다. 하지만 **임신 중의 예방복용의 안전성 및 태아에 대한 안전성은 확인되지 않았습니다.**

④ 예방복용의 결정은 예방복용으로 인한 이익과 부작용에 의한 불이익을 고려하여 **상처를 입은 환자 본인 스스로 결정**할 필요가 있습니다.

복용 개시에 있어서의 유의점

① HIV 감염을 방지하기 위해서는 **사고 후 가급적 빠르게(2시간 이내가 바람직하다) 예방복용을 시작**합니다.

② 일반적으로 **4주간의 지속복용**이 필요하다고 알려져있습니다.

③ 여성은 **복용 전에 임신 유무를 체크**해주십시오. 현재 임신하지 않았더라도 적어도 4주간은 피임해주십시오.

④ 예방복용의 유무에 상관없이 **노출 직후, 6주 후, 12주 후, 6개월 후**(HCV와의 중복감염에서는 12개월 후도 추가)에 HIV 항원·항체 및 혈청 보존(2년간)과 관련하여 **채혈**해주십시오.

⑤ 복용 개시한 환자는 부작용 체크로서 **노출 직후**(복용 개시 시)와 2주째에 **전 혈구 계산(CBC), 간 기능(AST, ALT), 신장 기능(BUN, Cre) 검사**를 받아주십시오.

⑥ 항HIV 약물은 약물 상호작용이 많은 약물이니, **현재 내복하고 있는 약물에 대해서 의사에게 확인**해주십시오. 반드시 내복을 계속해야 하는 약물과 권장하는 약물과의 상호작용에 문제가 있을 경우에는, 대체약물로의 변경을 검토합니다. 또한 시판 약물과 보충제 간의 약물 상호작용에 대해서는 알 수 없는 것이 많아, 가능하면 예방복용 기간 중에는 중지하는 것이 좋습니다.

⑦ B형 만성 감염을 합병하고 있는 경우에는 트루바다(Truvada)®의 사용 중지로 인해 B형 만성 감염의 악화 우려가 있으므로 주의해주십시오. 1개월 이내의 단기 복용 후에 간염악화 보고는 없습니다만 주의는 필요합니다.

⑧ 감염원환자의 치료이력으로부터 권장 약물에 대한 약제 내성이 명확한 경우에는 효과가 있다고 알려진 대체약물로의 변경을 실시합니다.

HIV 예방복용 동의서

저는, 직업적 노출 후의 HIV 감염 방지를 위한 예방복용의 이익과 부작용에 따른 불이익에 대해 설명을 듣고, 임산부에 대한 안전성이 확인되지 않았음을 포함하여 충분히 이해했습니다.

저는 자신의 의지에 따라 예방복용을

☐ 희망합니다.

☐ 희망하지 않습니다.

_____ 년 _____ 월 _____ 일

환자성명 _____ 인

대리자 또는 동석자(해당 사항에 ○ 체크)

환자와의 관계 _____

주소 _____

_____

_____ 년 _____ 월 _____ 일, 위 내용에 대해 설명했습니다.

설명자 ○○과 _____

설명하시는 의사에게 부탁드립니다.
※ 사본을 감염관리실에 제출해주십시오.

부록

직업적 노출 후의 HIV 감염병 예방을 위한
노출 후 예방투여 매뉴얼(2014년 4월 개정)

1. HIV 노출 후 예방투여의 팩트 시트

① 주사침 자상 사고 등으로 HIV 오염 혈액 등에 노출된 경우의 **감염 리스크는 상당히 낮다.** 주사
   침 자상 등 경피적인 노출에 의해 0.3%, 점막에의 노출에 의해 0.09%로 보고되고 있으며, B형
   간염 1/100, C형 간염 1/10 정도로 알려져있다. 상처가 없는 피부에 감염 노출되었다는 보고
   는 없으며, 적어도 점막 노출보다 감염 리스크는 낮다고 알려져있다.

② 항HIV 약물의 예방복용 효과에 대해서는 과학적으로 충분히 증명되지 않았으며, 예방복용에
   따라 감염을 100% 방지할 수 있는 것은 아니다. 하지만 노출 직후에 AZT((Azydothymidine) 단
   제를 복용하는 것으로 감염 리스크를 약 80% 저하시킨다고 알려져있으며, **현재 권장하고 있는**
   항HIV 약물의 다제병용요법을 실시하면 더욱 효과적일 것이라 알려져있다.

③ 약제의 개량으로 항HIV 약물의 부작용은 줄었고, 예방복용을 적용할 경우에는 3제 이상의 항
   HIV 약물을 병용하는 것을 권장하고 있다. 하지만 **임신 중의 예방복용의 안전성 및 태아에 대**
   한 안전성은 확인되지 않았다.

④ 예방복용의 결정은 예방복용으로 인한 이익과 부작용에 의한 불이익을 고려하여 **상처를 입은**
   환자 본인 스스로 결정할 필요가 있다.

⑤ HIV 감염을 방지하기 위해서는 **사고 후 가급적 빠르게(2시간 이내가 바람직하다) 예방복용을 시**
   작해야 한다.

⑥ 보통 **4주간의 지속복용이 필요하다**고 알려져있다.

⑦ 상처를 입은 환자의 **프라이버시 보호에 대해서는 충분히 유의**할 필요가 있다.

2. 노출 후 예방투여의 리스크

2.1 경피적(주사침 자상과 절상 등) 및 점막·방어가 불가능한 피부에 대한 HIV 노출 후의 예방복용

감염원의 감염 상황에 의해 〈표1〉과 같이 ①~④로 분류된다.

해당 차트에 따라서 판단한다.

2.2 직업적 노출의 상황 확인

"HIV 감염자" 및 "HIV 양성이 강하게 의심되는" 환자의 혈액 등의 감염성 체액[*1]이 어떻게 노출되었습니까?

- 혈액 등의 감염성 체액은 아니다 ⟶ 예방투여는 불필요(경과 관찰도 불필요)
- 주사침 자상과 절상 등 피부 내(피하)의 노출 ⟶ '경피적 및 점막·방어가 장애되고 있는 피부에의 HIV 노출 후의 예방복용'(표1)
- 점막의 노출
- 방어가 장해되는 피부[*2]의 노출
- 정상적인 피부의 노출 ⟶ 예방투여는 불필요(경과 관찰도 불필요)

＊ 1: 감염성 체액이란 **혈액, 정액, 질분비물, 골수액, 관절액, 흉수, 복수, 양수, 모유, 혈성체액** 등을 가리킨다. 다만 혈액과 비교해서 그 외의 체액은 감염성이 약하다고 알려져있다. 타액이나 소변 등의 체액에도 HIV는 포함되어있지만 극히 소량이며, 일반적으로는 감염원이 되지 않는다.

＊ 2: 방어가 장애가 되는 피부라는 것은 **피부염, 찰과상, 개방창 등, 염증과 상처가 존재하는 정상적이지 않은 피부**를 가리킨다.

표1   경피적 및 점막·방어가 불가능한 피부에 대한 HIV 노출 후의 예방복용

감염원의 감염 상황	예방투여의 판단
① HIV 감염자	**예방투여를 권장**[176쪽 '예방투여용 약물(권장약)' 참조]
② HIV 감염의 상태가 불분명	일반적으로 예방투여는 불필요 **HIV 양성이 강하게 의심되는** 감염원의 경우에는 **예방투여를 고려** 감염원의 HIV 음성이 판명된 경우에는 예방투여를 중지
③ 감염원 검체의 유래가 불분명	일반적으로 예방투여는 불필요 HIV 양성이 강하게 의심되는 감염원의 경우에는 **예방투여를 고려**
④ HIV 음성	예방투여는 불필요

＊ 1: "HIV 양성이 강하게 의심되는" 환자란, **HIV 항원·항체 검사의 결과는 불분명하지만, 주폐포자충폐렴·크립토 코코스 수막염 등의 증상이 있으며, HIV 양성임을 추정할 수 있는 환자**를 말한다.

3. 예방투여용 약물(권장약)

아래의 약제를 개시 키트로 상비(1일분)

> RAL[이센트레스(Isentress)®] 1회 1정 1일 2회
> +
> TDF/FTC[트루바다(Truvada)®] 1회 1정 1일 1회
> (모두 식사 관련 영향은 없음)

약제의 선택에 있어서는 노출원인 HIV의 약제 내성과 상처를 입은 환자의 기초 질환, 예상되는 부작용 등을 고려하여 전문가의 조언을 받은 후에 결정하는 것이 바람직하다. 특히 **다제내성 HIV에의 노출 사고**[*1], **임산부 혹은 임신 가능성이 있는 경우**[*2], **B형 간염이 있는 경우, 신기능 장애가 있는 경우**[*3]에는 반드시 전문가와 상담해야 한다.

부작용	① RAL[이센트레스(Isentress)®] • 주요 부작용으로서 두통(2% 이상), AST 상승(2% 이상), ALT 상승(2% 이상), 총 빌리루빈(Bilirubin) 상승(2% 이상), CK 상승(2% 이상)이 있다. • 중대한 부작용으로서 피부점막안증후군(Stevens-Johnson증후군)(빈도 불분명), 과민증(빈도 불분명), 횡문근 융해증·근장애(Myopathy)(모두 빈도 불분명), 신결핍(0.1%), 간염(0.1%), 위염(0.3%), 음부헤르페스(0.1%)가 있다. ② TDF/FTC[트루바다(Truvada)®] • 주요 부작용으로서 구토(10.9%), 아밀라아제 상승(7.5%), CK 상승(7.1%), 설사(7.0%), 트리글리세드(Triglyceride) 상승(4.3%), 권태감(3.1%), AST 상승(2.8%), 두통(2.7%), 피부색소과잉(2.7%), ALT 상승(2.0%), 혈뇨(2.0%)가 있다. • 중대한 부작용으로서 **신결핍 또는 중도의 신기능장애**(1% 미만), 췌장염(빈도 불분명), 젖산산성 혈액증(빈도 불분명)이 있다. • **B형 만성 감염을 합병하고 있는 경우에는 본약제 중지로 인해 B형 만성 감염 악화 우려가 있다.**
약물상호작용	병용주의 약물 일반명[대표적 판매명] ① 랄테그라빌(Raltegravir)[이센트레스(Isentress)®] • UGT1A1의 강력한 유도제: 리팜피신[리팜피신(Rifampicin)®] 등 ② 엠트리시타빈(Emtricitabine)/테노포비어(Tenofovir)[트루바다(Truvada)®] • 디다노신(Didanosine)[바이덱스(Videx)®], 아타자나비르(Atazanavir) 황산염[레야타즈(Reyataz)®], 로피나비어(Lopinavir)/리토나비어(Ritonavir)[칼레트라(Kaletra)®], 아시클로비어(Aciclovir)[조락빅스(Zovirax)®], 발라시클로비어(Valaciclovir)[발트렉스(Valtrex)®], 간사이클로비어(Ganciclovir)[데노신(Denosine)®], 발간사이클로비어(Valganciclovir)[Valixa®] 등

그 외 다수의 약제에서 상호작용이 보고되고 있지만, 본 매뉴얼에서는 첨부 문서에 기재된 것만 기입하였다.

＊1: 다제내성 HIV에 의한 노출 사고
감염원환자의 치료이력으로부터 권장 약물에 대한 약제 내성이 명백한 경우에는 효과가 있다고 생각되는 대체약물로 변경을 실시한다.

＊2: 임산부 혹은 임신의 가능성이 있는 경우
임신 중 예방복용의 안정성과 태아에 대한 안전성은 확인되지 않았다. 상처를 입은 환자가 임산부 혹은 임신 가능성이 있는 경우에는 HIV 감염 임산부에 대한 항HIV 약물의 권장약에 따라 다음의 레지멘(regimen)을 권장한다.

지도부딘(Zidovudine) / 라미부딘(Lamivudine)[콤비르(Combivir)®] 1회 1정 1일 2회

＋

로피나비어(Lopinavir)/리토나비어(Ritonavir)[칼레트라(Kaletra)®] 1회 2정 1일 2회

(모두 식사 관련 영향은 없음)

＊3: 신기능 장애가 있는 경우
트루바다(Truvada)®를 신기능에 맞춰서 감량, 혹은 트루바다(Truvada)®를 포함하지 않은 레지멘(regimen)으로 변경한다.

Ccr (mL/분)	엠트리시타빈(Emtricitabine)/테노포비어(Tenofovir)[트루바다(Truvada)®] 의 용법·용량
30~49	1회 1정 48시간마다
< 30	권장하지 않음

11장. 소독제 및 물품 관리 매뉴얼

1. 서론

재사용이 가능한 모든 간호 용품 및 의료기구는 사용 후, 다음 환자에게 사용하기 전에 적절하게 소독·멸균하여 안전하게 재사용할 수 있는 상태를 유지시켜야 한다. 또한 대상이 되는 기자재가 환자에게 어떠한 감염 리스크를 초래하는지 혹은 어떠한 침습적 처치가 환자의 생체에 영향을 주는지를 고려해야 한다. 사용 목적에 대응해서 세정(청정화) 혹은 세정 후 소독 혹은 세정 후 멸균을 실시한다. 세정, 소독, 멸균은 멸균실에서 실시하며, 각 부서에서의 1차 세정은 실시하지 않는다.

또한 신규로 사용하는 간호 용품 및 의료기구의 재생 처리를 의뢰하는 경우에는 사전 신청서류와 붙임 문서를 첨부하여 멸균실에 의뢰한다. 다만 붙임문서에 "1회 사용"이라 명시되어있는 물품의 재이용은 이유 여하를 막론하고 금한다.

2. 소독 및 멸균을 위한 의료기자재 분류법[산발성(sporadic) 분류][1]

스폴딩(E. H. Spaulding)의 소독 및 멸균을 위한 의료기자재 분류법(표1)은 사용 목적과 사용 부위에 대한 감염 위험도에 따라 의료기자재를 3가지 카테고리로 분류하여 적절한 소독 및 멸균 방법을 제시하고 있다.

표1 산발성(sporadic) 분류에 의한 처리 방법

기자재의 분류	처리분류	이론적 근거
고위험 기자재 경피부, 점막에 삽입 혹은 생체의 무균 영역에 침입한다.	세정 후 전부 멸균	아포(芽胞)를 포함한 여러 미생물로 오염된 경우에, 감염 위험성이 높기 때문에

기자재의 분류	처리분류	이론적 근거
중위험(semi−critical) 기자재 점막 및 손상피부와 접촉한다.	세정 후 높은 수준의 소독, 기자재에 따라서는 중간 수준의 소독을 실시	손상되지 않은 정상 점막은 멸균아포에 의한 감염에는 저항성이 있다. 결핵균과 바이러스 등, 그 외 미생물에 대해서는 감수성이 높다.
비위험(non−critical) 기자재 점막과 접촉하지 않고 상처가 없는 피부와 접촉하거나, 혹은 피부와 전혀 접촉하지 않는다.	세정만, 또는 세정 후에 저수준의 소독을 실시	상처가 없는 피부는 일반 미생물에 대한 방어기구를 가지고 있어서 무균성은 중요하지 않다.

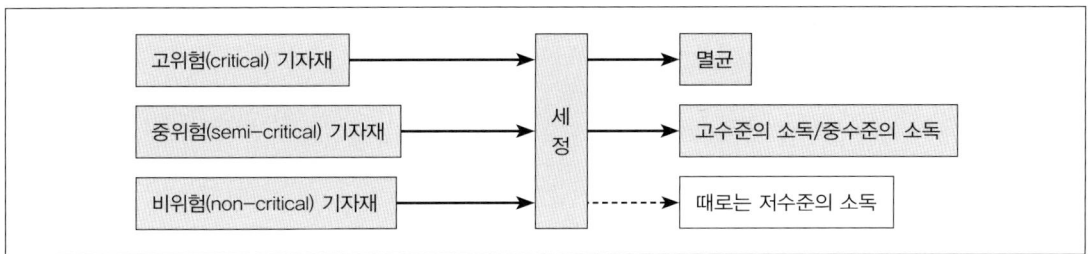

3. 소독 방법

(1) 침지법(浸漬法)

적절한 용기에 소독제를 넣어, 의료기구 등을 **완전히 침지**해서 약물액과 접촉시키는 방법이다. 의료기구를 완전히 침지시키지 못하는 경우나 기포 등으로 인한 불완전 소독에 유의한다.

(2) 청식법(清拭法; 깨끗이 닦는 방법)

거즈, 천, 대걸레 등에 소독제이 배어들게 하여 표면을 닦아내는 방법이다. 충분한 양의 소독제이 배어있지 않으면 불완전한 소독이 될 우려가 있다.

(3) 산포법(散布法)

스프레이식 도구를 사용하여 소독제를 산포하는 방법이며, 청식법으로는 소독이 불가능한 틈새 등에 사용한다. 이 방법은 미스트 상태의 소독제를 실내 등에 뿌리는 분무법과는 상이하다. 산포법과 분무법은 모두 작업자가 소독제를 흡입할 위험이 있으며 건강 피해를 초래할 경우가 있기 때문에 지금은 소독법으로 권장하지 않는다.

(4) 관류법(灌流法)

튜브, 카테터, 내시경, 투석장치 등 가느다란 내강(內腔) 구조를 가지고 있는 기구에 소독제를 주입하여 흘려보내는 방법이다. 내강에 기포가 남아있거나 막힘이 발생하지 않도록 유의한다.

4. 소독제 사용 시의 주의점

(1) 적절한 농도

농도가 너무 낮으면 충분한 소독 효과를 기대할 수 없다. 농도가 너무 짙어도 유해 작용이 발생하기 쉽다. 소독제를 사용할 때에는 적정한 농도로 사용하는 것이 중요하다. 또한 적정한 농도를 유지하기 위해 사용 시마다 준비하는 것이 바람직하다. 유기물 등의 영향으로 농도가 저하되므로 주의한다.

(2) 시간

소독제이 멸균 효과를 발휘하기까지는 미생물과 어느 정도의 일정한 접촉 시간이 필요하다. 일반적으로 접촉 시간이 길수록 소독 효과가 높아지지만, 물품의 부식이나 유해 작용이 발생하는 경우가 있다.

(3) 온도

소독제의 효과는 작용 온도에 따라 변화하고, 일반적으로 온도가 높을수록 멸균력은 강해진다. 보통 20℃ 이상에서 사용하는 것이 바람직하다.

(4) 소독제의 부작용

아나필락시(Anaphylaxie), 손이 거칠어짐, 접촉 피부염 등의 부작용이 나타나는 경우가 있다. 내시경실에서 사용하고 있는 글루타랄(Glutaral)은 수증기가 눈이나 호흡기의 점막을 자극하는 것과 동시에 피부에 닿으면 손상을 일으킨다. 취급 시에는 환기가 잘되는 장소에서 고무장갑, 마스크, 보호안경, 방수에이프런을 착용하고, 담가두어야 할 경우에는 뚜껑이 있는 적절한 용기를 사용해야 한다.

(5) 작업 환경

글루타랄을 사용하고 있는 환경에서는 반드시 환기를 실시하고, 정기적으로 환경에 대한 측정을 실시한다.

(6) 개봉 후의 사용 기한

희석 또는 완화해서 사용하는 소독제의 사용 기한은 사용 방법, 유기물 오염을 받는 정도, 기온 및 일광 조사의 유무 등의 조건에 따라 좌우된다. 190쪽 '개봉 후의 소독제 사용 기한 일람표'를 참조한다.

(7) 소독제의 보관

열과 직사일광을 피하여 보관한다. 알코올계 소독제는 소방법을 준수하여 화기에 주의해서 보관한다.

※ 0.1% 하이포아염소산나트륨의 사용 기한은 사용을 위해 조정한 순간부터 **8시간까지**로 한다.
※ 0.1% 하이포아염소산나트륨에 청식(淸拭)용 천을 담가서 보관하면 발열할 우려가 있다.

5. 소독제 분류

수준	일반명	주요 상품명*	환경	금속	비금속	피부	점막	배설물
고	글루타랄(Glutaral)	Cleanhyde2w/v% solution	×	○	○	×	×	△
	푸타랄(Futaral)	Disopa®소독액 0.55%	×	○	○	×	×	△
중	하이포아염소산나트륨	Milton 비틀어 함침시키는 HakujujiaPack1000	○	×	○	×	×	○
	포비돈요오드	Popiyodon solution 10% Povidone−iodine 10% 면봉12[LT]	×	×	×	○	○	×

---

* 일본의 것을 기준으로 하기에 한국 실정과는 맞지 않을 수도 있다. _ 옮긴이 주

수준	일반명	주요 상품명	환경	금속	비금속	피부	점막	배설물
중	에탄올(Ethanol)	Eco消 Etha 소독액 Oneshotplus 소독·멸균 클로스 소독용 에탄올 gojo-MHS	○	○	○	○	×	×
	이소프로판올(Isopropane)	소독용 Isopropane .50	○	○	△	○	×	×
	클로르헥시딘 에탄올 (Chlorhexidine Ethanol)액	0.5% Hexizac Alcohol solution	○	○	△	○	×	×
		Hexizac AL 1% 면봉 1% Hexizac Alcohol solution	×	×	×	○	×	×
저	클로르헥시딘글루콘 (Chlorhexidine glucon)산염	Scrubeing 4% solution Hibitane·Gluconate solution 20% 0.05%Hexizac水W 0.02%Hexizac水W Oneshotplus Hexidine Hibiscohol S Gel SwabsStick Hexidine Clear Power	○	△	△	○	×	×
	벤제토늄염화물 (Benzethonium chloride)	Hyamine solution Enzetonin solution 0.01 Enzetonin solution 0.025	○	○	○	○	○	△
		Clinell	○	○	○	×	×	△
	알킬디아미노에틸글라이신하이 드로클로라이드 (Alkyldiaminoethylglycine Hydrochloride)염산염※	0.5w/v%Hygieel水 LAG0.05 solution Amphoteric soap solution 10%	○	○※	○※	○	○	△
기타	아크리놀수화물 (Acrinol Hydrate)	Acrinol 0.1% solution"yoshida"	×	×	×	△#	△#	×
	옥시돌(Oxydol)	Oxydol	×	×	×	○※	○※	×

※ : 창상 부위만

\# : 화농 국소만

※ : 결핵 영역에서는 0.2~0.5% 용액을 사용한다.

6. 소독제 일람

수준	일반명(주요 상품명)	특징
고	글루타랄 [Glutaral](Cleanhyde2w/v% solution)	의료기구 전용의 고수준 소독제이며, 고압 증기 멸균 등 가열 처리를 할 수 없는 세미 고위험 기구, 특히 연성 내시경 소독에 사용한다. 증기가 눈이나 호흡기의 점막을 자극함과 동시에 피부에 닿으면 손상을 일으킨다. 취급 시에는 환기가 잘되는 장소에서 고무장갑 및 마스크를 착용하고, 침지할 경우에는 뚜껑이 있는 적절한 용기를 사용한다. 〈적용 범위〉 2~3.5%: 의료기구 3%: 내시경
고	푸타랄 [Futaral](Disopa®소독액 0.55%)	아포를 포함한 모든 미생물에 유효하다. 점막에 대한 자극성은 글루타랄보다 적다고 알려져있지만, 취급 시에는 마스크, 고글, 장갑을 착용할 필요가 있다. 시설 내에서는 연성 내시경의 세정에 사용하기 때문에 내시경실·멸균실에서 사용한다. 초음파 백내경 수술 기구류 및 방광경 사용은 금기시된다.
고	과산화아세트산 (Acecide 6% 소독액)	아포를 포함한 모든 미생물에 유효하다. 살균 효과가 가장 강하고 금속 부식성 천연고무 및 생고무를 열화시킨다. 취급 시에는 마스크, 고글, 장갑을 착용할 필요가 있다.
중	하이포아염소산나트륨 (Milton, 비틀어서 함침시키는 HakujujiaPack 1000)	극히 저농도에서도 멸균에 대해 효과가 빠른 멸균력을 발휘하고, 인간 면역 결핍 바이러스 및 B형 간염 바이러스 등 바이러스에 대한 효력면에서도 가장 신뢰할 수 있는 소독제이다. 1,000ppm(0.1%)의 농도에서는 고수준 소독제로 분류되어, 결핵균을 살균할 수도 있다. 부식성이 강하므로 주의가 필요하다. 〈주의〉 ※ 0.1% 하이포아염소산나트륨을 1L 만들 경우: 1% 하이포아염소산 Milton 100mL와 수돗물 900mL로 **사용할 때마다 조제**한다. ※ 0.1% 하이포아염소산의 사용 기한은, 사용 조제 시부터 **8시간까지**로 한다. ※ 0.1% 하이포아염소산에 닦기용 천을 담가서 보관하지 않는다. 발열할 우려가 있기 때문이다. ※ 비틀어서 함침시키는 HakujujiaPack1000은 애초에1,000ppm의 정해진 농도로 조제되어있다. 〈적정 범위〉 0.02~0.05%: 의료용구(비금속), 수술실, 병실, 기구, 물품 0.1~1%: 배설물 1%: 혈액매개 바이러스의 소독

수준	일반명(주요 상품명)	특징
	포비돈요오드[Povidone-iodine] (Popiyodon solution 10%, Popiyodon Scrub 7.5%, Popiyodon field 10%, Isodinegel 10%, Isodine Gargle solution 7%, Povidone-iodine 10% 면봉 12[LT])	광역의 항미생물 스펙트럼을 가지며 생체에 대한 자극성이 낮고 비교적 부작용도 적은 뛰어난 생체 소독제이다. 수술 부위의 피부와 피부의 창상 부위를 비롯하여 구강 및 질 등의 점막에도 적용 가능하며, 에이즈 바이러스와 B형 간염 바이러스에도 유효하다. 피부에 사용하여 완전히 건조시켜 피막을 형성시킨 경우, 지속적인 살균 효과를 발휘한다. 피막을 Hypo alcohol로 탈색시킨 경우에는 지속 효과는 기대할 수 없다. 〈적용 농도〉 Povidone solution 10%, Povidone-iodine 10% 면봉 12[LT]: 수술 부위의 피부, 수술 부위의 점막, 피부·점막의 창상 부위, 열상피부면, 감염피부면 Popiyodon Scrub 7.5%: 손·피부 Popiyodon field 10%: 수술 부위의 피부 Isodinegel 10%: 피부·점막의 창상 부위, 열상피부면 Isodine Gargle solution 7%: 구강 창상, 구강 내
중	Alcohol계 Ethanol (Eco消 Etha 소독액, Oneshotplus, 소독·멸균 클로스, 소독용 에탄올, gojo-MHS)	생체 및 비생체에 빈번히 사용되는 중간 수준의 소독제이다. 아포를 제외한 거의 모든 미생물에 유효하며, 대체로 효과가 빠르다. 70w/w%에서 일반 세균에 대해 가장 효과가 강하다. 휘발성이 강하기 때문에 건조가 빠르고 사용하기 쉽다. 인화성이므로 취급에 주의해야 한다. 〈적용 범위〉 76.9~81.4v/v%: 손, 피부, 수술 부위(수술 영역)의 피부, 의료용구(금속, 비금속)
	Alcohol계 이소프로판올 [Isopropanol] (소독용- Isopro Alcohol 50)	생체 및 비생체에 빈번히 사용되는 중간 수준의 소독제이다. 아포를 제외한 미생물에 유효하며, 대체로 효과가 빠르다. 50~70v/v%가 일반적인 농도이지만 50v/v%보다도 70v/v%쪽이 효력은 강하다. 수술 부위의 피부는 적용 범위에 포함되지 않는다. 〈적용 범위〉 50~70v/v%: 손, 피부, 의료용구(금속, 비금속)
	0.5% 클로르헥시딘 에탄올 [Chlorhexidine Ethanol]액 (0.5% Hexizac Alcohol solution, HexizacAL 1% 면봉)	클로르헥시딘글루콘(Chlorhexidine Glucon)산염으로는 효과를 기대할 수 없는 결핵균, 세균아포, 바이러스에 대해서도 에탄올을 첨가하는 것으로 유효하다. 또한 에탄올이 휘발된 후 클로르헥시딘의 엷은 막을 형성하여 살균 시간이 지속한다. 〈적용 범위〉 0.5%: 피부, 수술 부위의 피부, 의료용구 1%: 피부(혈관 Access Device 천자 부위 등)
저	클로르헥시딘글루콘 [Chlorhexidine glucon]산염 (Scrubeing4%solution, Hibitane·Gluconate solution 20%, 0.05% Hexizac水W, 0.02% Hexizac水W,	피부에 대한 자극이 적고 냄새가 거의 없는 생체 소독제이다. 적용 시에 살균력을 발휘하는 것뿐만 아니라 피부에 잔류하여 지속적인 항균작용을 발휘한다. 일본에서는 결막낭 이외의 점막에의 적용은 금기시한다. 결막낭의 세정 후에도 멸균 정제수로 세정이 필요하다.

수준	일반명(주요 상품명)	특징
저	Oneshotplus Hexidine, Hibiscohol S Gel, SwabsStick Hexidine Clear Power)	〈적용 범위〉 0.1~0.5%: 손, 피부, 수술 부위의 피부, 의료용구 0.05%: 피부의 창상 부위, 수술실, 가구, 기구물품 0.05% 이하: 결막낭(계면활성제 배합제제의 경우에는 적용 불가) 0.02%: 외음, 외부 성기의 피부(계면활성제 배합제제의 경우에는 적용 불가) 4%: 손 0.5%: 수술 부위의 피부, 의료용구(금속, 비금속) 0.2%: 손
	벤제토늄염화물 [Benzethonium chloride] (Enzetonin solution 0.01%, Enzetonin solution 0.025%, Hyamine 10%)	양이온 계면활성제[역성비누(invert soap)]이며, 비누와는 역으로 하전(荷電)을 가진다. 주로 가구, 바닥 등 Non-Critical인 환경 소독에 사용한다. 그람음성균, 진균의 일부, 포정(envelope)을 가지는 바이러스의 일부에 유효하지만, 결핵균, 대부분의 바이러스, 아포에 무효하다. 〈적용 범위〉 0.05~0.2%: 수술실, 병실, 가구, 기구, 물품 0.1%: 의료용구, 수술 부위의 피부 0.05~0.1%: 손, 피부, 감염피부면은 0.01% 염화벤제토늄염화물 수용액 0.01~0.025%: 수술 부위의 점막, 점막의 창상 부위, 피부의 창상 부위 0.025%: 질 세정 0.02%: 결막낭
	알킬디아미노에틸글라이신염산염 [Alkyldiaminoethylglycine Hydrochloride] (0.5w/v%Hygieel水, LAG 0.05solution, Amphoteric soap solution 10%)	음이온의 세정 작용과 양이온의 살균 작용을 갖추고 있다. 그람양성균, 그람음성균, 진균의 일부에 유효하며, 고농도(0.2~0.5%)로 결핵균 등의 항산균에도 살균 효과가 있다. 〈적용 범위〉 0.2~0.5%: 수술실, 병실, 가구, 기구, 물품, 의료용구에 대해 결핵 영역에 사용 0.05~0.2%: 수술실, 병실, 가구, 기구, 물품(0.2%), 의료용구(0.1% 30분간 담금) 0.1%: 수술 부위(수술 영역)의 피부(0.1% 용액으로 약 5분 세정 후 0.2% 용액을 누포) 0.01~0.05%: 수술 부위(수술 영역)의 점막, 피부·점막의 창상 부위
기타	염화벤잘코늄 [Benzalkonium Chloride] (Clinell)	대장균·녹농균·MRSA, VRE, 노로 바이러스, 아시네토박터 바우마니(Acinetobacter baumannii), B형 간염 바이러스, C형 간염 바이러스, 인플루엔자 바이러스 소독·멸균에 유효하다. 알코올을 함유하고 있지 않기 때문에 여러 고무 제품과 플라스틱 제품에도 사용 가능하다. 〈적용 범위〉 환경 표면, ME기기 외장

수준	일반명(주요 상품명)	특징
기타	아크리놀수화물[Acrinol Hydrate] (Acrinol 0.1% solution"yoshida")	생체조직에 자극을 주지 않고 혈청 단백의 존재에 따라 작용이 약해지지 않으므로 피부·점막의 화농 국소에 사용된다. 작용은 정균적(靜菌的)이며 그람음성균에 유효하다. 〈적용 범위〉 화농국소(비뇨기·산부인과 수술 중 및 수술 후), 화농성 질환(부스럼, 옴, 편도염, 부비강염, 중이염), 구강영역 : 0.05%~0.2% 함수(含嗽, gargling) : 0.05%~0.1%
	옥시돌 (Oxydol)	조직, 세균, 혈액, 농 등의 카탈라아제(Catalase)에 의해 분해되고, 발생기의 산소를 생성시켜 살균 작용을 보이지만, 저농도에서는 작용 발현이 극히 느리다. 빛에 의해 분해된다. 〈적용 범위〉 창상·궤양 : 원액 또는 2~세 배 희석 이비인후 : 원액을 누포·적하 또는 2~10배 희석해서 세정, 분무, 함수 구강점막과 치아 세정 : 원액 또는 두 배 희석해서 세정·닦음 구내염 : 10배 희석해서 닦음

7. 간호 용품 및 의료용구의 소독 방법 조건 일람표

물품명	소독 방법
가위	오염이 있는 경우에는 단일포장 70% 이상 에탄올 소독면 혹은 알코올을 묻힌 천으로 깨끗이 닦아 소독한다.
경관 영양 세척기(irrigator)	1회 사용을 기본으로 한다.
경구영양제용 용기	멸균실에서 열수 세정한다.
고무 젖꼭지	재생 가능한 경우에는 멸균실에서 열수 세정한다.
구강케어 오물용 받이	멸균실에서 열수 세정한다.
농분	원칙적으로 일회용 제품을 사용한다. 재생 가능한 농분을 사용할 때에는 멸균실에서 열수 세정한다.
만능차	사용 전후에 알코올을 묻힌 천으로 깨끗이 닦아 소독한다.
메스실린더(measuring cylinder)	멸균실에서 열수 세정한다.
문손잡이	환경정비 시에 알코올을 묻힌 천으로 깨끗이 닦아 소독한다.
물컵	멸균실에서 열수 세정한다.

물품명	소독 방법
미니 네블라이저 세트	1회 사용으로 하지만, 1회 사용이 어려울 경우에는 멸균실에서 세정한다. 튜브는 1회 사용한다.
미온수 관장용 세척기(irrigator)	멸균실에서 열수 세정한다.
바이트 블록(bite block)	1회 사용으로 한다.
백밸브마스크(bag valve mask)	멸균실에서 열수 세정한다.
보행기	사용 후에는 알코올을 묻힌 천으로 깨끗이 닦아 소독한다.
뷰로(buelau)병	중성세제로 세정한 후 0.5% hygieel수에 15분 정도 담가 소독을 실시한다.
비닐관(vinyl pipe)	환자마다 교환한다. 흡인포트라이너 교환 시에 교환한다.
빙낭(아이스 백)	배수 후 충분히 건조시킨다.
빙침(아이스 베개)	배수 후 충분히 건조시킨다. 외부 표면은 알코올을 묻힌 천으로 깨끗이 닦아 소독한다.
산소마스크	1회 사용으로 한다.
삽입용 변기	변기 세정제에서 세정·소독한다. 사용할 수 없는 경우에는 세정 후 0.1% 하이포아염소산나트륨에 30분간 담가 소독한다.
샤워 보틀(shower bottle)	멸균실에서 열수 세정한다.
세발(洗髮)용 카	배수 후 저수탱크 내를 충분히 건조시킨다. 세발기는 중성세제와 미온수로 깨끗이 닦아 소독한다.
소변기	변기 세정기에서 세정·소독하고 충분히 건조시킨다. 사용할 수 없는 경우에는 중성세제로 세정한 후에 0.1% 하이포아염소산나트륨에 30분간 담가서 소독하거나 알코올을 묻힌 천으로 깨끗이 닦아 소독한다.
소변용 컵	세정기에서 세정·소독하고 충분히 건조시킨다. 세정기 사용이 불가능한 경우에는 중성세제로 세정한 후에 건조시켜, 0.1% 하이포아염소산나트륨에 30분간 담가서 소독하거나 알코올을 묻힌 천으로 깨끗이 닦아 소독한다.
수액 스탠드	사용 중에는 매일, 사용 종료 시에는 세정·소독·멸균용 타월로 깨끗이 닦아서 소독한다. 사용하지 않을 때에는 주 1회 세정·소독·멸균용 타월로 깨끗이 닦아서 소독한다.
수액 작성용 트레이	멸균실에서 열수 세정한다. ICU·CCU·이감염성(易感染性) 환자에게 사용하는 경우에는 사용할 때마다 새로운 것을 사용한다. 상기 이외의 부서: 사용할 때마다 알코올을 묻힌 천으로 깨끗이 닦아 소독한다. 혈액이 부착되었을 때는 물론 주 1회씩 멸균실에서 열수 세정한다.

물품명	소독 방법
스트레쳐	접촉 빈도가 높은 곳(난간이나 플레임 등)은 알코올이 흡수된 천으로 깨끗이 닦아 소독한다. 혈액·체액에 의한 오염이 있는 경우에는 혈액·체액을 닦아낸 후, 페이퍼타올 등으로 1% 하이포아염소산나트륨을 적셔 깨끗이 닦아 소독한다. 스트레쳐의 린넨에 눈에 보이는 오염이 있는 경우와 감염병 환자가 사용한 경우에는 교환한다.
스폰지(sponge)	원칙적으로 사용하지 않는다. (부득이하게 사용하는 경우에는 하루 1회, 0.1% 하이포아염소산나트륨에 30분간 담가 소독한 후 충분히 건조시킨다. 월 1회 정도 정기적으로 교환한다.)
슬라이더(slider)	환자에게 사용한 후 알코올을 묻힌 천으로 깨끗이 닦아 소독한다.
약절구	멸균실에서 열수 세정한다.
약컵	멸균실에서 열수 세정한다.
유리케이스	재생 가능한 경우에는 멸균실에서 열수 세정한다.
의치 케이스	멸균실에서 열수 세정한다.
인두경	멸균실에서 멸균처리한다.
젖꼭지	재생 가능한 경우에는 멸균실에서 열수 세정한다.
채혈 홀더	1회 사용으로 한다.
청식(淸拭)용 세면대	세정기에서 세정·소독하고 충분히 건조시킨다. 세정기를 사용할 수 없는 경우에 한해 중성세제로 세정한 후, 충분히 건조시키고 알코올을 묻힌 천으로 깨끗이 닦아 소독한다.
청진기	사용할 때마다 단일포장 70% 이상 에탄올 소독면으로 깨끗이 닦아 소독한다.
체온계	사용할 때마다 단일포장 70% 이상 에탄올 소독면으로 깨끗이 닦아서 소독한다. 체온계가 소독되어있을 경우에 케이스 소독은 불필요하다. 케이스 소독을 할 경우에는 0.1% milton solution에 30분간 담가 소독한다.
초음파 네블라이저(nebulizer)	멸균실에서 열수 세정한다.
채뇨대	알코올을 묻힌 천으로 깨끗이 닦아 소독한다.
캐뉼러(canula)	1회 사용으로 한다.
포트	1일 1회, 중성세제로 세정한 후 건조시킨다. 월 1회 포트세정제로 세정한다. 포트세정제를 사용할 수 없는 경우에는 0.1% 하이포아염소산나트륨에 담가서 소독한다.
피쳐(pitcher)	세정기에서 세정·소독하고 충분히 건조시킨다. 사용할 수 없는 경우에는 중성세제로 세정한 후에 충분히 건조시키고, 알코올을 묻힌 천으로 깨끗이 닦아 소독한다.

물품명	소독 방법
혈압계	비닐 소재의 경우에는 알코올이 흡수된 천으로 깨끗이 닦아 소독한다. 커프 부분의 커버가 세정할 수 있는 소재이면 월 1회 린넨실에서 세탁 처리한다. 눈에 보이는 오염이 있는 경우에는 즉시 세탁한다. 고무 부분은 미온수로 깨끗이 닦는다.
휠체어	환자마다 사용 후에는 알코올이 흡수된 천으로 깨끗이 닦아 소독한다. 혈액·체액에 의한 오염이 있는 경우에는 혈액·체액을 닦아낸 후, 페이퍼타월 등에 1% 하이포아염소산나트륨을 적셔 깨끗이 닦아 소독한다.
휴대용 변기	바케츠는 세정기에서 세정·소독하고 충분히 건조시킨다. 세정기를 사용할 수 없는 경우에는 중성세제로 세정한 후에 0.1% 하이포아염소산나트륨에 30분간 담가서 소독하여 건조시킨다. 본체는 중성세제와 미온수로 깨끗이 닦은 후, 알코올을 묻힌 천으로 깨끗이 닦아 소독한다.
흡인 포트	한 환자에게 사용한 후에는 외부 표면을 알코올이 흡수된 천으로 깨끗이 닦아 소독한다. 사용 기간 중에라도 눈에 보이는 오염이 있는 경우에는 동일하게 처리한다.
Astor 네블라이저(nebulizer)	사용 후에는 기계 표면을 깨끗이 닦아 청소한다.
ICE-NON	사용 후에는 알코올이 흡수된 천으로 깨끗이 닦아 소독한다.
Xylocaine 스프레이 노즐 (spray nozzle)	1회 사용으로 한다.

자료1 개봉 후의 소독제 사용 기한 일람표

※ 개봉한 소독제의 사용 기한은 사용 방법, 보존 상태(기온, 일광, 온도 등)에 의해 좌우됩니다. 상품에 기재되어
　있는 방법을 준수하여 관리해주십시오. 아래에 기입된 기한은 어디까지나 기준입니다.
※ 소독제 용기의 주입구와 뚜껑 안쪽에 손가락 등을 접촉하여 오염된 경우에는 즉시 폐기해주십시오.

성분명	상품명*	개봉 후 사용 기한
글루타랄(Glutaral)	Cleanhyde2w/v% solution Steriscope3%solution	14일(내시경 자동세정기: 7일 또는 20회[1])
푸타랄(Futaral)	Disopa®소독액 0.55%	내시경 자동 세정기: 30회[1]
과산화아세트산	Acecide 6% 소독액	7일(내시경 자동세정기: 23~25회[1])
하이포아염소산나트륨	Milton	3년[2]
	비틀어서 함침시키는 HakujujiaPack1000	개봉 후 즉시 사용
포비돈요오드 (Povidone−iodine)	Popiyodon solution 10%	7일[3]
	Popiyodon Scrub 7.5%	1개월[3]
	Povidone−iodine 10% 면봉 12[LT]	개봉 후 즉시 사용
요오드포름(Iodoform)	iodoform gauze	1개월(거즈색이 빠져서 하얗게 된 경우나 요오드포름이 결정화된 경우는 사용하지 않는다)
에탄올(Ethanol)	Eco소독 Etha 소독액	7일[4]
	gojo−MHS 350mL	6개월
	gojo−MHS 700mL	1년
	소독·멸균 클로스	2개월
	Oneshotplus	개봉 후 즉시 사용
이소프로판올(Isopropanol)	소독용 Isopro Alcohol 50	7일
클로르헥시딘글루콘 (Chlorhexidine glucon) 산염	0.5% Hexizac Alcohol solution	7일[4]
	Hexizac AL 1% 면봉	개봉 후 즉시 사용
	Scrubeing 4% solution	7일[4]
	Hibitane·Gluconate solution 20%	7일[4]
	0.05% Hexizac水W	7일[4]
	0.02% Hexizac水W	7일[4]
	Hibiscohol S Gel	6개월
	Oneshotplus Hexidine	개봉 후 즉시 사용
	SwabsStick Hexidine	개봉 후 즉시 사용
	Clear Power	2개월

---

* 일본의 것을 기준으로 하기에 한국 실정과는 맞지 않을 수도 있다. _ 옮긴이 주

성분명	상품명	개봉 후 사용 기한
벤제토늄염화물 (Benzethonium chloride)	Enzetonin solution 0.01	7일[4]
	Enzetonin solution 0.025	7일[4]
	Hyamine	1개월
알킬디아미노에틸글라이신 하이드로클로라이드 (Alkyldiaminoethylglycine Hydrochloride)	0.5w/v%Hygieel수	7일[4]
	LAG 0.05% solution	7일[4]
	Amphoteric soap solution 10%	7일[4]
아크리놀(Acrinol)	Acrinol 0.1% solution"yoshida"	1개월
옥시돌(Oxydol)	Oxydol	7일[4]

자료2 개봉 후의 비누 등 사용 기한 일람표

상품명	분류	개봉 후 사용 기한
AB HSG	손세정 비누	1년
Gentle Cleanser Foam Type	손세정 비누	1년
Prime Lotion	로션	1년

자료3 개봉 후 기타(소독제 이외) 사용 기한 일람표

Super Teepol (중성세제)	사용 기한 없음 비이온형 계면활성제의 알코올계 중성세제 ※ **소독제는 아님**
멸균 Hypo Alcohol (요오드탈색제)	개봉 후 1개월 ※ **소독제로는 사용하지 않음** (포비돈요오드로 피막을 탈색할 경우에 사용하지만, 탈색한 경우에 포비돈요오드의 지속 효과를 기대할 수 없음)
OxvirTb	사용 기한 없음 ※ **의약품외품이므로**
벤진	**사용 기한 없음** ※ **소독제로는 사용하지 않음**
약물 네블라이저	미개봉: 조제일로부터 1개월 개봉 후: 1주일
연고류	개봉 후 3개월
Xylocaine Jelly	개봉 후 3개월
Xylocaine PumpSpray8%	개봉 후 3개월(스프레이 노즐 부분은 1회 사용)
GlycerineBC solution "yoshida"	1개월
Humulin R주 100단위/mL	개봉 후 1개월

3부

감염관리 각론

1장. 카테터 관련 요로감염 방지 매뉴얼

1. 서론

요로는 의료 관련 감염병이 가장 높은 빈도로 발생하는 부위이다. 미국의 급성기환자 진료시설에서 보고된 감염병 전례 중에서 40% 이상이 요로감염으로 발생했다.

그중에서도 시설 내에서 발생하는 요로감염병(UTI, urinary tract infection)의 80% 이상이 요로 유치 카테터와 관련하여 발병하는 요로감염병(CAUTI, catheter associated urinary tract infection)이다.

대부분의 UTI는 증상이 없는 상태로 경과하며 패혈증을 일으키는 경우에 사망률은 25~60%에 이른다. 또한 요도 카테터를 삽입할 경우, 30일간 삽입한 환자 전원에게서 UTI를 발생시키는 균혈증의 리스크가 60배에 달한다고 보고되고 있다.

CAUTI에 따른 합병증은 환자의 불쾌감, 입원 기간의 연장, 의료비와 사망률의 증대로 이어지기 때문에, 의료종사자는 감염 방지에 대한 관리를 준수해야 한다.

2. CAUTI(카테터 관련 요로감염)이란?

CAUTI란 요도 삽입 카테터와 관련하여 발병하는 요로감염병으로, 방광염, 신우신염, 그람음성균혈증, 전립선염, 부고환염(정소상체염), 고환염을 일으킨다.

2.1 전파경로(196쪽 〈도표 1〉)

카테터 바깥쪽을 통해서 감염되는 경로[1]

카테터 삽입 시 방광으로 미생물이 침입하는 경로.

음부와 항문에 정착하고 있는 미생물이 침입하는 경로.

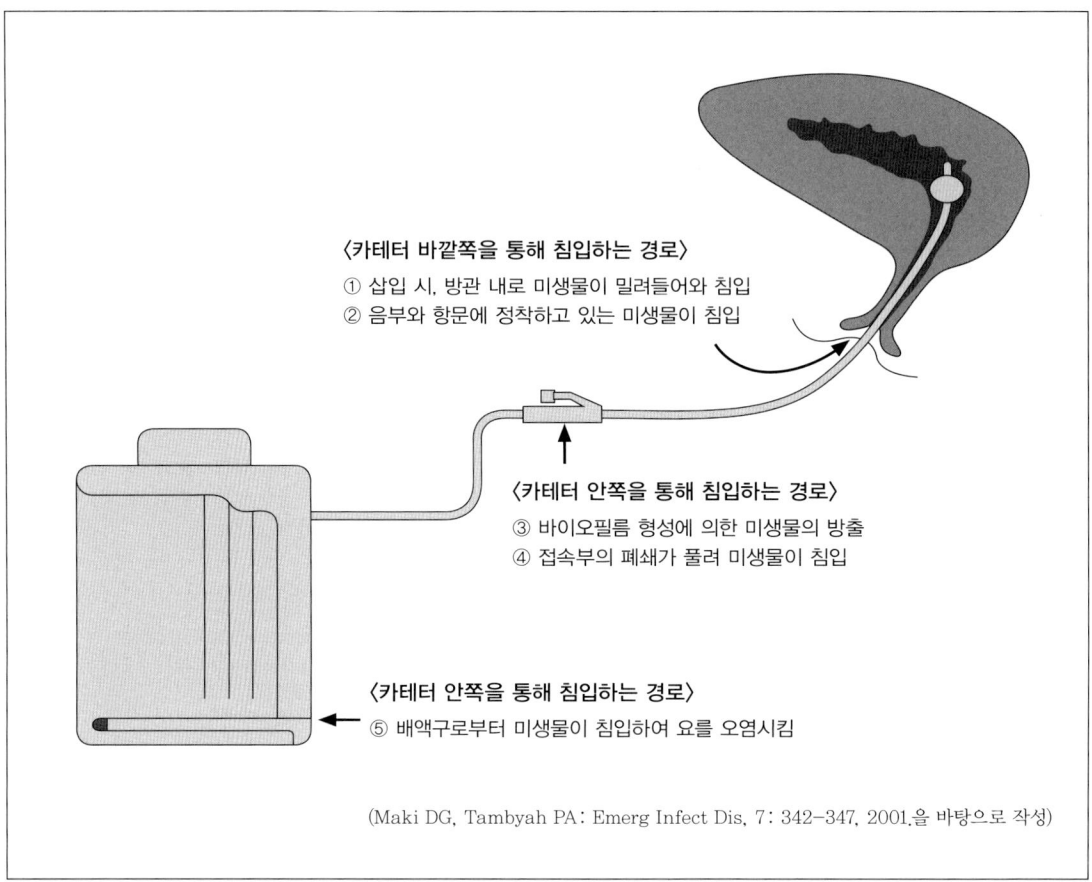

도표1   배뇨구로부터 미생물이 침입하여 요를 오염시키는 경로

카테터 안쪽을 통해서 감염되는 경로[2]

바이오필름* 형성으로 미생물이 방출되는 경로.

폐쇄된 접속부가 풀려 미생물이 침입하는 경로.

＊ 바이오필름이란
미생물이 생성하는 다당체와 단백질의 겔 속에 세균 등이 들어가서 복합체를 형성하고, 카테터의 표면에 부착한 것이다.

2.2 위험 인자

환자 요인	• 여성 • 위중한 기초 질환 • 고령 • 회음부에의 세균 정착

병원체 요인	• 카테터 사용의 부적응 • 카테터 소재(천연고무, 실리콘, 실버 코팅 등) • 장기간의 유치 • 부적절한 관리 기술 • 항균제의 사용

3. 요도 삽입 카테터의 적용[1]

① 요로폐색이 있는 경우

② 자율배뇨가 어려운 경우(신경인성 방광, 요폐 등)

③ 비뇨기·생식기 질환 수술 후의 치유 촉진을 하는 경우

④ 중증환자의 소변량 측정이 필요한 경우

⑤ 특정 외과적 처치 시 요도카테터의 사용이 필요한 경우: 장시간에 걸쳐 수술을 받는 환자, 수술 중에 대량의 수액과 이뇨제를 투여하는 환자, 요실금이 있는 환자, 수술 중의 소변량 측정이 필요한 환자

⑥ 요실금환자의 선골이나 회음부의 개방창이 있어 치유를 촉진할 목적으로 사용

⑦ 장기간 움직이면 안 되는 경우

⑧ 말기환자가 편안한 안락사를 맞이하기 위해 사용

▮ 임상 현장에서는 요실금을 관리하기 위해 요도 삽입 카테터를 사용하는 경우를 자주 볼 수 있는데, 이러한 사용은 금한다. 또한 수술환자이더라도 필요한 경우에 한해서만 카테터를 사용하도록 한다. 카테터 삽입을 적용하는 수술환자라 해도 수술 후에는 가능한 빠르게 카테터를 제거하는 것이 중요하다(24시간 이내가 바람직하다).

4. 요도 삽입 카테터의 관리[1]

삽입 시의 관리(보호구)	• '표준주의'에 따른다(비멸균 장갑, 비닐에이프런, 적절한 고글).
카테터의 종류	• 카테터는 무균 상태로 삽입하고, 폐쇄식 도뇨시스템을 유지한다. • 방광경부 및 도뇨 외상을 최소한으로 하기 때문에 충분한 배뇨를 확보할 수 있다. 가급적 최소 구경 사이즈의 카테터를 선택한다. 다만 비뇨기과환자는 질환에 따라 보다 큰 사이즈의 카테터 및 벌룬을 필요로 하는 경우도 있다
채뇨백·카테터의 교환	• **정기적 교환은 불필요** • 조기 제거하도록 한다. • 카테터와 드레인튜브(drinage tube)의 결속을 제거한 경우, 누출이 발생한 경우, 멸균 조작이 이뤄지지 않은 경우에는 카테터와 채뇨백을 함께 교환한다.
삽입 시의 관리	• 카테터를 조작하기 전에 손 위생을 실시한다. • 훈련을 받은 의료종사자가 청결조작을 통해 삽입한다.
삽입 중의 관리	• **정당한 임상적 이유 이외에는 카테터와 드레인튜브의 접속부(tamper-evident seal)를 절대 제거해서는 안 된다.**[1] • 일상적인 음부 세정에 의한 청결을 유지한다. • 채뇨백은 항상 방광보다 낮은 위치에 두고, 바닥에 닿지 않도록 고정한다. • 튜브의 굴곡이나 신체를 압박하지 않도록 관찰한다. • 튜브에 클램프를 설치하지 않는다. • 카테터의 폐쇄가 이뤄지지 않는 한 방광 세정은 권장하지 않는다. 다만 전립선 수술이나 방광 수술 후에 출혈할 가능성이 있는 경우에 한해 방광 세정을 한다. • **삽입의 필요성에 대해 매일 평가하여 조기 제거에 힘쓴다.**[1] • 카테터 관련 요로감염예방을 목적으로 항균제 전신 투여를 실시하는 것은 부적절하다. 또한 카테터가 삽입되는 동안 소독제로 요도구 주위를 소독할 필요는 없다. 이 경우 일상적인 청결(예: 매일의 입욕이나 샤워로 요도면의 세정 등)로 충분하다. • 정기적인 간격으로 카테터와 채뇨백을 교환하는 것은 권장하지 않는다. 감염이나 폐색 등의 임상적 적용, 폐쇄식 시스템이 잘못됐을 경우에 카테터와 채뇨백을 교환한다.
고정 방법	• 카테터의 움직임으로 인한 마찰을 최소한으로 한다.

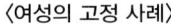

〈남성의 고정 사례〉　　　〈여성의 고정 사례〉

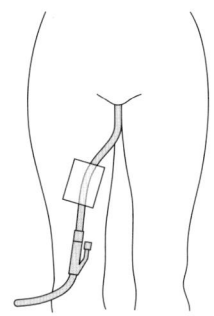

요 회수 시의 관리	• 손 위생을 실시하고 비멸균 장갑, 비닐에이프런, 고글을 착용한다. • 채뇨백으로부터 소변을 처리할 때, 배뇨구가 회수 용기에 접촉하지 않도록 주의한다. • 채뇨백으로부터 소변을 처리한 후에는 단일포장 에탄올 소독면 또는 알코올을 묻힌 천으로 배뇨구를 소독한다. • 각 환자마다 회수 용기, 비멸균 장갑, 비닐에이프런을 교환한다. • 장갑 교환 시에는 알코올 손 소독제에 의한 손 위생을 반드시 실시한다.
환자 이송 시의 관리	• 이송 시는 **채뇨백을 비워둔다.** • **채뇨백은 방광보다 낮은 위치**에 고정하고 이송한다.
요검체 채취 방법	• 검체 채취는 샘플포트로 실시한다. • 손 위생을 실시하고 비닐에이프런, 비멸균 장갑을 착용한다. 단일포장된 에탄올 소독면으로 샘플포트를 소독하고, 멸균주사기로 요를 채취한다. 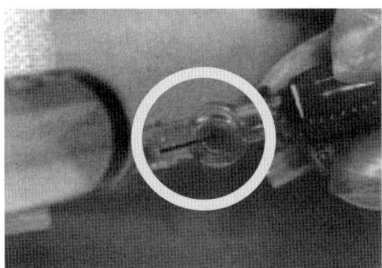
카테터 유치의 대체 방법	• 요폐색이나 요로폐색이 없고, 협조적인 남성 환자에게는 체외식 콘돔형 카테터의 사용을 검토한다. • 척수손상 환자는 간헐적 도뇨법 등을 검토한다. 이때 간헐적 도뇨를 실시하는 환자는 급성기 의료기관에서는 청결조작이 아닌 멸균조작으로 실시하는 것이 바람직하다. 배뇨 기능이 저하하여 잔뇨가 많은 환자에게는 요도 삽입 카테터와 치골상 카테터(치골 위 절개를 통한 방광 내에 외과적으로 삽입하는 카테터)보다도 간헐적 카테터 방식이 더 바람직한 방법이다. • 수막척수류 및 신경인성 방광 소아환자에게는 요로 기능 저하의 위험성을 줄이기 위해서 간헐적 도뇨법을 검토한다.[1]

최근, 본원에서도 다제내성 그람음성균이 증가하고 있습니다. 대부분의 사례에서 소변과 변으로부터 분리되어 배설 행위와 관련한 경로로 감염이 확대되는 것으로 판단됩니다. 또한 타 병원에서 보고된 사례 중에서도 소변량 측정에 사용한 개인용 소변 컵이 보관대에 보관되어있는 동안 교차 감염이 발생해 오염된 컵을 매개로 병동 내에 전파되는 일이 보고되고 있습니다.

가장 유효한 관리로는 소변 컵을 매번 변기 세정기에서 온수 소독하는 것입니다만, 동시에 소변량 측정 지시도 가급적 줄이고, 최소한으로 실시하는 것이 교차 감염 리스크를 줄일 것이라고 판단됩니다. 따라서 다음의 사항에 유의하여, 소변량 측정 및 요도 삽입 카테터의 지시 감소 및 기간 단축에 협력할 수 있도록 부탁드립니다.
다만, 질환의 특이성 등으로 장기적인 소변량 측정 및 삽입이 필요한 질환군은 실시 전에 진료과별로 감염관리실에 신청해주십시오.

소변량 측정 및 요도 삽입 카테터가 필요한 경우
   1. 순환기·신장·비뇨기계의 장애로 인해 소변량 측정이 필요한 경우
   2. 쇼크 상태, 수술 직후 등 순환동태 파악이 필요한 경우
   3. 자율배뇨가 곤란한 경우(요폐색, 신경인성 방광 등)
   4. 화학요법 직후 등 배뇨량 확인이 필요한 경우
   ※ 단순히 배뇨량 증감을 확인하는 것이라면 체중 측정으로 대용 가능합니다.

소변량 측정 및 요도 삽입 카테터 지시의 기한
   • 원칙적으로 1회 지시 당 3일간을 한도로 한다(연속 6일까지 연장 가능)
   • 7일째 이후에는 기한을 1주일마다 연장하지만 조기에 끝내는 것을 목표로 한다.
   • 구두 지시는 원칙적으로 인정하지 않는다.

2장. 혈관 삽입 카테터 관련 감염 방지 매뉴얼

1. 서론

일본에서는 1970년대 초부터 중심정맥을 사용하여 영양 관리를 하는 고칼로리 수액(TPN)이 급속하게 보급되어왔다. 하지만 세계적으로 TPN과 관련한 카테터 패혈증이 심각한 문제로 떠오르고 있다. 이에 대해 미국 CDC에서는 전국에 걸쳐 카테터 관리 상황을 조사하여 가이드라인을 책정했다.[1]

혈관 삽입 카테터는 현대의 의료, 특히 집중치료실에서는 불가피한 존재이며 치료 수단으로서도 유용하다. 하지만 다양한 종류와 재질의 카테터가 개발됨에 따라 여전히 혈관 삽입 카테터에 의한 감염이 문제로 남아있다. 게다가 국소적이고 전신적인 감염 합병증을 일으킬 리스크가 높다. 이러한 문제가 남아있지만, 혈관 삽입 카테터에 의한 치료와 영양 관리의 유용성을 무시할 수 없으므로, 의료종사자는 감염 리스크를 감안하여 감염 방지를 염두에 두고서 취급해야 한다.

2. 혈관감염

혈류 내로 세균 등의 미생물이 침입함에 따라 발생하는 감염병이다. 세균의 침입 경로 중에는 혈관 내에 삽입된 카테터와 관련된 것들이 많다.[1] 혈류감염, 삽입부의 **국소감염, 심내막염, 전이성 감염**(폐농양, 뇌수막염 등)이 포함된다.[1]

2.1 전파경로

중심정맥 카테터와 말초정맥 카테터의 미생물 침입 경로는 동일하다. 202쪽 〈도표1〉에 미생물의 주요 침입 경로와 예방관리를 표시했다.

① 카테터 삽입부 주위 피부에 존재하는 미생물이 카테터 표면을 통해 침입하는 경로(도표1-❶)
⇒ 삽입 전의 적절한 소독, 주 1회의 드레싱 교환

② 카테터의 접속부가 오염되어 수액을 통해 카테터 내부를 거쳐 침입하는 경로(도표1-❷) ⇒ 포트 부의 알코올 2단계 소독법, 청결조작 행위, 테이프의 제거

③ 오염된 약물에 의해 미생물이 침입하는 경로(도표1-❸) ⇒ 청결조작 행위에 의한 조제, 알코올로 약물 용기의 고무뚜껑 소독

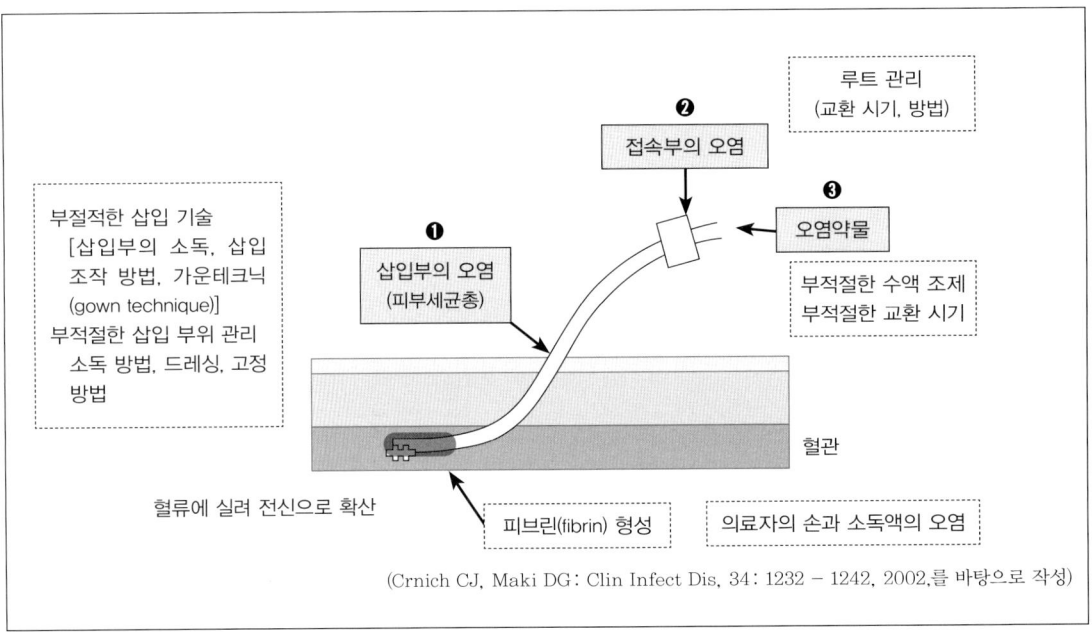

도표1 미생물의 주요 침입 경로

2.2 위험인자

환자 요인	병원체 요인
위중한 기초 질환	카테터에 의한 부착성(바이오필름의 형성능)
면역결핍	항균제에 대한 저항성(내성)
다른 부위의 감염소 존재	소독제에 대한 저항성(내성)
혈관벽의 취약	아미노산, 고장당액(高張糖液), 지방유제(乳劑) 중에서의 증식력
혈전 형성능의 항진	

3. 카테터 관리의 기본

3.1 손 위생

- 손 위생을 유지하면서 **청결조작 행위에 의한 수액 관리**를 실시한다(상황 ②).
- 수액라인과 접촉할 때는 항상 직전에 **손 소독을 한다**(상황 ②).
- 바실루스(Bacillus)속과 같은 아포를 형성하는 세균을 제거하기 위해 비누와 흐르는 물로 손 씻기를 한 후, 알코올 소독제로 손 소독을 실시하는 것이 바람직하다.

3.2 보호구

카테터를 삽입할 때에는 혈액에 접촉할 우려뿐만 아니라, 주사침 자상 사고의 위험도 있기 때문에 **장갑을 착용**한다(말초 카테터에서는 비멸균 장갑, 중심정맥 카테터에서는 멸균 장갑을 사용한다).[1]

- 중심정맥 카테터를 삽입할 때에는 고도의 **최대멸균 차단 예방관리(MBP; maximal barrier precaution)을 반드시 실시**한다.[3]

(212쪽 '의사를 위한 중심정맥 카테터 삽입 시의 순서' 및 213쪽 '의사를 위한 말초 카테터 삽입의 순서'를 참조한다.)

3.3 약제의 조제

- 약물의 오염을 막기 위해서 **청결한 환경**에서 실시한다.
- 약물병의 천자부(고무 뚜껑)는 단일포장된 70% 이상 에탄올 소독면으로 소독한다.
- 약제를 조제할 때에는 손 위생을 실시하고 장갑을 착용한다(상황 ②)(중심정맥 영양의 경우에는 원칙적으로 조제실에서 조제를 실시한다. 213쪽 '수액 조제의 순서'를 참조한다).

3.4 링거 교환 및 측관에 연결

- 약물 교환 직전에는 **손 위생을 실시하고 장갑을 착용**한다(상황 ②).
- 약물병 또는 삼방활전(3 way connecter)를 단일포장된 70% 이상 에탄올 소독면으로 **2단계 소독법**(209쪽 '경로 접속 시의 2단계 소독 방법'을 참조)**을 실시하고 연결한다.**

3.5 관찰

- 기계적·물리적 자극에 의한 정맥염의 조기발견은 감염예방으로 이어지기 때문에 매일 **삽입부를 충분히 관찰한다.**

- 드레싱 재료의 상황(벗겨짐, 헐거움, 오염 등), 카테터의 고정(헐거움, 밀림 등), 삽입부 주위 피부 상태(발적, 경결, 삼출, 압통 등)를 관찰하고, 그 **결과를 간호기록(또는 진찰 기록)에 기재한다.**

4. 중심정맥 카테터의 관리

삽입 시 관리 (보호구)	• 최대멸균·차단·예방관리(캡, 마스크, 멸균 가운, 멸균 장갑, 큰 사이즈의 멸균 드레이프)을 필수로 하여 멸균조작을 철저히 한다.[1]
삽입 부위	• 첫 번째 선택은 쇄골하정맥(기계적 합병증도 고려하여 선택)
카테터의 종류	• 폴리우레탄제가 권장되고 있다.[1] • 가급적 최소한의 루멘 수를 선택한다.[1]
카테터의 교환	• **정기 교환은 불필요** • 조기 제거를 촉진하기 위해, 삽입 적용에 대해서 매일 재검토한다.[1] • 긴급 상황 등 무균기술의 준수를 확인할 수 없는 삽입의 경우에는 48시간 이내에 교환하는 것이 바람직하다.[1]
소독제	• 1% 클로르헥시딘글루콘(Chlorhexidine glucon)산염 에탄올액, 1% 클로르헥시딘 함유 알코올, 또는 10% 포비돈요오드를 사용하여 삽입부보다 바깥쪽으로 동심원을 그리면서 소독한다. • 10% 포비돈요오드는 제거하지 않고 2분 이상 피부에 잔류시켜 자연 건조시킨다. • 삽입부에 포비돈요오드 연고 등의 소독제 연고를 예방적으로 사용하지 않는다(투석 카테터는 제외). (주): 바실루스(Bacillus)속과 버크홀데리아(Burkholderia)속의 감염 리스크를 증대시키기 때문에 사용하지 않는다.
삽입부의 관리	• 삽입 시 및 드레싱 재료 교환 시에 피부를 소독한다.
드레싱 재료	• 멸균 투명 필름드레싱 ※ 삽입 직후에 출혈이 많고 발한 등으로 필름드레싱제가 벗겨지기 쉬운 환자의 경우에는 담당의사의 판단으로 멸균 거즈로도 보호 가능
드레싱 재료의 교환 빈도	• 투명 드레싱: **7일마다 교환**[1](거즈의 경우에는 2일마다). • 습하거나 헐겁거나 더러워질 때와 삽입부를 보고 진단할 필요가 있을 때에는 교환한다. • 소아는 카테터 이동의 위험성이 드레싱 교환보다 더 많다.[1] • 정기적인 교환을 확실히 실시하기 위해서 삽입부의 드레싱 재료에 **교환한 날짜를 기재한다.**

수액라인· 삼방활전의 교환	• 원칙적으로 주 1회 교환한다.[1]
	• 혈액·혈액제제·지방유제를 투여한 라인은 주입 개시로부터 **24시간 이내**에 교환한다.[1] 약물병에 연결한 수액 세트에서 삼방활전 또는 필터까지 교환한다. 다만 삼방활전보다 자입부 측에 접속하고 있는 연장 튜브는 카테터의 일부로 본다. (214쪽 '중심정맥 카테터 사용 시의 수액라인·삼방활전·필터의 교환에 대해'를 참조한다.) • 교환 시에는 접속부를 단일포장된 에탄올 소독면을 사용하여 2단계 소독 방법으로 **소독한 후 접속**한다. 209쪽 '경로 접속 시의 2단계 소독 방법'을 참조한다.
정맥주사 포트	• 1% 클로르헥시딘글루콘(Chlorhexidine glucon)산염 에탄올액, 1% 클로르헥시딘 함유 알코올 또는 10% 포비돈요오드 또는 단일포장된 70% 이상 알코올 소독면으로 소독한다.
필터· 삼방활전의 설치	• 삼방활전의 수는 가급적 최소한으로 하고, IV필터보다 환자 쪽으로 착용하지 않는 것을 원칙으로 한다. • IV필터는 카테터 관련 감염병 예방효과는 없지만, 이물이나 불순물 제거를 위해 사용해도 된다. • 잠금식 연장 튜브를 사용하고 삼방활전과의 **접속부 주위에는 테이프를 사용하지 않는다.**
항응고제	• 생식 또는 헤파린 록(heparin lock)은 프리필드시린지(prefilled syringe) 타입을 사용한다.
삽입 중의 관리	〈관찰〉 • 혈류감염의 징후 : 38℃ 이상의 발열, 카테터 삽입부의 발적, 종창, 동통, 열감의 유무 〈기록〉 • 삽입 부위, 감염 징후의 유무에 대해서 **간호기록(또는 진료기록)에 매일 기재**한다.

212쪽 '의사를 위한 중심정맥 카테터 삽입 시의 순서'도 참조한다.

5. 말초정맥 카테터의 관리

삽입 시 관리	• 손 위생과 장갑 착용
삽입 부위	〈성인〉 • 삽입 부위로 상지(손목과 상완은 피한다)를 가장 먼저 선택한다. 〈소아〉 • 손, 발등, 두피 : 카테터의 고정이 불안정하면 미생물이 침입하기 쉽기 때문에 안정되게 고정할 수 있는 부위를 선택한다.
카테터의 교환	• 원칙적으로 **주 1회 교환**한다(소아는 제외).[1] • 환자의 병태에 따라 정기 교환이 곤란한 경우에는 예외로 한다. • 연장할 때에는 정맥염의 리스크가 높아진다는 것을 이해하고, 자입부의 상태를 간호기록에 기재한다.
소독제	• 단일포장된 70% 이상 에탄올 소독면. • 삽입부에 포비돈요오드 연고 등의 소독제 연고를 예방적으로 사용하지 않는다.
삽입부의 관리	• 삽입 시 및 드레싱 재료 교환 시에 피부를 소독한다.
드레싱 재료	• 멸균 투명 필름드레싱

드레싱 재료의 교환 빈도	• 습하거나 헐겁거나 더러워질 때와 삽입부를 보고 진단할 필요가 있을 때에는 교환한다. • 정기적인 교환을 확실히 실시하기 위해서 삽입부의 드레싱 재료에 교환한 날짜를 기재한다.
수액라인· 삼방활전의 교환	• 원칙적으로 주 1회 교환한다.[1)] • 혈액·혈액제제·지방유제를 투여한 라인은 주입 개시로부터 **24시간 이내**에 교환한다.[1)]
필터· 삼방활전의 설치	• 삼방활전의 수는 가급적 최소한으로 한다.[1)] • Ⅳ필터는 카테터 관련 감염병 예방효과는 없지만, 이물이나 불순물 제거를 위해 사용해도 된다.[1)] • 잠금식 연장 튜브를 사용하고, 삼방활전과의 **접속부 주위에는 테이프를 사용하지 않는다**.
항응고제	• 생리식염수 또는 헤파린 록(heparin lock)은 프리필드시린지(prefilled syringe) 타입을 사용한다.
삽입 중의 관리	〈관찰〉 • 혈류감염의 징후 : 38℃ 이상의 발열, 카테터 삽입부의 발적, 종창, 동통, 열감의 유무 〈기록〉 • 삽입 부위, 감염 징후의 유무 등의 관찰 결과를 **간호기록에 매일 기재**한다. • 정기적인 카테터 교환을 실시하지 않는 경우, 그 이유를 **간호기록(또는 진료기록)에 기재**한다.

6. 피하매입형 포트의 관리

6.1 천자 시

순서	1. 발침 시 필요한 물품을 트레이에 준비한다.

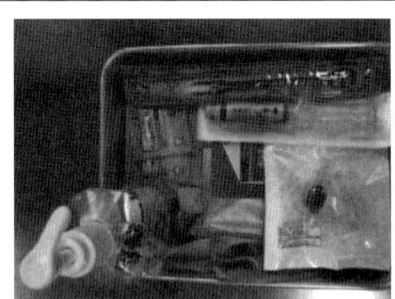

① 1% 클로르헥시딘글루콘(Chlorhexidine glucon) 산염 에탄올액, 1% 클로르헥시딘 함유 알코올 면봉 2~3개 또는 단일포장된 알코올 소독면 2~3장
② 포비돈요오드 함침 면봉 2~3개 : 소독용 에탄올에 과민 반응이 있어 사용할 수 없는 경우
③ 안전 기능이 있는 포트 바늘
④ 필름드레싱 재료 1장
⑤ 멸균생리식염수액 또는 헤파린 생리식염수액(프리필드시린지제제만)
⑥ 비멸균 장갑 2세트
⑦ 수술용 마스크 1장
⑧ 알코올 손 소독제
⑨ 비닐봉투(쓰레기용) 1장

2. 알코올 손 소독제로 손 위생을 실시하고 수술용 마스크 및 비멸균 장갑을 착용한다.

3. 간호사가 안전기능이 있는 포트 바늘에 멸균생리식염수액 또는 헤파린 생리식염수액을 채워 시스템 내의 공기를 뺀다. 이 조작 후에 고정(클램프)한다.

4. 비멸균 장갑을 벗어 알코올 손 소독제로 손 위생을 실시한 후, 새로운 비멸균 장갑을 착용한다.

5. 천자부를 2회 소독한다.
   천자부의 피부 소독은 소독용 에탄올로 실시한다. 소독용 에탄올에 과민 반응이 있어 사용할 수 없는 경우에는 포비돈요오드를 사용한다.

【1% 클로르헥시딘 함유 알코올 면봉·포비돈요오드의 경우】
- 천자 부위를 중심으로 바깥쪽을 향해 원을 그리 듯 넓은 범위로 소독한다.
- 같은 순서로 2번 반복한다.
(주) : 포비돈요오드의 경우, 요오드가 유리(遊離)하여 소독 효과를 발휘할 때까지 약 3분간 자연 건조시 킨다.

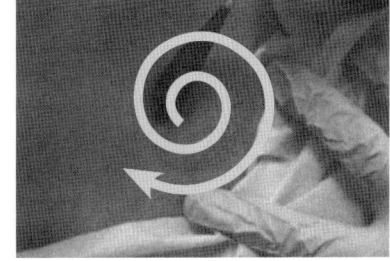

【소독용 에탄올의 경우】
- 피부 주름에 따라 소독한다. 그 후 90도 방향을 바꾸어 직교하도록 십자형으로 소독한다.
- 같은 순서로 2번 반복한다.
(주) : 천자부를 소독할 면에 접촉하지 않도록 청결히 취급 한다.

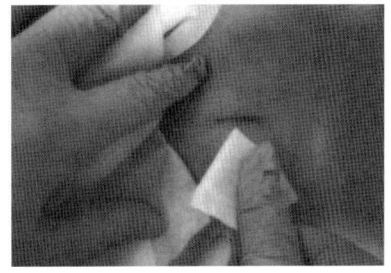

6. 천자한다.

7. 필름드레싱 재료로 고정한다.

8. 감수성 폐기물 쓰레기통에 쓰레기를 폐기한다.

9. 장갑을 벗어 알코올 손 소독제로 손 위생을 실시한다.

10. 트레이는 알코올을 묻힌 천으로 닦고 정리한다.

6.2 발침 시

순서   1. 필요한 물품을 트레이에 준비한다.

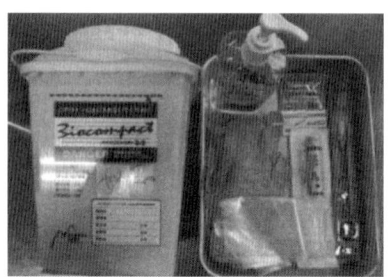

① 단일포장된 에탄올 소독면 1장

② 포비돈요오드 함침 면봉 1개 : 소독용 에탄올에 과민 반응이 있어 사용할 수 없는 경우

③ 반창고 1장

④ 멸균생리식염수액 또는 헤파린 생리식염수액(프리필드시린지제제만)

⑤ 비멸균 장갑 1세트

⑥ 알코올 손 소독제

⑦ 비닐봉투(쓰레기용) 1장

⑧ 바늘 폐기 전용 용기

2. 알코올 손 소독제로 손 위생을 실시하고 수술용 마스크, 비멸균 장갑을 착용한다.

3. 안전기능이 있는 포트 바늘의 고정장치(Klemme)를 잠근다.

4. 수액 루트를 제거하고 고정장치를 개방하여, 멸균생리식염수액 또는 헤파린 생리식염수액을 주입하고 **압력을 가하면서** 다시 잠근다.

5. 필름드레싱 재료를 벗긴다.

(주) : 필름드레싱 재료를 벗길 때에는 필름 끝을 잡아 피부와 평행으로 천천히 잡아당기면서 벗기면 피부 장해가 적다.

6. 한쪽 손으로 포트를 고정하고, 다른 한쪽 손으로 수직으로 발침한다.

7. 사용 후 바늘은 그대로 바늘 폐기 전용 용기에 폐기한다.

8. 발침 부위를 소독용 에탄올(또는 포비돈요오드)로 소독하고 반창고를 붙인다.

9. 감염성 폐기물용 쓰레기통에 쓰레기를 폐기한다.

10. 장갑을 벗어 손 위생을 실시한다.

11. 트레이는 알코올을 묻힌 천으로 닦아 정리한다.

7. A라인(동맥 라인)의 관리

삽입 시 관리(보호구)	• 손 위생과 장갑 착용
삽입 부위	• 요골동맥, 대퇴동맥
카테터의 교환	• 정기 교환은 불필요. 다만 압력 트랜스듀서(변환기) 및 그 외 부품은 96시간마다.[1]
소독제	• 클로르헥시딘 알코올 제제(1% 클로르헥시딘글루콘산염 에탄올액, 1% 클로르헥시딘 함유 알코올 면봉), 10% 포비돈요오드, 단일포장된 70% 이상 에탄올 소독면. • 소독제는 닦아내지 말고 건조시킨다(포비돈요오드는 2분 이상). • 삽입부에 예방적 차원으로 포비돈요오드 연고 등의 소독제 연고를 사용하지 않는다.
삽입부의 관리	• 삽입 시 및 드레싱 재료 교환 시에 피부를 소독한다.
드레싱 재료	• 멸균 투명 필름드레싱
드레싱 재료의 교환 빈도	• 습하거나 헐겁거나 더러워질 때 및 삽입부를 보고 진단할 필요가 있을 때에는 교환한다.
수액라인의 교환	• **주 1회 교환**한다.
삼방활전	• 삼방활전의 수는 필요 최소한으로 한다. • 잠금식 연장 튜브를 사용하고 삼방활전과의 **접속부 주위에는 테이프를 사용하지 않는다.**
삽입 중의 관리	〈관찰〉 • 혈류감염의 징후 : 38℃ 이상의 발열, 카테터 삽입부의 발적, 종창, 동통, 열감의 유무 〈기록〉 • 삽입 부위, 감염 징후의 유무 등의 관찰 결과를 **간호기록(또는 진료기록)에 매일 기재**한다.

8. 경로 접속 시의 2단계 소독 방법

삼방활전은 오염 빈도가 높고, 혈관 내의 카테터와 수액으로의 병원체 침입구가 될 가능성이 있다. 접속 시에는 다음의 순서를 준수하여 소독한다.

<table>
<tr><td>순서</td><td>1. 알코올 손 소독제로 손 위생을 실시하고 비멸균 장갑을 착용한다.</td><td></td></tr>
</table>

2. 반으로 잘라 단일포장된 알코올 소독면을 꺼낸다.
   (주): 안쪽이 불결한 상태가 되지 않도록 주의한다.

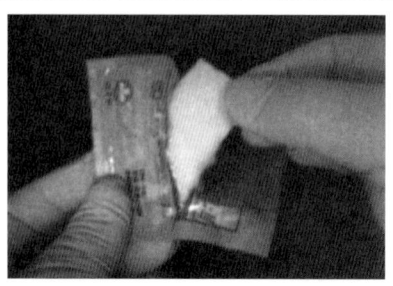

3. 연결 콕을 감싸 돌리면서 깨끗하게 닦는다.

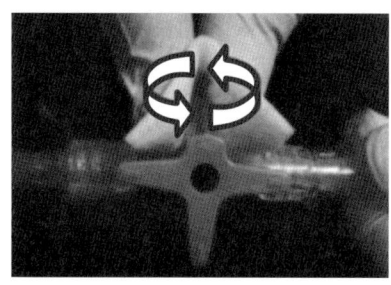

4. 단일포장 알코올 소독면을 뒤집어 새로운 면을 드러
   낸다.

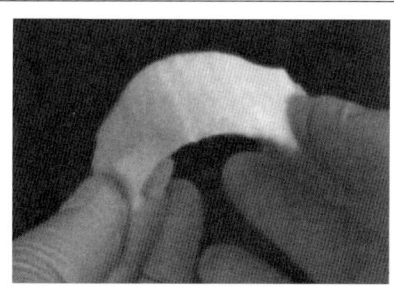

5. 접속부를 깨끗하게 닦는다.
   (주): 한쪽 방향을 향해 닦고, 90도 방향을 바꾸어 닦
   는다.

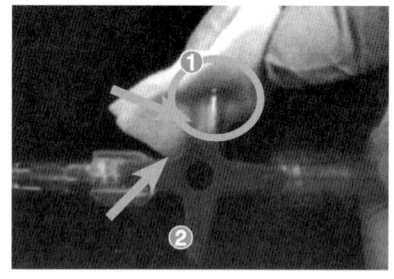

6. 남은 반쪽 단일포장 알코올 소독면으로 2~5의 순서를 반복한다.
   (주): 첫 번째 순서는 '오염의 제거', 두 번째는 '소독'이다. 유기물이 잔존하고 있으면 소독 효과가 충분하지 않기
   때문에 오염을 제거한 후 소독할 필요가 있다.

9. 혈류감염이 의심될 때의 대응

혈류감염의 징후는 다음과 같다.

> 38℃ 이상의 발열
>
> 카테터 삽입부의 발적, 종창, 동통, 열감

- 카테터 감염이 의심스러운 경우에는 신속하게 카테터를 제거하는 것이 바람직하다.

- 진단을 위해서는 **카테터 첨단배양과 혈액배양(2세트/합계 4)**을 함께 제출한다.

- 감염병 치료에는 배양균의 감수성에 맞춰 약제를 선택한다.

1. 삽입 전

〈환자의 준비〉

- 가급적 삽입을 위한 소독 전에 샤워를 하거나 깨끗이 닦아, 삽입부 주위의 피부에 상재하는 균수를 감소시키는 것이 바람직하다.
- 제모가 필요할 때는 수술용 클리퍼를 사용한다.

〈수술담당자의 준비〉

- 최대멸균 차단 예방관리에 필요한 **메디컬캡, 수술용 마스크, 멸균 장갑, 멸균 가운, 큰 사이즈의 멸균 드레이프(보통 120cm × 120cm)**를 준비한다.
- 중심정맥 카테터 체크리스트를 사전에 확인한다.

2. 삽입 시

최대멸균 차단 예방관리를 준수하여 실행한다.

〈최대멸균 차단 예방관리의 순서〉

- 알코올 손 소독제, 또는 비누와 흐르는 물에 의한 손 씻기를 실시한다.
- 수술용 마스크 및 비멸균 캡을 착용한다.
- 알코올 손 소독제제에 의한 손 위생을 실시하고, 멸균 가운 및 멸균 장갑을 착용한다.
- 손 위생 실시 후에는 주위 환경을 만지는 등의 행위로 손을 오염시키지 않는다. 만일 주위 환경에 접촉했을 경우, 더러움이 눈으로 확인되면 비누와 흐르는 물로 손을 씻고, 눈에 보이는 더러움이 없는 경우에는 알코올 손 소독제에 의한 손 소독을 실시한다.

가장 청결해야 할 "손"에 필요한 멸균 장갑은 마지막에 착용한다.

3. 삽입 후

- X선 사진으로 카테터 첨단의 위치를 확인한다.
- 고정용 테카덤(Tegaderm)에 삽입 날짜를 기재한다.
- 의료정보단말로부터 중심정맥 감염 방지 번들(bundle)을 입력한다.

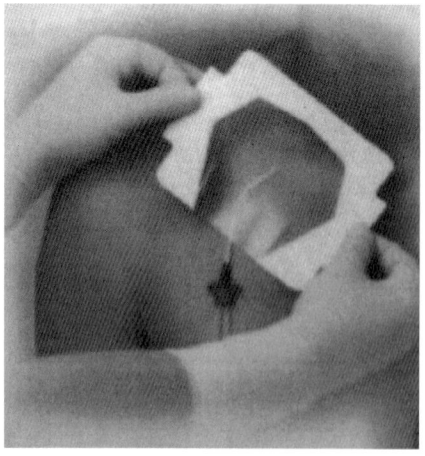

1. 삽입 전
- 손목시계를 벗고 알코올 손 소독제 또는 비누와 흐르는 물에 의한 손 씻기를 실시한다.
- 환자의 침대 맡에 점액, 알코올 손 소독제, 비멸균 장갑, 바늘 폐기 전용 용기를 휴대한다.

2. 삽입 시
- 사용 후의 바늘을 신속하게, 팔을 교차시킬 필요 없이 폐기할 수 있도록 바늘 폐기 전용 용기를 본인이 주로 사용하는 손의 위치에 둔다.
- 장갑 착용 직전에 다시 한 번 손 위생을 실시한다.
- 장갑을 착용하고 삽입한다.

3. 삽입 후
- 바늘은 신속하게 바늘 폐기 전용 용기에 폐기한다.
- 고정용 필름드레싱제에 삽입일을 기재한다.
- 장갑을 벗고 정리한 다음 손 위생을 실시한다.

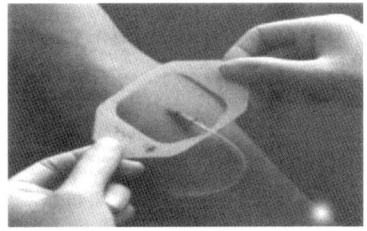

부록3 수액 조제의 순서

1. 준비
- 손목시계를 벗고 알코올 손 소독제, 또는 비누와 흐르는 물로 손 씻기를 실시한다.
- 수액 준비대 정비 : 알코올을 묻힌 천으로 깨끗이 닦아 소독을 실시한다.
- 약제 정비 : 청결한 트레이에 필요한 물품을 준비한다.

2. 수액의 조제
- 손 위생 : 수액을 조제하기 직전에 다시 한 번 알코올 손 소독제 또는 비누와 흐르는 물로 손 위생을 실시하고 비멸균 장갑을 착용한다.
- 천자부의 소독 : 바이알(vial)과 약물병의 개봉 상태에 관계없이 천자부를 단일포장 에탄올 소독면으로 소독한다.
- 수액 오염의 방지 : 비말에 의한 오염을 방지하기 위해 수술용 마스크를 착용하거나, 수액 조제 시에는 잡담은 삼간다. 조제 후의 수액은 가급적 신속하게 투여한다.

중심정맥 카테터 사용 시의 수액라인·삼방활전·필터의 교환에 대해

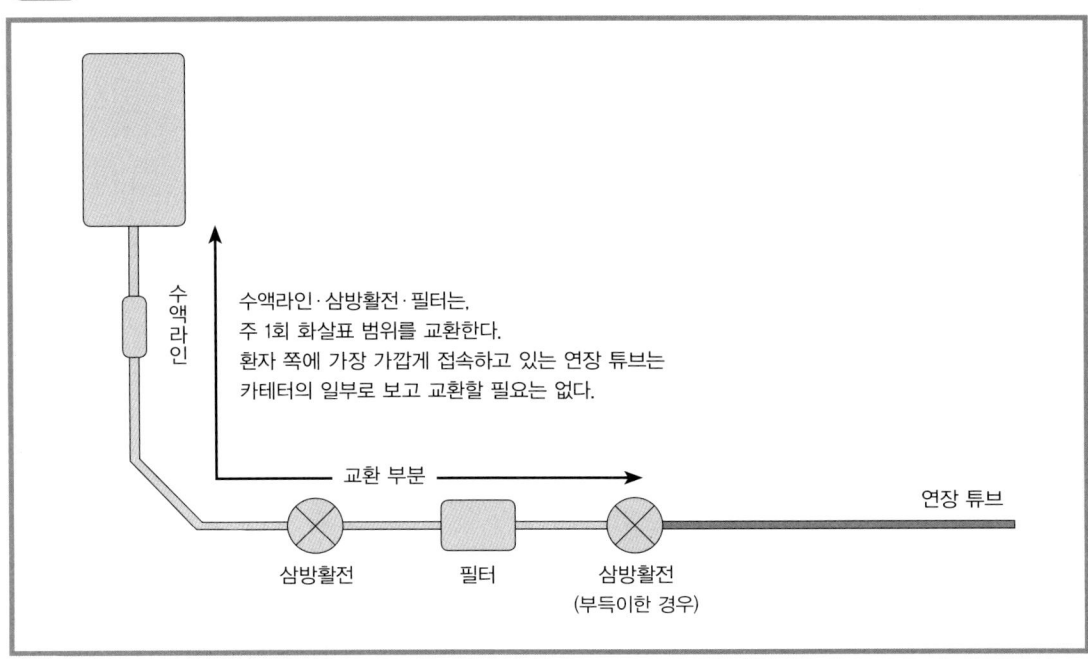

수액라인·삼방활전·필터는,
주 1회 화살표 범위를 교환한다.
환자 쪽에 가장 가깝게 접속하고 있는 연장 튜브는
카테터의 일부로 보고 교환할 필요는 없다.

수액라인

교환 부분

연장 튜브

삼방활전

필터

삼방활전
(부득이한 경우)

4. CLABSI 매뉴얼 포인트

서론

카테터 관련 혈류감염병(CLABSI, Central line associated blood stream infection) 매뉴얼은 미국감염학회(IDSA)에서 내놓은 CLABSI와 관련된 진단 및 치료의 가이드라인[1]을 바탕으로, 해당 시설의 배양균 종류 및 감수성율을 추가시켜 작성되었다. 모든 진료과에서 일어날 수 있는 감염병이기 때문에, 경험이 부족한 의사도 CLABSI의 진료가 가능하도록 구체적인 대응책을 기재하고 있다. 또한 필요로 하는 최소한의 이론도 기재하고 있어, 매뉴얼로부터 CLABSI에 대한 올바른 지식을 얻을 수 있게 되었다.

CLABSI를 의심해야 할 상황

카테터 삽입부에서 동통, 발적, 화농성 삼출액 등이 인정된다면 CLABSI를 의심하는 것이 좋다. 다만 그람음성균이 배양균인 경우처럼 전형적인 자각 및 타인의 소견이 있는 경우도 있으므로, "자입부의 소견 없음=CLABSI 없음"이라고는 단정할 수 없음을 강조하고 있다.

CLABSI를 의심한 날에 해야 할 사항

CLABSI를 의심한다면 경험적 치료를 개시해야 하지만, 무엇보다 경험적 치료의 항균제를 개시하기 전에 필요한 배양이 채취되어야 한다. 카테터 첨단배양의 단독 제출은 혼입 오염(contamination)과의 식별이 어렵기 때문에, 특히 혈액배양 2세트의 동시 제출을 매뉴얼화하여 강조하고 있다. 그

표   본원의 혈관 카테터로부터의 검출균
(2009년, 339검체)

그람양성구균	64.2%
그람양성간균	11.8%
그람음성간균	14.5%
진균	9.2%
기타	0.3%

※ 2009년의 혈액배양의 동시 제출율은 53.6%이다. 오염균이 함께 포함되어있을 가능성도 있긴 하지만, 그람양성균이 거의 3/4를 점하고 있음을 유추할 수 있다.

결과 2014년 카테터 첨단배양 단독 제출율이 20% 전후까지 확보되었지만, 여전히 충분하다고는 할 수 없으므로 앞으로도 매뉴얼을 사용하면서 홍보할 필요가 있다.

〈표〉는 본원의 혈관 카테터 첨단배양 검출균의 빈도를 나타내고 있다. 2009년의 데이터이긴 하지만 큰 변화는 없다. 배양 제출 후 경험적 치료에 관해서는 배양균으로서 가장 빈도가 높은 그람음성균, 특히 의료 케어 관련 감염병인 메티실린 내성 포도구균을 상정하여[MRSA를 커버하는 것 외에 메티실린 내성율이 높은 *Staphylociccus epidermidis* 등의 응고효소 음성 포도구균(coagulase-negative staphyloco-cci)도 커버하지 않으면 안 된다], 반코마이신을 모든 증례에 사용하도록 권장하고 있다. 그 외에 *Pseudomonas aeruginosa*(녹농균)와 진균의 감염도 상정해야 하는 경우의 추가 항균제에 대해서도 권장하고 있다.

혈액배양이 양성이 된 날에 해야 할 사항

혈액배양 결과가 양성으로 나오면 미생물검사실에서는 검체로부터 직접 그람염색을 실시하여, 추정된 균명을 담당의에게 전달한다. 그 결과에 따라, 그람양성균이면 메티실린 내성 포도구균속을 추정하여 반코마이신을, 그람음성균이면 녹농균을 상정한 치료와 같이, 추정된 배양균별에 따라 항균제를 선택하여 치료를 실시할 것을 권장하고 있다. 그람염색에 의해 균명을 추정하는 것은 중요하다. 이는 또한 경험적 치료로 사용한 항균제의 스펙트럼이 틀리지 않았는지를 확인하고, 보다 빠른 시기에 유효한 항균제를 사용하는 보조역할을 한다.[2]

배양균(원인균) 판명 후에 해야 할 사항

혈액배양으로 검출된 균의 확인 결과 및 감수성 시험 결과가 판명되면 그 다음에는 배양균별 권장 항균제 매뉴얼에 따라 치료를 계속한다.

3장. 결핵 대응 매뉴얼

1. 서론

결핵은 의학·약학의 발전과 생활수준 향상 등에 따라 감소해왔지만 최근에 다시 증가 추세에 있다. 1999년에는 후생노동성이 "결핵 비상사태 선언"을 발표하기도 했다. 결핵은 과거의 감염병이 아니라 "재유행 감염병"으로서, 충분한 관리를 강구해야 하는 감염병이다.

결핵이 증가하는 배경에는 "제2차 세계대전 종전 전후에 강한 감염을 경험했던 고령자의 재발"과 "제2차 세계대전 후에 태어나서 감염을 거의 경험한 적이 없는 젊은 층의 첫 감염" 또는 "결핵에 감염되면 발병할 가능성이 높은 HIV 감염자의 증가와 약제 내성 결핵균 등의 출현"을 들 수 있다.

결핵 환자의 증가는 의료시설에서도 중요한 문제이며, 그렇기 때문에 집단감염예방을 위한 조기발견에 대한 지식과 대응책을 알아둘 필요가 있다.

2. 결핵 진단에 대한 시설 내 진단 지침

결핵 관리는 얼마나 빨리 결핵 발병자를 발견하여 공기주의를 실시할 수 있는가에 달려있다. 따라서 어떤 환자가 결핵에 이환(혹은 재발)하기 쉬운지 또는 어떤 증상이 있으면 의심해봐야 할지에 대해 명시해둘 필요가 있다. 그리고 결핵을 의심한 경우에 실시해야 할 검사에 대해서도 플로차트(Flow Chart)를 사용하여 혼란이 일어나지 않도록 해야 한다.

2.1 결핵 고위험으로 구분해야 할 그룹[1][2][3]

"결핵 발병의 고위험"이라 불리는 그룹에는 상시 주의를 기울일 필요가 있다. 만일 증상이나 징조가 나타나면 신속하게 스크리닝 검사 등을 실시한다.

(1) 기초 질환에 관한 리스크

- 간경변증
- 암 질환 치료 중
- HIV 양성
- 저영양 상태(Alb가 3.0mg/dL미만)
- 당뇨병의 컨트롤 불량(HbA1c가 9.0% 이상)
- 세포성 면역 저하(말초혈 CD가 500/μL 이하)

(2) 치료에 관한 리스크

- 유지 투석 중
- 장기(1주간 이상)의 스테로이드 치료 중[PSL(prednisolone) 환산으로 15㎎/일 이상]
- 항암약에 의한 화학요법의 기왕(과거 6개월 이내)
- 방사선치료의 기왕(과거 6개월 이내)
- 면역억제제 투여의 기왕(과거 6개월 이내)
- 면역억제제 투여의 예정(2개월 이내)

(3) 결핵의 기감염에 관한 리스크

- 항결핵약물에 따른 **치료력이 없는** 결핵에 대한 기왕력이 있다.
- 자연치유(가벼운 쾌유)한 결핵의 기왕력이 있다.

3. 스크리닝 테스트의 적용[4]

다음의 증상·징후 중 **어느 하나의 항목에 해당하고**, 아래의 폐결핵 리스크에 해당할 경우에는 결핵 스크리닝 진단을 실시해야 한다. 단, 장기 이식이 추후 2개월 이내에 예정되어있는 경우에는 증상·징후의 유무와 상관없이 모두 실시해야 한다. 이상소견이나 의문점은 호흡기내과의사 혹은 감염관리실 ICD에 신속하게 상담해야 한다. 부재 시에는 호흡기내과나 감염내과 등 외래에 진찰을 의뢰해야 한다.

증상·징후(다음 중 1가지)

- 흉부에 이상조영이 있다(명백한 세균성 폐렴은 제외).

- 2주 이상 계속되는 기침(咳嗽)이 있다(명백한 세균성 폐렴은 제외).

- 흉수가 있다.

- 2주 이상 계속되는 불명열(fever of unknown origin)이 있다.

- 항균제 투여에 반응하지 않는 발열이 있다.

4. 폐결핵이 의심되는 입원환자를 위한 대응[1][2]

4.1 환자 대응 플로차트(Flow Chart) (통상)

결핵이 의심되거나 폐결핵으로 진단된 입원환자의 경우에는 감염관리실에 연락한 후에, 〈도표1〉의 플로차트에 따라 대응한다.

4.2 폐결핵이 의심되는 입원 전 환자를 위한 대응 (긴급 입원 시)

긴급 입원 등으로 4.1에서 제시한 일반적인 대응을 할 수 없는 경우에는 〈도표2〉의 플로차트에 따라 대응한다.

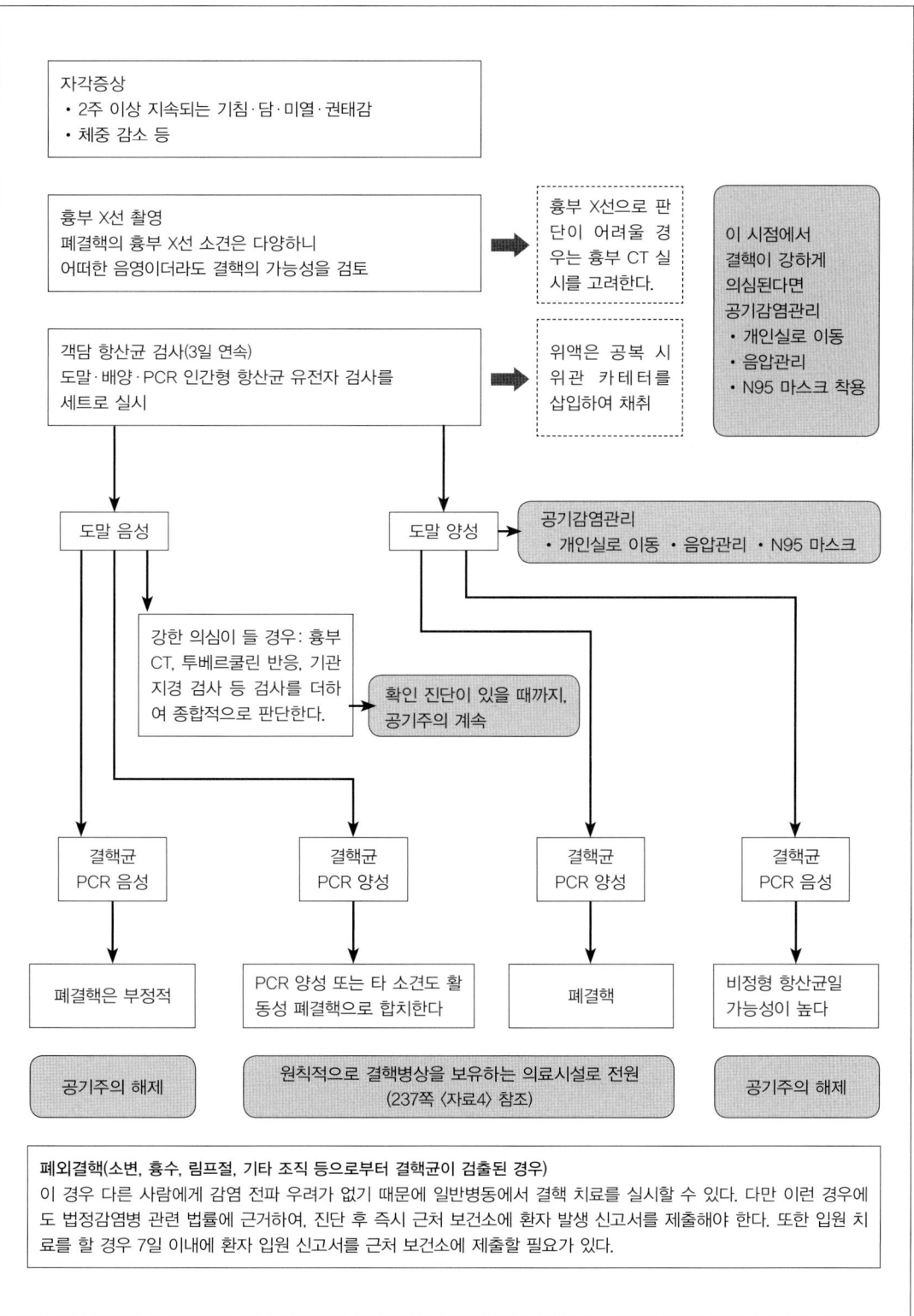

도표 1 　환자 대응 플로차트

자각증상
- 2주 이상 지속되는 기침·담·미열·권태감
- 체중 감소 등

흉부 X선 촬영
폐결핵의 흉부 X선 소견은 다양하니
어떠한 음영이더라도 결핵의 가능성을 검토

흉부 X선으로 판단이 어려울 경우는 흉부 CT 실시를 고려한다.

이 시점에서 결핵이 강하게 의심된다면 공기감염관리
- 개인실로 이동
- 음압관리
- N95 마스크 착용

객담 항산균 검사(3일 연속)
도말·배양·PCR 인간형 항산균 유전자 검사를
세트로 실시

위액은 공복 시 위관 카테터를 삽입하여 채취

도말 음성 → 도말 양성 →

공기감염관리
- 개인실로 이동 · 음압관리 · N95 마스크

강한 의심이 들 경우: 흉부 CT, 투베르쿨린 반응, 기관지경 검사 등 검사를 더하여 종합적으로 판단한다.

확인 진단이 있을 때까지, 공기주의 계속

결핵균 PCR 음성 → 폐결핵은 부정적 → 공기주의 해제

결핵균 PCR 양성 → PCR 양성 또는 타 소견도 활동성 폐결핵으로 합치한다 → 원칙적으로 결핵병상을 보유하는 의료시설로 전원 (237쪽 〈자료4〉 참조)

결핵균 PCR 양성 → 폐결핵

결핵균 PCR 음성 → 비정형 항산균일 가능성이 높다 → 공기주의 해제

폐외결핵(소변, 흉수, 림프절, 기타 조직 등으로부터 결핵균이 검출된 경우)
이 경우 다른 사람에게 감염 전파 우려가 없기 때문에 일반병동에서 결핵 치료를 실시할 수 있다. 다만 이런 경우에도 법정감염병 관련 법률에 근거하여, 진단 후 즉시 근처 보건소에 환자 발생 신고서를 제출해야 한다. 또한 입원 치료를 할 경우 7일 이내에 환자 입원 신고서를 근처 보건소에 제출할 필요가 있다.

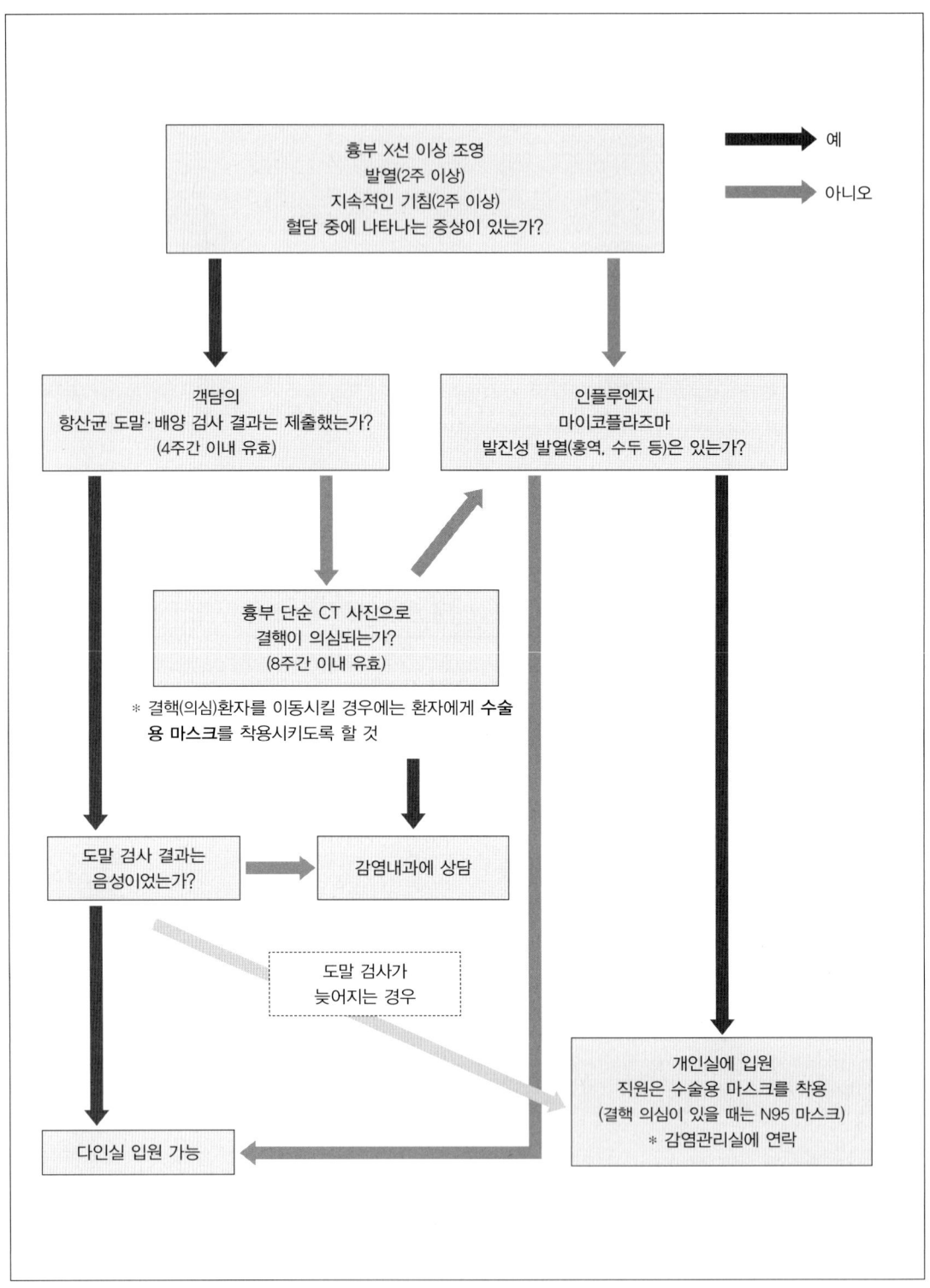

도표2 긴급 입원 시의 플로차트

4.3 결핵이 의심되는 경우에 필요한 스크리닝 테스트 항목의 일람[1)2)3)]

(1) 폐결핵의 리스크에 해당하는 증상이나 징조를 발견했을 경우

폐결핵과 관련이 있음을 부정할 수 없는 경우에는 일주일마다 ①과 ②(객담이 없을 때는 ③으로 대용)를 반복해서 실시한다.

항목	첫 회	이후
① 흉부 단순 X선	○	○
② 객담 항산균 검사(3일 연속) (도말·배양·PCR 항산균 유전자 검사를 세트로)	○	
③ 위액 항산균 검사(2일 연속) (도말·배양·PCR 항산균 유전자 검사를 세트로)	○	(○) ②의 대용
④ 투베르쿨린 반응	○	

(2) 또한 흉수가 있을 경우에는 흉강천자를 실시하여 다음의 검사를 제출한다[1)2)]

폐결핵과 관련이 있음을 부정할 수 없는 경우에는 1~2주마다 아래의 검사 일체를 반복하여 실시한다.

항목	첫 회	이후
① 흉수 천자액 및 일반 성상검사	○	○
② 세포수 및 세포분획	○	○
③ 흉수 중의 항산균 검사 (도말·배양·PCR 항산균 유전자 검사를 세트로)	○	○
④ 흉수 중의 아데노신 데아미나아제(ADA, adenosine deaminase) 정량	○	○

4.4 미생물검사실의 결핵균 검사에 대해

(1) 업무 시간 내에 검체가 제출된 경우, 검체 제출의 결과에 대한 전화 연락이 있는 경우

도말 검사는 형광법으로 실시하며, 결과는 가능한 신속하게 보고해야 한다. 도말 검사에서 양성이고 유전자 검사도 필요한 경우에는 업무 시간 외에도 대응하여, 결과는 익일 아침에 보고해야 한다. 도말 검사에서 음성으로 나타나고 유전자 검사 오더가 있을 경우에는 익일 아침 또는 휴일이 끝난 후에 실시한다.

(2) 업무 시간 외 및 휴일 제출의 경우(미생물검사실 기사가 재실하는 경우에 한함)

담당의는 미생물검사실에 검사가 가능한지 여부를 전화로 문의해야 한다.

5. 종말기와 장기 입원 중 결핵 재발에 대한 대응

5.1 악성 종양이나 고령자 난치성 폐렴에 있어서 폐결핵 재발에 대한 대응

악성 종양이나 난치성 폐렴 등으로 수개월간 입원하는 증례도 꽤 있다. 특히 악성 종양의 종말기 환자 본인과 가족이 적극적인 치료를 원하지 않을 경우, 그리고 만성적으로 폐침윤영(肺浸潤影)이 나왔을 경우에는 설사 기침이나 미열이 지속되더라도 결핵 재발이라고는 생각하지 않기 쉬우므로 주의할 필요가 있다. 결핵 진료에 대한 교육과 의식 개혁을 위한 노력만으로는 근본적인 개선으로 이어지기가 어려운 상황임을 고려하여, 이러한 장기입원환자들에 대해 스크리닝 프로그램을 촉구하는 통지를 다음과 같이 실시한다.

(1) 대상

입원 후 60일 이상 경과하고 기침(해수), 미열, 흉수 중 어느 1가지가 있는 환자(전원).

(2) 통지

매월, 감염관리실에서 대상자 리스트를 외래팀장에게 배포하기 때문에 담당의로부터 검사 지시를 의뢰한다.

(3) 방법

통지 지정일에 객담의 항산균 도말 검사를 실시한다.

객담을 채취할 수 없는 경우에는 다음 중 1가지를 검토한다.

- 위액을 객담 대용으로 한다.
- 흉부 CT 사진을 촬영한다.
- IGRA(Interferon-Gamma release assay) 검사를 실시한다.

(4) 결핵을 나타내는 소견이 있을 경우

신속하게 감염관리실에 연락하고, 확정진단을 위해 호흡기내과의사, 감염내과의사 혹은 감염관리실 ICD와 상담한다. 객담 항산균 도말 검사가 양성이라면 음압격리실에 격리할지 검토한다.

5.2 화학요법 중 결핵 재발의 대응[2)4)]

화학요법 중에는 호흡기증상의 유무에 상관없이 6개월마다 흉부 X선 사진을 촬영한다.

6. 결핵관리에 필요한 병동에서의 감염관리[1)2)3)5)6)7)]

공기에 의한 감염관리를 철저히 함으로써 결핵의 주위 확산을 방지할 수 있다(155쪽 '전파경로별 주의지침 가이드라인' 중의 '공기주의'도 참조한다).

개인실 관리의 유무	• 개인실＋음압관리(개인실 내 음압화를 위해 시설과 작업이 필요) → **226쪽 '음압관리의 의뢰'** **항목을 참조** • 출입구는 항상 닫아둔다.
손 위생 및 보호구	• 입실 시에는 N95 마스크를 착용한다. • 그 외에는 '표준주의'를 따른다.
신체의 청결	• 병상이 안정되어있고 의사로부터 특별한 제한이 없는 한, 깨끗이 닦는 것과 입욕은 가능하다. • 개인실 내에 욕실이 없을 경우에는 다른 환자에게 노출시키는 것을 막기 위해 공동욕실 사용을 자제한다.
침구·린넨·잠옷	• '표준주의'를 따른다. • 환자의 잠옷은 집으로 가져가도록 한다. 일반적인 세탁은 가능하다. • 환자의 퇴원 시에는 매트 및 커튼을 교환한다.
식기	• 특별한 취급은 하지 않는다.
일반쓰레기	• 특별한 취급은 하지 않는다.
객담 및 분비물	• 감수성 폐기물로서 처리한다. • 흡인한 담과 객출한 담, 분비물이 부착된 티슈페이퍼 등은 비닐봉투에 넣고 입구를 봉하여 실외로 가져간다.
배설	• 결핵균의 확산을 막기 위해 개인실 내의 화장실을 사용한다. • 화장실이 없을 경우에는 간이 화장실을 사용한다. • 사용한 변기 및 소변기의 취급은 '표준주의'를 따른다.
혈액	• '표준주의'를 따른다.
진료용구 및 간호 용품	• '표준주의'를 따른다.

병실의 청소	**【입원 중】** • 환경정비는 일반적인 청소 방법으로 가능하다 (N95 마스크를 착용한다). • 담당 부서의 하우스키퍼는 관리과를 통해 N95 마스크의 착용 방법을 감염관리실로부터 지도받는다. • 담이 부착된 화장지 등의 쓰레기는 비닐봉투의 입구를 봉하여 실외로 가져가서 감수성 폐기물로서 처리한다. **【퇴원 후】** • 외부로 통하는 창을 개방하여 입구를 닫은 상태에서 2시간 동안 환기를 실시한 후, 일반적인 퇴원 청소를 실시한다.
환자 및 가족에의 대응	**【환자】** • 배균 중일 때에는 원칙적으로 개인실 밖으로 이동을 금지한다. 부득이한 검사 등이 필요할 때는 수술용 마스크를 착용한다. **【가족】** • 배균 중일 때에는 감염 노출의 리스크를 충분히 설명하여 면회를 최소한으로 한다. 입실 시에는 N95 마스크를 착용한다. 의료종사자가 N95 마스크 착용 방법을 반드시 지도한다.
동실의 입원환자를 위한 대응	• 발병환자와 접촉한 다른 환자 및 면회자, 직원을 위한 명부를 작성한다. • 명부에 등록된 노출자에 대해서는 감염관리실에서 리스크에 맞는 조언을 한다(227쪽 '감염 노출자를 위한 대응' 항목을 참조한다).
검사	• 원칙적으로 긴급한 경우를 제외하고 최소한으로 한다. • 진료상 검사가 필요한 경우에는 그 내용을 사전에 검사실에 설명한 후, 다른 환자와 직원을 결핵 노출로부터 방어하기 위한 상기의 관리를 실시한다. • 베드사이드에서 실시 가능한 검사는 베드사이드에서 실시한다. 검사는 다른 환자가 없는 마지막에 실시한다. 마지막에 검사를 할 수 없는 어쩔 수 없는 상황에서는 다른 환자와의 접촉이 없도록 한다. • 환자는 수술용 마스크를 착용한다. • 검사를 실시·조력하는 의료종사자는 N95 마스크를 착용한다. • 검사 종료 후에는 검사실 내 환기를 실시하고 다음 환자가 이용하도록 한다. • 환경 청소 및 사용 후의 기재는 '표준주의'를 따른다. • 불명한 점이 있는 경우에는 감염관리실과 상담한다.
신고	• 담당의는 결핵 발생 신고서를 기재하고 감염관리실을 통해 진단 후 즉시 보건소에 제출한다(입원환자의 경우에는 "입퇴원 결핵환자 신고표"도 필요). • "감염병 보고서"를 의사가 기재하고 병동책임자가 확인한 후, 간호부를 경유해 감염관리실에 제출한다.

6.1 음압관리의 의뢰

결핵은 결핵균을 포함한 비말핵이 재채기와 기침, 객담을 통해 공기 중에 뿌려져 폐포까지 흡인되어 발생하는 공기감염이므로, '표준주의'에 '공기주의'를 추가하여 실시할 필요가 있다. 음압관리에 대해서는 감염관리실로부터 시설과에 음압 설비를 의뢰한다.

6.2 개방성 결핵환자의 전원

2차 감염의 리스크가 높은 개방성 폐결핵환자는 다른 환자와 의료종사자로부터의 감염 방지를 고려하고, 결핵병동을 보유하는 의료시설에 수용하는 것이 감염병법상에 정해져있다.

다만 환자에 따라서는 위중한 기초 질환을 위한 이송·전원이 곤란한 경우에 한해 원장과 ICD의 지시에 따라 진중하고 적절한 대응을 한다.

7. 감염 노출자를 위한 대응

7.1 노출환자를 위한 대응

정기외 검진 계획을 수립할 때 고려해야 할 사항은 대상과 노출의 정도에 따라 담당하는 부서와 검진 내용이 다르다는 것이다. 따라서 환자용과 직원용을 준비하고(도표3), 각각 노출 정도에 맞는 3단계의 대응을 정해둘 필요가 있다. 노출도의 수준은 노출 시간에 따라 다르지만, 종종 상세한 시간까지는 모르는 경우가 많으므로 같은 병실이었는지 그리고 누적 노출 시간이 8시간 이상인지를 중심으로 수준 구분을 실시한다.[2]

노출자의 리스트를 작성할 때에는 폐결핵 발병자와의 접촉이 어느 정도였는지가 매우 중요하다.[2][3] 리스트 작성 시에는 노출도 수준(233쪽)을 반드시 기재한다. 이 작업은 추후 노출자 정기외 검진 계획 수립에 상당히 중요하다.

정기외 검진은 보통 노출로부터 2개월 후, 6개월 후, 12개월 후, 18개월 후, 24개월 후에 계획된다. 다만 ICD(직원의 경우에는 산업의)의 판단으로 변경되는 경우가 있다.

7.2 노출환자·면회자를 위한 설명

노출환자 및 면회자를 위한 설명은 노출환자의 담당의사가 실시한다. 정확한 정보 제공과 정기외 검진 계획을 빠짐없이 설명한다. 설명할 때 담당의의 의뢰에 따라 ICD의 동석도 가능하다.

7.3 결핵 정기외검진 환자 진찰 매뉴얼(외래의사용)

결핵균에 노출된 "잠재적 결핵환자"는 본원의 감염관리위원회가 정한 매뉴얼에 따라 노출 후 2개월, 6개월, 12개월, 18개월, 24개월 후에 검진을 위해 내원하게 한다. 이 검진에 따른 검사 제비용에 대해서는 보건소의 지시를 따른다.

〈도표3〉은 결핵 정기외 검진에서 진찰을 할 때의 진료절차를 나타낸다.

- 환자로부터 "결핵 정기외 검진 문진표"(236쪽 〈자료3〉 참조)를 받는다.
- 질문항목이 모두 기입되어있는지 체크하고, 부족한 부분은 문진 후 기입한다.
- 의사용 진찰소견 용지(235쪽 〈자료2〉 참조)에 소견을 기입한다.

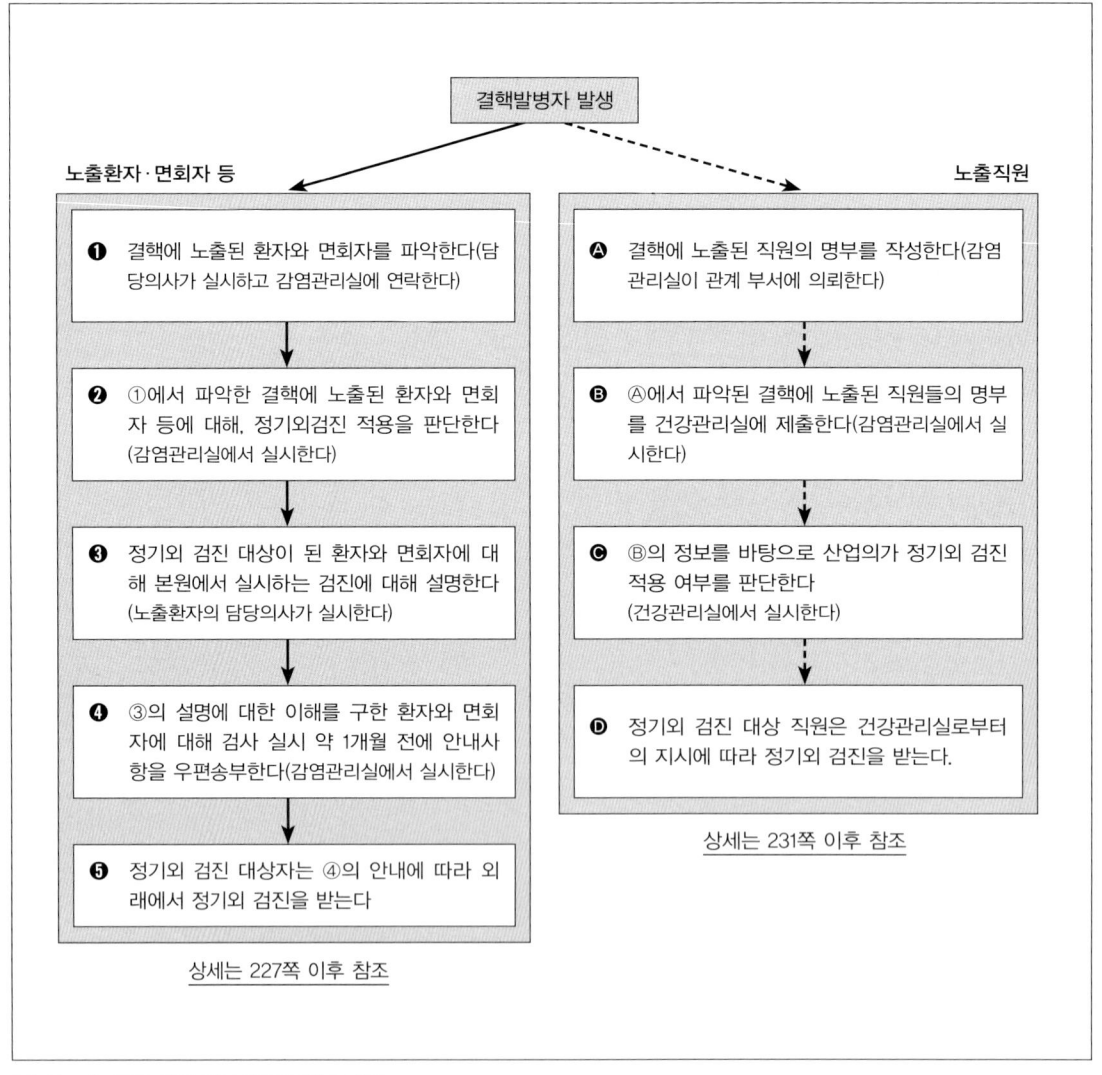

도표3 노출된 환자 및 직원을 위한 대응

표1 투베르쿨린 반응 검사의 결과에 근거한 잠재성 결핵감염의 판단기준

		접촉력*	
		없음	있음
BCG 접종력	없음	경결(硬結) 15mm 이상 또는 발적 30mm 이상	경결(硬結) 5mm 이상 또는 발적 10mm 이상
	있음	경결(硬結) 20mm 이상 또는 발적 40mm 이상	경결(硬結) 15mm 이상 또는 발적 30mm 이상

(2006년 일본결핵병학회 예방위원회)

* 원칙적으로 객담 도말 양성환자와의 접촉력을 나타낸다. 다만 그 외에도 '감수성'이라 생각되는
환자와의 접촉의 경우도 포함한다. 이 기준은 일본 측의 기준이다.

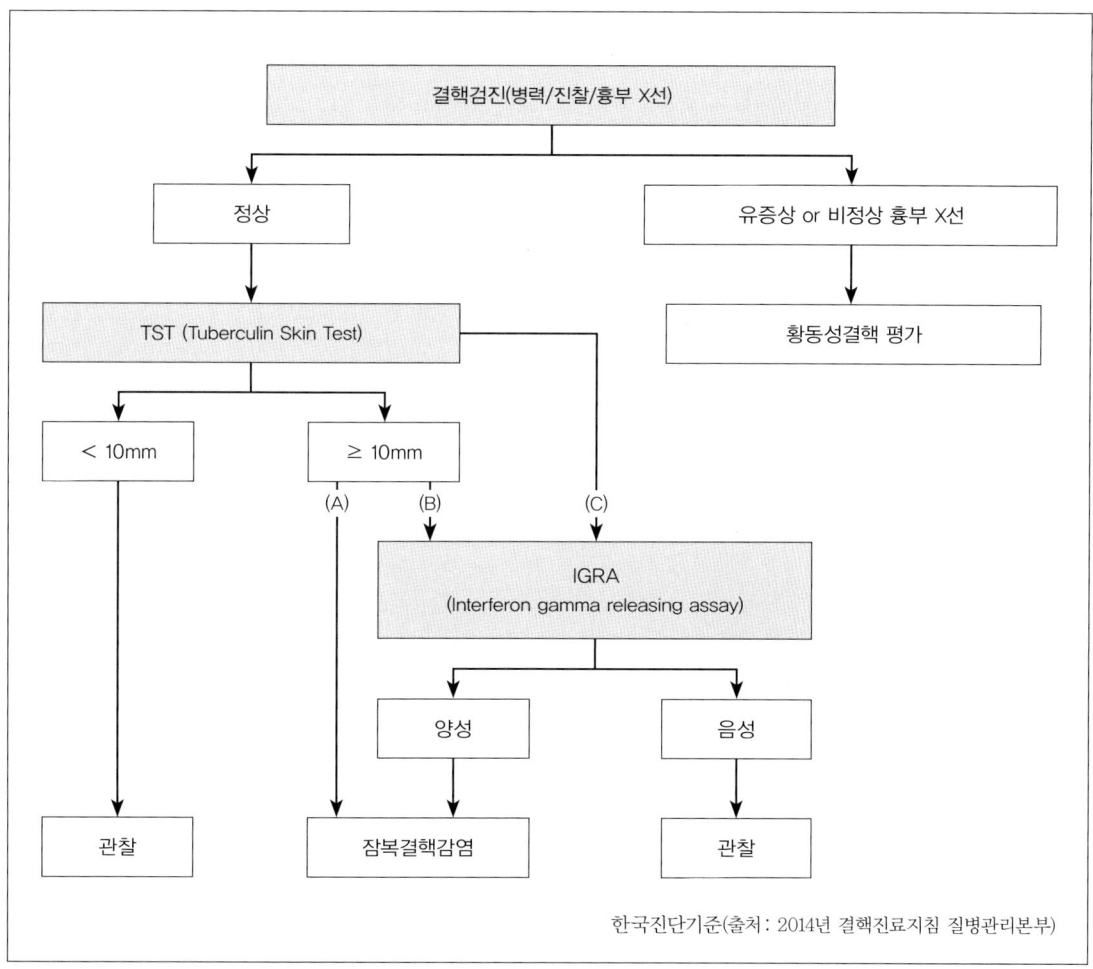

한국진단기준(출처 : 2014년 결핵진료지침 질병관리본부)

그림 1. 정상면역 성인에서 잠복결핵감염의 진단. TST 단독(A), TST/IGRA 2단계 검사(B), IGRA 단독 검사(C) 중 상황에 따라 적
절한 방법을 선택할 수 있다.

(1) 성인(중학생을 포함)의 경우

① 퇴원 후 또는 노출 후 초진의 경우

- IGRA 검사(T-SPOT)를 오더한다.
- 검체 접수는 평일 9~17시까지 한다(다만 국경일 전일은 불가하다).
- 흉부 X선 사진의 판정은 ICD, 호흡기내과의, 방사선진단의가 후일 실시한다.

② 재진 시 및 전회의 흉부 X선 사진에서 이상소견이 있는 경우

- ICD로부터 지시된 추가 검사를 오더한다.

(2) 소아의 경우

① 퇴원 후 또는 노출 후 초진의 경우

- IGRA 검사를 오더한다. 다만 대상자가 초등학생 이하일 경우에는 다음의 검사를 권장한다.
- 유아(미취학자): IGRA 검사와 투베르쿨린 반응 검사 병용(가급적 동시 실시)이 바람직하다.
- 초등학생(6~12세)은 IGRA 검사를 우선 실시한다.
- 필요에 따라(IGRA 검사 결과가 음성일 경우 등) 투베르쿨린 반응 검사를 병용한다.

② IGRA 검사 또는 투베르쿨린 반응 양성자(표1)의 경우

- 흉부 단순 X선 사진(정면방향) 1장을 오더한다.
- 흉부 X선 사진의 판정은 감염내과의사, 호흡기내과의사, 방사선진단의사가 후일 실시한다.

(3) 검사 후

- 검사 결과는 담당의가 외래팀장으로부터 듣고 환자에게 후일 알린다.
- 검사 결과에 이상이 있으면 재진의 필요성이 있음을 전달한다.

검사 결과는 진료 7일 이내에 감염관리의사가 판정하고 담당의에게 통지한다. 환자에게는 담당의를 통해 결과를 알려야 하니 그 사항을 설명해야 한다. 하지만 환자가 그 자리에서 설명을 원할 경우에는 감염관리실에 연락한다. 필요에 따라 그 자리에서 감염관리의사가 설명에 참여한다.

환자에게 설명할 때에는 담당의에게 다음의 내용을 유의하도록 부탁한다.

결핵 정기외 검진으로 방문한 환자는 입원 중 혹은 면회 중에 결핵균에 노출된, 즉 "희생자"이며, 본인은 결핵 발병에 대한 잠재적 공포심과 부가적인 검사를 받아야 하는 번거로움으로 긴장하고 있

는 경우가 많다. 특히 검사만을 목적으로 내원한 경우에는 가급적 기다리게 하는 일이 없도록 우선적으로 진료·회계 처리를 받을 수 있도록 배려한다.

7.4 노출환자의 정기외검진 플로차트

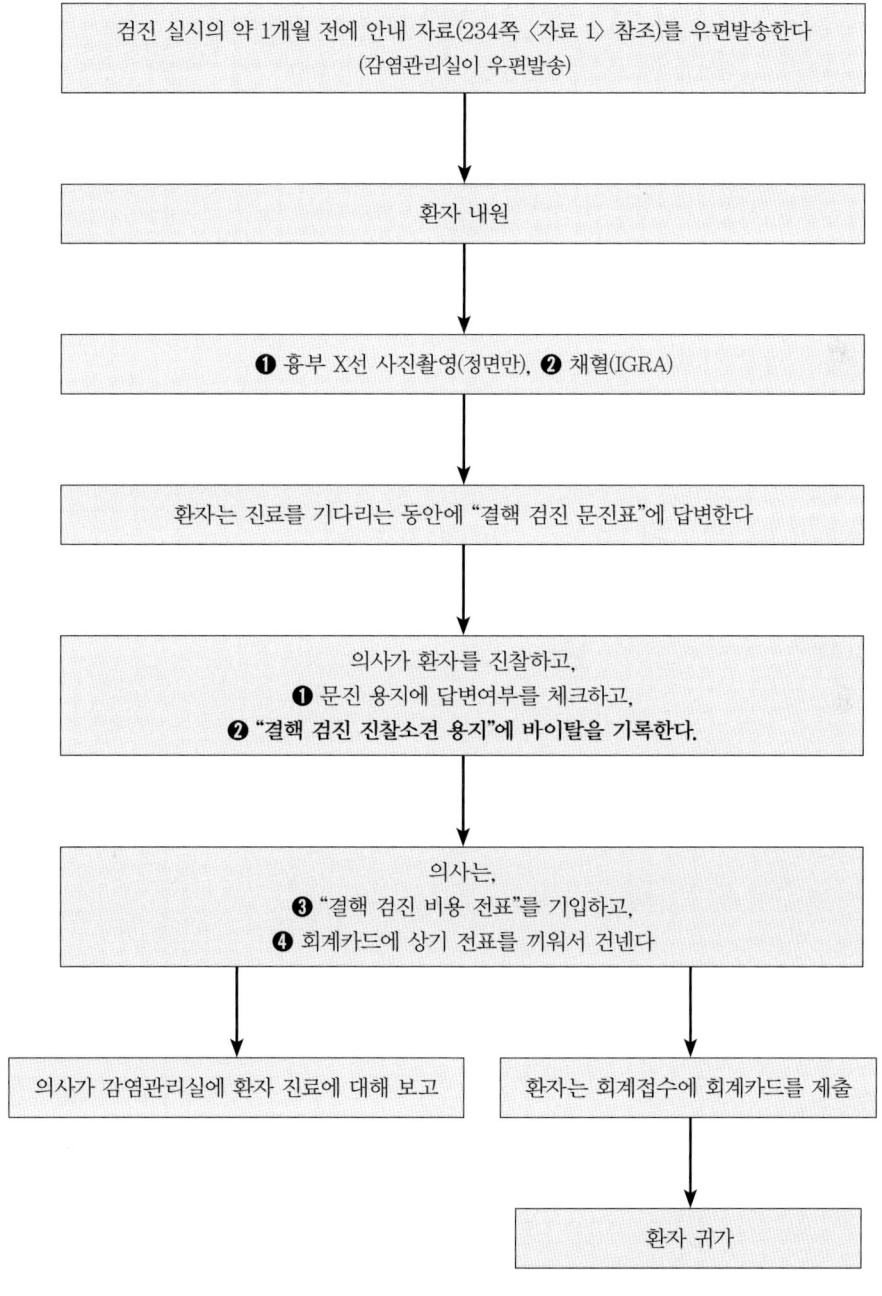

검진 실시의 약 1개월 전에 안내 자료(234쪽 〈자료 1〉 참조)를 우편발송한다
(감염관리실이 우편발송)

환자 내원

❶ 흉부 X선 사진촬영(정면만), ❷ 채혈(IGRA)

환자는 진료를 기다리는 동안에 "결핵 검진 문진표"에 답변한다

의사가 환자를 진찰하고,
❶ 문진 용지에 답변여부를 체크하고,
❷ "결핵 검진 진찰소견 용지"에 바이탈을 기록한다.

의사는,
❸ "결핵 검진 비용 전표"를 기입하고,
❹ 회계카드에 상기 전표를 끼워서 건넨다

의사가 감염관리실에 환자 진료에 대해 보고

환자는 회계접수에 회계카드를 제출

환자 귀가

7.5 노출직원의 정기외 검진 플로차트(건강관리실 담당)

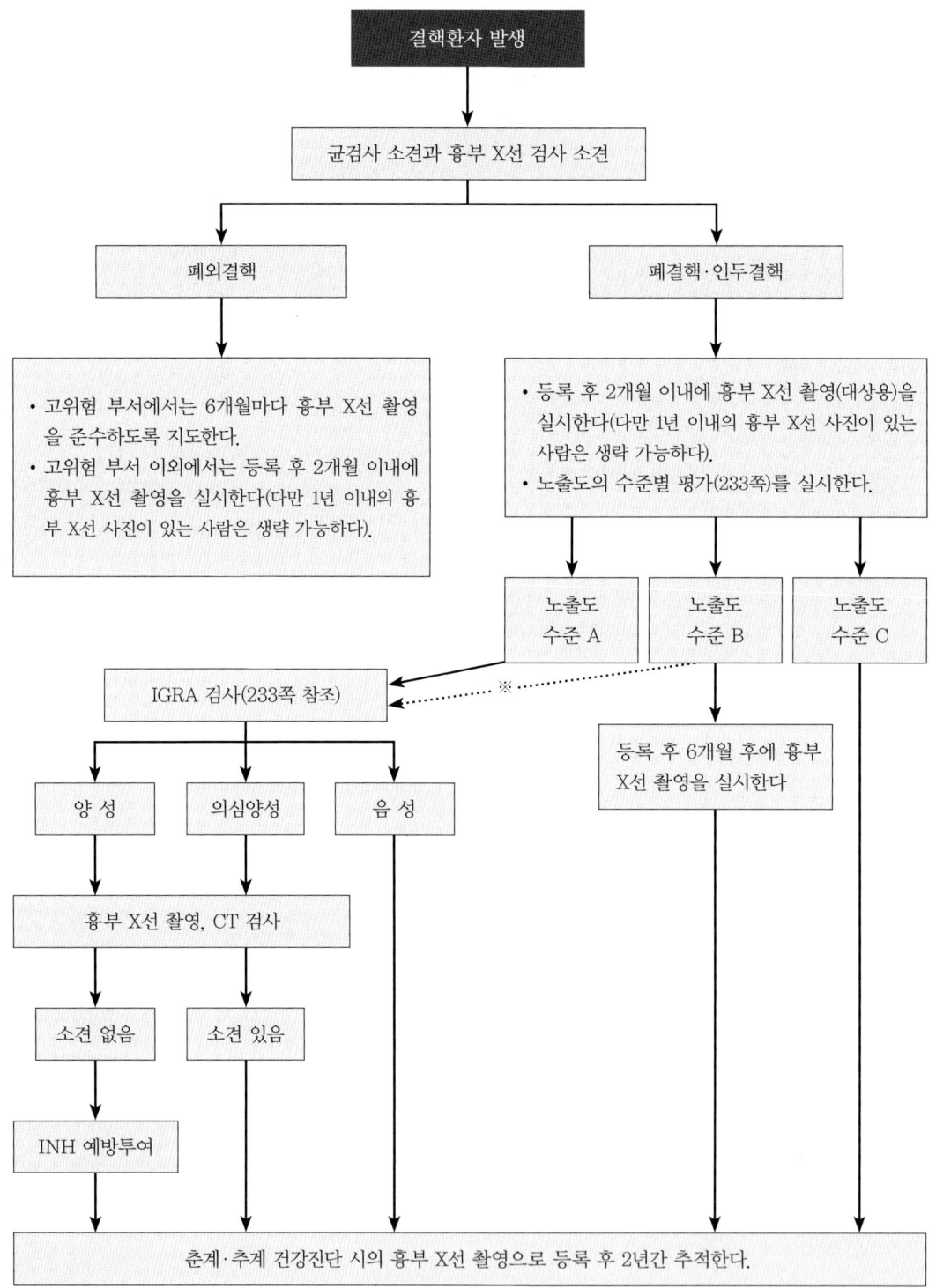

결핵환자 발생

↓

균검사 소견과 흉부 X선 검사 소견

폐외결핵

- 고위험 부서에서는 6개월마다 흉부 X선 촬영을 준수하도록 지도한다.
- 고위험 부서 이외에서는 등록 후 2개월 이내에 흉부 X선 촬영을 실시한다(다만 1년 이내의 흉부 X선 사진이 있는 사람은 생략 가능하다).

폐결핵·인두결핵

- 등록 후 2개월 이내에 흉부 X선 촬영(대상용)을 실시한다(다만 1년 이내의 흉부 X선 사진이 있는 사람은 생략 가능하다).
- 노출도의 수준별 평가(233쪽)를 실시한다.

노출도 수준 A | 노출도 수준 B | 노출도 수준 C

IGRA 검사(233쪽 참조) ※

양 성 | 의심양성 | 음 성

흉부 X선 촬영, CT 검사

소견 없음 | 소견 있음

INH 예방투여

등록 후 6개월 후에 흉부 X선 촬영을 실시한다

춘계·추계 건강진단 시의 흉부 X선 촬영으로 등록 후 2년간 추적한다.

① 결핵 노출 후에는 상기의 스케줄로 정기외 검진을 실시한다. 다만 실시할 항목은 결핵 발병자의 감염원으로서의 리스크 강도, 직원의 노출도에 따라 다르다.

② IGRA 검사는 한번 양성이면 평생 양성이 되기 때문에, 과거에 양성으로 판명되었거나 또는 명백히 결핵에 대한 기왕력이 있는 교직원·학생의 정기외 검진에서는 IGRA 검사를 실시하지 않고 노출 후 2·6·12·24개월째의 흉부 X선 촬영을 메인으로 한다.

※ 입원으로부터 발견까지의 기간이 길거나 감염원의 배균량이 많은 경우에는 IGRA 검사를 실시한다. 검진 대상자는 건강관리실로부터 배부된 "정기외 검진 진료수첩"에 근거하여 검진을 받아야 한다. 또한 특별한 이유 없이 기간 내에 정기외 검진을 받지 않은 경우에는 지연이유서를 제출해야 한다.

1 노출도 수준

수준A: 누적노출 시간이 8시간을 초과한다고 생각되는 경우(병실 입실 유무는 상관없다)

수준B: 누적노출 시간이 8시간 미만이지만 병실 입실 또는 접촉한 적이 있는 경우

수준C: 누적노출 시간이 8시간 미만이며 병실 입실 또는 접촉한 적이 없는 경우

주) "누적노출 시간이 8시간"이란, "감염성 환자와 같은 부서 내에서 8시간을 초과하여 노출된 경우를 말하며, 우연성 노출상황(casual contact)에서는 유의한 노출로 한다" 혹은 "항공기 내와 같은 폐쇄공간에서 결핵 환자와 접촉했을 때에는 연속 8시간 이상의 노출자를 검진 대상자로 한다"라는 기재[2]를 참고하여 본원에서 결정했다.

2 IGRA 검사(Interferon-Gamma Release Assays : 전혈 인터페론 감마 응답측정법)

기존의 결핵 감염진단법으로는 투베르쿨린 반응이 사용되어왔지만, 일본인의 경우 대부분이 BCG를 이미 접종했기 때문에 투베르쿨린 반응에서는 위양성(僞陽性)이 많다는 것이 문제였다. IGRA 검사는 투베르쿨린 반응보다도 훨씬 정도가 높은 결핵 감염진단 키트로서 주목을 받고 있다. 피험자로부터 채혈한 혈액 및 결핵균에 특이한 항원을 첨가하고 혈액 중의 림프구가 이에 반응하여 방출하는 인터페론 감마량을 측정함으로써 피험자가 결핵에 감염되어있는지 여부를 진단하는 방식이다. 병원성이 있는 결핵균에만 있는 특이한 항원을 사용하기 때문에 BCG 접종의 영향을 받지 않는다. 투베르쿨린 반응의 특이도가 20~40% 정도인 데 반해, IGRA 검사의 특이도는 98%라고 알려져있다. 2006년 4월부터 보험이 적용되었다(상세 내용은 241쪽 〈자료 5〉를 참조한다).

환자 여러분께

　얼마 전 본원에 입원해 계신 환자분 중에서 결핵 발병환자가 발견되었습니다. 본원에서는 감염관리위원회를 중심으로 감염병 관리에 힘쓰고 있습니다. 그 일환으로 **결핵환자와 같은 병실에 계셨던 분들을 대상으로**, 무료 임시 결핵검진을 실시하고 있습니다. 결핵은 결핵균을 흡입한 후에 굉장히 느린 속도로 발병합니다. 때문에 후생노동성 보건의료국 결핵·감염관리실의 권장에 따라, 결핵환자와의 접촉 이후 첫 진찰일에 **혈액 특수 검사 (T-SPOT)와 2개월 후, 6개월 후, 12개월 후, 18개월 후, 그리고 24개월 후까지 흉부 X선 촬영**을 실시하여 발병의 유무를 확인합니다.

　또한 면역력이 약해지신 분을 제외하고 혈액 특수 검사에서 음성으로 확인된 경우에는 그 후의 검진이 불필요합니다. X선 사진은 감염관리 자격을 보유한 의사가 책임을 지고 진단하고 결과는 주치의를 통해서 알려드립니다. 이 X선 촬영은 보통 외래통원 중에 이루어지는 경우가 많을 것이라 생각됩니다만, 일정 기간 본원에 외래 통원 예정이 없는 분은 담당의의 지시에 따라 내원해주시기 바랍니다.

　이들 검사에서 결핵이 의심된 경우에는 담당의를 통해 재진료를 부탁드리는 경우가 있습니다. 그 경우에는 신속하게 외래 진료를 부탁드립니다.

　검진에 걸리는 검사의 제반비용은 모두 본원에서 부담합니다. 만일 결핵이 발병한 경우에도 감염병법에 근거하여 공적비용으로 치료비가 조성됩니다.

　병에 대한 보다 자세한 내용을 아시고자 하는 분은 담당의에게 문의해주십시오. 필요에 따라 감염관리위원이 대신해서 설명하는 경우가 있습니다.

○○○○ 병원
원장　○○　○○
감염관리위원장　○○　○○

결핵에 대해 더 많은 정보를 원하시는 분들께

　결핵은 과거에 폐병, 폐문림프선염, 늑막염 등으로 불리었던 것으로, 모두 결핵균이라는 미생물이 폐에 감염되어 발병합니다. 감염환자가 재채기나 기침을 할 때 나오는 비말에 다수의 결핵균이 포함되어있는 경우, 그것을 흡입한 다른 사람에게 전염되기도 합니다. 폐에 흡입된 결핵균은 대부분 림프구에 의해 소독·멸균됩니다만, 일반적으로 질병에 대한 저항력이 저하된 분, 폐에 만성 질환이 있는 분, 부신피질스테로이드나 면역억제제를 복용하고 계신 분의 경우에는 폐결핵으로 발병할 가능성이 조금 높습니다. 흡입한 사람 전원이 발병할 가능성만큼 높지는 않으며 발병원이 된 결핵환자가 주위에 방출한 균수와 본인의 건강 상태에 따라 다릅니다. 자세한 사항은 담당의로부터 정확한 설명을 들어주시기를 당부드립니다.

이상

결핵 정기외 검진 진찰소견 용지

진찰일시 : 　　　년　　　월　　　일
진찰의사 : ＿＿＿＿＿＿＿＿＿＿＿
담당 ICD : ＿＿＿＿＿＿＿＿＿＿＿

환자 ID를 프린트할 것

신체 소견 (담당의가 기재할 것)
BP 　　　 mmHg 　　　　 HR 　　　 /min
BT 　　　 ℃

흉부 X선 사진 소견 (담당 ICD가 기재할 것)

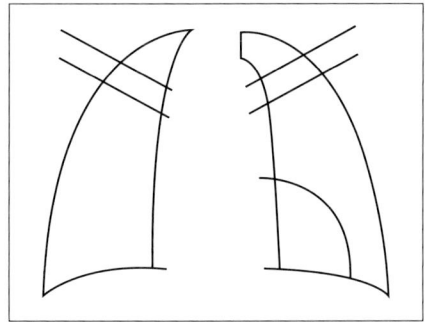

추가 검사 결과 (담당 ICD가 기재할 것)

비고란:

결핵 정기외 검진 문진표

<u>환자 ID를 프린트할 것</u>

금일 진료 전에 다음의 질문에 ○로 답변해주십시오.
질문에는 각각 지난번 진료 후 혹은 퇴원 후로부터 오늘까지의 양상에 대해 답변해주십시오.

'체중'은 지난번보다 감소했습니까?
   감소했다 (마이너스   kg)
   변함없다·모르겠다
   증가했다 (플러스   kg)

'1주일 이상 지속되는 발열(미열도 포함)'은 있습니까?
   있다
   없다
   모른다

'2주일 이상 지속되는 기침'은 있습니까?
   있다
   없다

'혈담'은 있습니까?
   있다
   없다

수일 이상 지속되는 '도한(寢汗, 취침 중의 식은땀)이 있었습니까?
   있다
   없다

감기 등에 걸려 병원 진료를 받았지만 낫지 않은 적이 있습니까?
   있다
   없다

○○○○병원

자료4 결핵병상을 보유하고 있는 의료시설 일람(간토 지방 및 야마나시 현, 2014년 4월 현재)

■ 도쿄 도 복지보건국 건강안전부 감염병관리과 결핵계 (전화: 03-5320-4483)

		의료시설명	우편번호	소재지	전화번호	비고
도쿄도	국립	국립국제의료연수센터 (國立國際医療研究센터)	162-8655	1-21-1 Toyama cho Shinjuku-ku	03-3202-7181	
		도쿄의과치과대학의학부부속 병원(東京医科齒科大學医學部 附屬病院)	113-8519	1-5-45 Yushima Bunkyo-ku	03-3813-6111	
		독립행정법인국립병원기구도 쿄병원(獨立行政法人國立病院 機構東京病院)	204-8585	3-1-1 Takejoka, Kiyose City	042-491-2111	
	도립	타마종합의료센터 (多摩總合医療센터)	183-8524	2-8-29 Fuchu-shi Musashidai	042-323-5111	
		쇼우니종합의료센터 (小兒總合医療센터)	183-8561	2-8-29 Fuchu-shi Musashidai	042-300-5111	
	기타	도라노몽병원(虎の門病院)	105-8470	2-2-2 Toranomon Minato	03-3599-1111	
		센조크이케병원(洗足池病院)	145-0064	2-32-7 Kamiikedai Ohta-ku	03-3727-2136	
		고다마쿄우도우병원 (兒玉経堂病院)	156-0052	2-5-21 Setagaya-ku Kado	03-3420-1028	
		JR도쿄종합병원 (JR東京總合病院)	151-8528	2-1-3 Yoyogi Shibuya-ku	03-3320-2200	
		일본대학의학부부속이타바시 병원(日本大學医學部附属板橋 病院)	173-8610	30-1 Otaniguchi-kamachi Itabashi-ku	03-3972-8111	
		토우리츠병원(東立病院)	124-0012	6-38-13 Katsushika ku Tateishi	03-3693-1515	
		카타야마병원(片山病院)	133-0071	2-14-12 Edogawa-ku Higashimatsumoto	03-3657-1181	
		신야마테병원(新山手病院)	189-0021	3-6-1 Suwa cho, Higashimurayama city	042-391-1425	
		후쿠쥬지병원(複十字病院)	204-8522	3-1-24 Kiyose-shi Matsuyama	042-491-4111	
		키요세리하빌리테이션병원 (清瀬リハビリテーション病院)	204-0023	3-3-33 Takezoka, Kiyose City	042-493-6111	
		도쿄지케이카이의과대학부속 제3병원(東京慈惠會医科大學附 屬第三病院)	201-8601	4-11-1 Kamenji-shi, Izumi-machi cho	03-3480-1151	
		쿤푸우엔병원(蒸風園病院)	204-0024	3-1-33 Umeen Kiyose-shi	042-492-5581	
		일본의과대학부속병원 (日本医科大學付屬病院)	113-8603	1-1-5 Sengaki, Bunkyo-ku	03-3822-2131	
		시라시게바시병원(白鬚橋病院)	131-0032	4-2-10 Higashikatajima Sumida-ku	03-3611-6363	
		오메시립종합병원 (青梅市立総合病院)	198-0042	4-16-5 Ome Shi Higashi Ome	0428-22-3191	
		나카노쿄우리츠병원 (中野共立病院)	164-0001	5-44-7 Nakano Nakano	03-3386-3166	

의료시설명	우편번호	소재지	전화번호	비고
성루카국제병원 (聖路加國際病院)	104-8560	9-1 Akashi-machi Chuo-ku	03-3541-5151	결핵환자수용모델사업실시의료시설
일본적십자사의료센터 (日本赤十字社医療센터)	150-8935	4-1-22 Shibuya-ku Hiroo	03-3400-1311	
다치카와소우고병원 (立川相互病院)	190-8578	1-16-15 Nishiki cho, Tachikawa-shi	042-525-2585	
오오타병원(大田病院)	143-0012	4-4-14 Omorigashi Ota, Ota-ku	03-3762-8421	
동립하치죠병원(町立八丈病院)	100-1511	26-11 Hachijo-cho Sannane	04996-2-1188	
카와후쿠종합병원분원 (河北總合病院分院)	166-0001	1-7-3 Suginami-ku Asagayakita	03-3339-2121	
케이오기쥬쿠대학병원 (慶應義塾大學病院)	160-8582	35 Shinjuku-ku Shinano-cho	03-3353-1211	
도립마츠사와병원 (都立松澤病院)	156-0057	2-1-1 Setagaya ku Kamikitazawa	03-3303-7211	

■ 치바 현 건강복지부 질병관리과 감염병관리실 (전화: 043-223-2691, FAX: 043-224-8910)

	의료시설명	우편번호	소재지	전화번호	비고
치바현	독립행정법인국립병원기구치바히가시병원 (獨立行政法人國立病院機構千葉東病院)	260-8712	673 Nito-no-machi Chuo-ku Chiba-shi	043-261-5171	결핵모델병상을 보유하고 있는 의료시설
	화학요법연구소소속병원 (化學療法研究所附屬病院)	272-0827	6-1-4 Ichikawa-shi Kokdo	047-375-1111	
	의료법인산세이카이 혼다병원 (医療法人三省會本多病院)	289-0312	772 Hongo Katori City	0478-82-3181	
	국보직영종합병원 키미츠추오병원 (國保直營總合病院君津中央病院)	292-8535	1010 Sakurai, Kisarazu City	0438-36-1071	
	도쿄근로자의료회 토카츠병원 (東京勤勞者医療會東葛病院)	270-0174	409 Nagareyama Shimofusori	04-7159-1011	
	의료법인사단하쿠스이카이 하츠이시병원 (医療法人社團柏水會初石病院)	277-0885	7-6-1 Nishihara Kashiwa City	04-7152-2251	
	의료법인사단케이슌카이 (医療法人社團圭春會)	288-0031	597 Shinjuku-machi Choshi City	0479-22-8010	
	고하리종합병원(小張總合病院)	278-8501	29-1 Yokochi Noda	04-7124-6666	
	시오다병원(塩田病院)	299-5235	1221 Katsuura-shi desui	0470-73-1221	
	도쿄여자의과대학부속야치오의료센터 (東京女子医科大學附屬八千代医療센터)	276-8524	477-96 Owada Shinda Yachiyo-shi	047-450-6000	
	종합병원국보아사히추오병원 (總合病院國保旭中央病院)	289-2511	1326 Asahi-shi	0479-63-8111	
	의료법인데쇼우카이카메다종합병원 (医療法人鐵蕉會龜田總合病院)	296-8602	K 929 Higashi-cho amogawa City	04-7092-2211	

■ 사이타마 현 보건의료부 질병관리과 (전화: 048-830-3557, FAX: 048-8304802)

	의료시설명	우편번호	소재지	전화번호	비고
사이타마현	독립행정법인국립병원기구 히가시사아티마병원(獨立行政法人國立病院機構東埼玉病院)	349-0196	4147 Kurobe Hasuda-shi	048-768-1161	
	현립순환기·호흡기병센터 (縣立循環器呼吸器病센터)	360-0197	1696 Itai Kumayashi	048-536-9900	
	사이타마시립병원(さいたま市立病院)	336-8522	2460 sansitsu midori-ku Saitamashi	048-873-4111	
	사이세이카이가와구치종합병원 (濟生會川口總合病院)	332-8558	5-11-5 Nishikawaguchi Kawaguchi city	048-253-1551	
	마스코병원(益子病院)	333-0847	2-48-6 Shiba Nakata Kawaguchi City	048-267-2211	
	모로병원(毛呂病院)	350-0495	38 Iruma-gun Moroyama-cho Morohongo	049-276-1496	

■ 가나가와 현 보건복지국 보건의료부 건강위기관리과 감염관리그룹 (전화: 045-21-4793, FAX: 045-633-3770)

	의료시설명	우편번호	소재지	전화번호	비고
가나가와현	독립행정법인국립병원기구 가나가와병원(獨立行政法人國立病院機構神奈川病院)	257-8585	666-1 Taino-shi Ochiai	0463-81-1771	
	가나가와현립순환기·호흡기병센터 (神奈川縣立循環器呼吸器病센터)	236-0051	6-16-1 Tomiokahigashi Kanazawa-ku Yokohama-shi	045-701-9581	
	요코하마시립대학부속병원 (横浜市立大學附屬病院)	236-0004	3-9 Fukuura Kanazawa-ku Yokohama-shi	045-787-2800	
	가와사키시립이다병원 (川崎市立井田病院)	211-0035	2-27-1 Ida Nakaha-ku Kawasaki-shi	044-766-2188	

■ 이바라기 현 보건복지부 보건예방과 (전화: 029-301-3219, FAX: 029-301-3239)

	의료시설명	우편번호	소재지	전화번호	비고
이바라기현	독립행정법인국립병원기구이바라기히가시병원(獨立行政法人國立病院機構茨城東病院病院)	319-1113	825 Teruma Tokai-mura Naka-gun	029-282-1151	
	이바라기현립 추오병원 (茨城縣立中央病院)	309-1793	6528 Koibuchi, Kasama-shi	0296-77-1121	
	재단법인 츠쿠바학원병원 (財団法人筑波學園病院)	305-0854	2573-1, Kamiyokoba, Tsukuba-shi	029-836-1355	
	공익재단법인 카시마병원 (公益財団法人 鹿島病院)	314-0012	1129-2 Hirai Kashima-shi	0299-82-1271	

■ 야마시 현 복지보건부 건강증진과 (전화: 055-223-1494, FAX: 055-223-1499)

	의료시설명	우편번호	소재지	전화번호	비고
야마나시현	독립행정법인국립병원기구코후병원 (獨立行政法人國立病院機構甲府病院)	400-8533	11-35 Tenjin-cho Kofu City	055-253-6131	
	야마나시현립 추오병원 (山梨縣立中央病院)	400-8506	1-1-1 Fujimi Kofu City	055-253-7111	
	야마나시코우세이병원(山梨厚生病院)	405-0033	860 Ochiai Yamanashi-shi	0553-23-1311	
	야마나시적십자병원(山梨赤十字病院)	401-0301	6663-1 Minamitsuru-gun Fuji Kawaguchiko Cho Funatsu	0555-72-2222	

■ 군마 현 보건복지부 보건예방과 (전화: 027-226-2609, FAX: 027-223-7950)

	의료시설명	우편번호	소재지	전화번호	비고
군마현	독립행정법인국립병원기구니시군마병원(獨立行政法人國立病院機構西群馬病院)	377-8511	2854 Shibukawa-shi Kanai	0279-23-3030	
	현립정신의료센터 (縣立精神医療センター)	379-2221	2374 Kunisamachi 2chome Isesaki-shi	0270-62-3311	정신의료가 필요한 결핵 환자모델병상(3병상)
	군마대학의학구부속병원 (群馬大學医學部付屬病院)	371-8511	3-39-15 Showa-machi, Maebashi City	027-220-7111	
	마츠이다병원 (松井田病院)	379-0221	1300-1 Matsuida-machi Shinbori Yasunaka-shi	027-393-1301	

■ 토치기 현 보건복지부 건강증진과 (전화: 028-623-3095, FAX: 028-623-3920)

	의료시설명	우편번호	소재지	전화번호	비고
토치기현	독립행정법인국립병원기구우츠노미야병원(獨立行政法人國立病院機構宇都宮病院)	329-1193	2160 Shimokamoto-cho, Utsunomiya-shi	028-673-2111	
	아시카가적십자병원(足利赤十字病院)	326-0843	284-1 Itochu-cho, Ashikaga-shi	0284-21-0121	

IGRA 검사에 대한 해설
-용도와 판단의 방법-

1. IGRA 검사에서 알 수 있는 것
현재 일본에서 이용할 수 있는 IGRA 검사에는 QFT 검사와 T-SPOT 검사 등 2종류가 있다. 이러한 검사들은 **'결핵감염의 유무'에 대해서는 판단할 수 있지만**, 이미 만성화된 결핵이라도 양성을 나타내므로 결핵감염이 **'기왕인지 현재의 질병인지를 판단'할 수 없다**. 개인실 격리의 적용은 '배균의 유무(객담·도말양성)'에 따라 정해지며, 단순히 감염하고 있는지의 여부로는 결정할 수 없다.
따라서 **IGRA 검사의 결과를 두고 격리의 필요성을 논할 수 없다.**

2. IGRA 검사의 용도
결핵 진단은 감염소로부터 결핵균을 검출함으로써 확정된다. 따라서 보통 결핵균을 확인하는 검사, 구체적으로는 **객담이나 위액의 항산균 도말, 배양, PCR 유전자 확인검사에 의해서도 결핵균을 직접 증명할 수 없는 경우**에는, IGRA 검사를 이용해서 '간접적으로 감염 유무를 추측'한다. 그리고 그 이상의 정밀검사를 실시해야 할지 또는 진단적 치료를 개시할지에 대한 방침을 결정하는 근거로 한다.

3. IGRA 검사시스템
인간은 결핵균에 감염되면 마크로파아지(Macrophage)나 T림프구에 결핵의 항원정보가 기억되어, 결핵균에 대한 면역이 활성화된다. 이 특성을 이용하여 T림프구를 채취하여 결핵균 특이항원을 작용시켜 림프구로부터 방출된 면역 활성화 인자(인터페론 감마, IFN-γ)를 정량한 후 면역반응의 강도를 평가하고 있다. IFN-γ가 다량으로 방출되고 있으면 개인이 결핵균에 감염됐는지를 '간접적으로 추측'할 수 있다.

4. IGRA 검사에 영향을 주는 인자
이 검사는 생물학적 활성 측정(Bioassay)이므로, 다양한 인자에 의해 검사의 재현성이 영향을 받기 쉽다. 검사의 신뢰성을 평가하기 위해 제출된 림프구 검체는 결핵항원 외에 반드시 IFN-γ의 방출이 야기되는 화학물질(분열촉진제, mitogen)에 대해서도 반응을 조사하고 있다. 특히 아래의 경우에는 림프구의 활성이 저하되고 있는 상태라 생각되므로, 분열촉진제에도 반응하지 않고 **위음성(false negative, 판정불능)이 되는 경우가 있다. 따라서 이러한 경우에는 검사를 반복하지 않고 다른 진단법을 검토해야 한다.**

판정불능이 되기 쉬운 상태: 스테로이드 투여, 면역억제제 투여, 항암약물에 의한 화학요법, 방사선 치료 중, 관리가 어려운 당뇨병, 저영양 상태, 암보유 상태(cancer-bearing)

5. 판정불능과 판정보류의 차이에 대해서
분열촉진제에 의한 반응이 표준보다 이상이더라도 때로는 결핵특이항원에 의한 IFN-γ의 생산레벨이 약한 경우가 있다. 이는 결핵의 면역이 성립되기 전 아주 초기이거나 반응의 개인차에 따른 영향일 가능성이 있다. 이러한 경우에는 IGRA 단독으로는 감염유무를 추정할 수 없다(판정보류). 그러므로 다른 조영의 소견, 혈액검사의 소견, 전신 상태의 추이 등을 감안하여 종합적으로 판단할 필요가 있다. 그 외 '판정불능'에 대해서는 위의 4항을 참조하기 바란다.

자료6

결핵대응표

입원 결핵환자를 위한 대응(PCR의 결과판명 이전)

기본 개념: 호흡기 유래 검체의 항산균 도말 검사에서 양성이 나온 경우에는 ICD의 판단으로 긴급 격리의 필요성을 결정한다.

입원 결핵환자 대응표(PCR의 결과판명 이후)

기본 개념: 치료 전으로 인간형 PCR 양성이면 원칙적으로 격리대상이다(예외로 기관지경 세정액의 도말 음성 시에는 격리는 불필요하다).

객담 검사가 가능한 경우

	항산균 도말	결핵PCR	격리의 필요성	격리기간	감염 리스크	해석
객담	+	+	○	최저 2주간의 항결핵약물로 치료한 후 임상증상이 개선되고, 항산균 도말로 3회 연속 음성을 확인	◎(높다)	1
	+	−	×	불필요	없다	
	−	+	○	항결핵약물로 치료 개시 후 2주간	○(낮다)	3
	−	−	×	불필요	없다	

객담 검사가 불가능한 경우(혹은 객담 검사에서는 도말·PCR 모두 음성인 경우)

	항산균 도말	인간형 결핵PCR	격리의 필요성	격리기간	감염 리스크	해석
위액	+	+	○	항결핵약물로 치료 개시 후 2주간	○(낮다)	2
	+	−	×	불필요	없다	
	−	+	○	항결핵약물로 치료 개시 후 2주간	○(낮다)	3
	−	−	×	불필요	없다	

기관지경 검사 실시 후의 대응

	항산균 도말	인간형 결핵PCR	격리의 필요성	격리기간	감염 리스크	해석
기관지세정액	+	+	○	항결핵약물로 치료 개시 후 2주간	○(낮다)	2
	+	−	×	불필요	없다	
	−	+	×	예외적으로 불필요	△(극히낮다)	4
	−	−	×	불필요	없다	

해석

1. 표준적 대응·경과가 양호하여, 약 2주간 치료하면 객담도말 검사에서 음성이 될 즈음에는 생균도 없어진다고 알려져있다.
2. 미량이어도 생균을 배출하고 있을 가능성이 있는 상태. 즉 표준적 대응에 따른다.
3. 사균이어도 PCR은 양성이지만 미량의 생균 배출 가능성을 제외할 수 없다. 표준적 대응에 따른다.
4. 배균이어도 극히 미량으로 여겨지며 PCR은 양성이지만 감수성은 거의 없다고 생각할 수 있다.

- 격리 중의 대응에 대해서는 225쪽 '결핵관리에 필요한 병동에서의 감염관리'를 참조한다.
- 배균 중에는 원칙적으로 개인실 밖으로의 이동은 금지. 가급적 수술용 마스크를 착용하여 이동한다(수술용 마스크 착용으로 비말핵 발생은 차단 가능하다).
- 감염 리스크가 낮은(객담의 항산균 음성) 경우에만 수술용 마스크를 착용한 후 시설 내 외출 가능하다.
- 검사를 실시하는 의료종사자는 N95 마스크를 착용한다.
- 병동의장과 상담하여, 본규약으로 대응할 수 없는 문제에 대해서는 병동의장을 통해 감염관리실에 문의한다.

4장. 홍역 대응 매뉴얼

1. 서론

2007년 일본에서는 10~20대 사이에서 홍역이 유행한 뒤로 '홍역에 관한 특정감염병 예방대책'을 마련해 홍역 퇴치를 위해 노력하고 있다.[1] 특히 2006~2012년에는 "1차 접종으로 면역되지 않는 사람을 위한 면역 기회 부여", "1차 접종 후 해를 거듭하며 면역력이 감퇴하는 사람을 위한 면역 증강", "1차 접종기회를 놓친 사람을 위한 재접종기회 부여"를 목적으로 한 2차 접종이 시작되었고, 항체보유율이 급격하게 개선되었다.[2] 이러한 노력의 결과, 2008년에는 1만 1,012명이었던 홍역환자 보고수가 2014년에는 463명으로 격감하였다. 또한 일본의 토착 균주로 생각되던 D5균주가 2010년 5월을 마지막으로 검출되지 않고 있다. 이를 계기로 WHO에서는 2015년 3월 27일에 일본을 '홍역 퇴치 상태 국가'라고 인정하였다.[3]

그러나 유입증례에 대해서는 유행의 염려가 계속해 있다는 점, 또 발병 후 격리만으로는 전파를 방지할 수 없다는 점에 따라 여전히 관리가 곤란한 전염성 바이러스성 감염병이다. 따라서 홍역 발생 시에는 신속한 대응이 필요하다는 것에는 변함이 없다.

2. 홍역에 대해서

2.1 홍역이란

- 발진성 발열질환(spotty fever)의 하나이다.
- 2세 이하의 100만 명 중에 1명의 비율로 아급성 경화성 전뇌염(SSPE)을 합병한다.
- 뇌염합병 후의 사망률이 높다.
- 발열과 인두염 증상(카타르기)이 3~4일간 지속된다.

- 카타르기 중 90%에 출현하는 코플릭 반점(Koplik spot)이 진단의 결정적 단서가 된다.
- 카타르기 후 일단 해열하고 1일 이내에 다시 발열한다(이봉성발열).
- 2번째 발열 시에 발진이 출현한다(얼굴 ⇒ 목·흉부 전면으로 확대된다).

2.2 홍역 퇴치 상태의 정의

WHO에 따른 홍역 퇴치 달성의 인정 기준은 다음과 같다. 적절한 감시 제도 아래, 다음 중 어느 것을 충족시켜야 한다.

① 토착 균주에 의한 홍역 감염이 3년간 확인되지 않아야 한다.
② 유전자형 해석에 따라 그것이 시사되어야 한다.

2.3 홍역의 전파

- 전파경로: 공기감염으로 거리에 관계없이 전파된다.
- 잠복기간: 노출 후 7~21일간
- 감염가능기간: 발진 출현 전후의 4일간
- 격리기간: 발진 출현 후 4일간

2.4 홍역의 치료

- 보존적 치료만. 항균제는 무효하다.
- SSPE 발생 시에는 신경과와 상담한다.

3. 홍역의 감염관리에 대해

3.1 홍역에 대해 면역이 있다는 것의 정의[4]

홍역에 대해 면역이 있다고 하는 것의 정의는 다음 중 하나를 말한다.

- 페어혈청(pair serum)으로 확정진단된 기왕력이 있다.

- 홍역 백신 접종력을 2회 증명할 수 있다.
- 항체검사에서 홍역항체가 16.0 이상(EIA법)임이 확인된다.

3.2 노출자의 정의

노출자의 정의는 다음과 같다. 다만 홍역에 대해 면역이 있는 사람은 제외한다.

- N95 마스크를 착용하지 않고 홍역 환자와 접촉한 사람
- 홍역 환자의 병실에 입실한 사람

4. 감염 노출자를 위한 대응

4.1 노출 후 예방투여의 검토

365쪽 '감염 노출 후 예방투여(PEP) 일람'을 참조하여 실시의 필요성을 검토한다.

4.2 긴급 홍역 백신 접종을 할 수 없는 경우의 대응

긴급 홍역 백신 접종을 할 수 없는 사람의 정의는 다음과 같다. 아래에 해당하는 노출직원은 잠복기간 동안 근무를 자숙하고 자택에서 대기하도록 한다.

- 이감염(易感染) 상태에 있는 사람
- 임신 가능성이 있는 사람
- 그 외 주치의로부터 생백신 접종이 금지된 사람

5. 환자 발생 시의 대응

홍역은 공기감염을 일으키므로 같은 공간에 있는 모든 사람이 바이러스에 노출된다. 또한 진단된 시점 4일 전부터 감염가능기간이 시작되는 경우가 많아서 집단 감염을 방지할 관리를 마련하기 어

려운 질병이다. 따라서 감염관리에 정통한 전문가를 통한 신속한 대응이 필요하다. 환자가 발생한 경우의 대응에 대해 살펴본다.

5.1 발생 시의 초기 대응(외래·입원 공통)

① 감염관리실에 연락하고, 감염관리실장에게도 전화 연락한다.

② 발병환자에게는 즉시 수술용 마스크를 착용시키고 바이러스 확산을 저지한다.

③ 신속하게 발병환자를 격리한다.

- 입원환자의 경우, 개인실에 격리한 후 음압환기를 실시한다.
- 외래환자의 경우, 음압진찰실에 격리한다.

④ 격리개인실(또는 음압 진찰실)에는 홍역에 대한 면역이 있는 사람만 입실을 허락한다.

⑤ 환자격리 후에는 신속하게 직원과 주위의 환자에 관한 노출자 명부를 작성하여 감염관리실에 보고한다.

5.2 외래에서 발생한 경우의 대응

① 모든 진료는 음압개인실 내에서 실시한다.

② 회계 종료 후에는 발병 후 4일간의 자택요양을 지도한다.

③ 노출자 및 가족에 대한 대응은 보건소의 지시에 따른다.

5.3 병동에서 발생한 경우의 대응

① 같은 병실의 노출자를 위한 대응을 실시한다.

- 기왕력과 백신 접종력을 문진하고 홍역에 대한 면역 보유 여부를 확인한다.
- 홍역에 대한 면역이 없는 경우에는 노출자의 반응에 따라, 노출 후 예방투여 실시를 검토한다.

② 같은 병실 내에 비어있는 병상의 이용 가능 여부에 대해

- 동실 환자 중에 노출자가 없어질 때까지 이용을 해서는 안 된다.
- 다만 홍역에 대한 면역이 있는 사람에 대해서는 이용을 허가한다.

표1 감염 리스크와 항체보유 예측을 바탕으로 한 백신우선접종대상자 순위 리스트

홍역에 대한 면역을 가진 사람은 제외한다. 항체보유율은 고령자일수록 영구면역 획득에서 우위에 있으며, 젊은 층(1978년 이후 출생)일수록 백신 면역의 대상이 되고 고령자는 오히려 감염 리스크가 낮다고 예측된다. 또한 이환력과 접종력 모두 불분명한 경우에는 이환력이나 접종력이 없다고 생각한다.

1) 2세 미만의 유아	6) 기초 질환이 없는 고령자로 이환력이나 접종력이 없음
2) 2세 이상의 소아로 이환력이나 접종력이 없음	7) 확인 가능한 백신 접종이 1회 있음
3) 기초 질환이 있는 성인으로 이환력이나 접종력이 없음	8) 확인 가능한 백신 접종이 2회 있음
4) 기초 질환이 있는 고령자로 이환력이나 접종력이 없음	9) 페어혈청에 의한 검사에서 확정진단된 기왕력이 있음
5) 기초 질환이 없는 성인으로 이환력이나 접종력이 없음	

6. 백신의 우선접종대상자 선정의 기준

홍역과 관련한 사망률은 인구 10만 명당 1명이지만, 2세 미만의 유아는 특히 고위험이므로 가급적 우선적으로 접종할 필요가 있다. 2013년도의 홍역 항체 보유상황은 95%(PA법에서 1:16 이상)이지만, 홍역발병예방의 기준이 되는 PA항체 1:128 이상의 항체보유율이 2회 접종세대에 상당하는 연령에서 90% 이상을 나타낸 15세, 18세, 19세뿐이었던 것으로 볼 때, 유입 사례를 중심으로 다시 유행할 수 있는 우려가 있음을 부정할 수 없다. 참고로 앞으로 도시에서 홍역의 아웃브레이크가 발생했을 때를 대비해, 우선접종대상자의 선정 기준을 〈표1〉에 정리해둔다. 이것은 어디까지나 감염 리스크에 따른 기준이며, 유행 바이러스 균주에 대한 세대 간의 항체보유율 및 백신 공급 상황에 따라 다르다는 것을 유의해야 한다. 추후 정부로부터 우선접종대상자가 발표될 경우에는 그에 따라 검토해야 한다.

7. 필요한 제출 서류에 대해서

일본에서 홍역은 5군 감염병으로, 이를 진단한 의사는 즉시 보건소에 신고할 의무가 있다.
아래의 서류를 기입한 후 즉시 감염관리실에 제출한다.

- 홍역발생신고서
- 입원환자의 경우, 감염병보고서

5장. 계절성 인플루엔자 대응 매뉴얼

1. 서론

1918년에 시작된 스페인 독감(HINI)은 39년간 지속되었고, 그 후 아시아 독감(H2N2), 홍콩 독감(H3N2/HongKong)이 등장했다. 이어 소련 독감(H1N1/USSR)이 더해졌고 조금씩 변이를 계속하면서 현재 A형인 H3N1과 H1N1, B형인 야마가타와 빅토리아 인플루엔자 바이러스가 전 세계적으로 유행하는 균주로 등장했다.

1997년에는 홍콩에서 조류형인 인플루엔자 A/H5N1이 처음으로 인간형에서 분리되면서, 신종 인플루엔자 바이러스 출현 가능성 때문에 주목을 받았다. 다행히 사람에게 감염된 적은 없었으나 앞으로 신종 인플루엔자의 출현은 충분히 일어날 수 있다.

사망률 감소 등과 관련해 "인플루엔자는 감기의 일종이므로 크게 문제될 게 없다"라는 인식이 일본 전역으로 확대되었지만, 결코 그렇지 않다. 일본 내에서나 세계적으로나 인플루엔자는 충분한 경계와 이해가 필요한 질환이다. 특히 의료시설과 같은 집단 환경에서 인플루엔자 이환자가 발생함에 따라 많은 2차 감염 가능성이 있으며, 동시에 원래 쉽게 감염될 수 있는 상태의 환자가 많기 때문에 감염 확대의 위험이 높고, 조기발견과 치료, 예방을 위한 관리가 중요해지고 있다.

2. 인플루엔자 개론[1]

인플루엔자 관리의 기본은 비말주의이다. 아래에 개요를 정리한다.

병원체	인플루엔자 바이러스
전파경로	주로 비말감염(접촉감염)

유행기	예년 11월 상순경부터 산발적으로 발생
	1월 하순부터 2월이 피크
	4월 상순경에 종식
	(다만 지역에 따라 다르기 때문에 감염정보를 확인하는 것이 중요)
잠복기간	1 ~ 3일
감염 기간	발병 후 3일 정도까지가 감염력이 가장 강하다고 알려져있음 성인(>12세)은 발병 후 **5일간** 소아(≦12세)는 발병 후 **7일간**
증상	전조 증상이 거의 없고 갑자기 다음과 같은 증상이 나타남 • 감기와 같은 증상(기침·콧물·권태감 등) • 38℃ 이상의 발열 • 두통, 요통, 근육통, 관절통 등의 전신 증상 ＊ 백신 접종을 한 경우 경도의 증상인 경우가 있음
검사	인플루엔자 신속진단 키트로 진단할 수 있음 **[인플루엔자 항원검사의 검체 취급 방법]** 비강에 인플루엔자 검사용 면봉을 넣어 비인두를 여러 번 문질러 뺌 면봉은 용기에 넣어 라벨을 붙이고 **검사실에 제출함**
치료	① 조기에 항바이러스약물을 내복(발병 후 48시간 이내) → 250쪽을 참조할 것 ② 안정, 보온, 수분 보급, 적절한 증상 대응 치료

3. 인플루엔자 의심환자를 위한 대응

집단 내에서의 인플루엔자 유행을 방지하기 위해서는 조기발견이 중요하다. 조기에 발견하려면 환자의 주된 증상, 전신 상태, 바이탈사인을 항상 주의하여 관찰해야 한다. 인플루엔자가 의심되는 증상을 보이는 환자가 있는 경우에는 신속하게 대응함으로써 2차 감염을 예방할 수 있다.

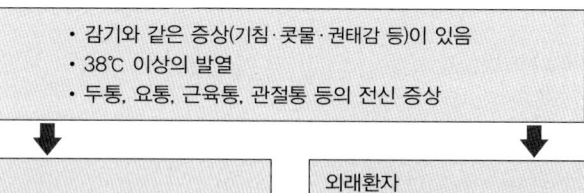

4. 인플루엔자 증상 발현 후의 대응

4.1 치료

항인플루엔자 바이러스 약물 투여를 중심으로 치료하며, 동시에 증상에 대한 대응 치료법을 실시한다. 항인플루엔자 약물로서는 다음의 3가지 종류가 있다. 내복 효과를 유효하게 하기 위해서는 **증상 발현 후 48시간 이내에 투여**하는 것이 좋다.

성분명	용법 용량		적용
	치료	예방	
Amantadine	200mg 1일 2회 투여 5일간	100mg 1일 1~2회 투여 10일간	A형만
Oseltamivir	150mg(2캡슐) 1일 2회 투여 5일간	75mg 1회 투여 10일간	A형·B형
Zanamivir	한 번에 2회 흡입 1일 2회 5일간	한 번에 2회 흡입 1일 1회 10일간	A형·B형
Laninamivir*	한 번에 2개 용기 흡입 1회만	한 번에 1개 용기 흡입 2일간	A형·B형
Peramivir	10mg/kg 1일 1회 점액정주	적용 없음	A형·B형

(1) 아만타딘(Amantadine)

- A형 인플루엔자에는 유효하지만 B형 인플루엔자에는 무효하다.
- **증상 발현 후 48시간 이내에 투여**하면 증상을 가볍게 하는 효과가 있다고 알려져있다.
- 부작용은 주로 예방 목적으로 장기간 투여할 때 일어나며, 단기간 투여에서는 적다.
- **주요 부작용은 불면, 휘청거림, 집중력 저하, 이피로감, 식욕저하, 구토 등이다.**
- 내성 바이러스가 비교적 고도로 발생한다.
- **임산부는 절대 복용해서는 안 된다.**

(2) 오셀타미비르(Oseltamivir)

- A형, B형 인플루엔자 모두에 유효하다.
- **증상 발현 후 48시간 이내에 투여**하면 증상을 가볍게 하는 효과가 있다.
- **부작용으로서 오심·구토 증상**을 보이는 경우가 있으며, 음식물과 함께 복용하면 경감한다.

---

* 우리나라에는 없는 약제이다. – 옮긴이 주

1세 이상의 소아에게는 드라이시럽 타입도 있다.

- 내성 바이러스가 비교적 고빈도로 발생한다.

(3) 자나미비르(Zanamivir)

- A형, B형 인플루엔자 모두에 유효한 흡입제이다.
- 증상 발현 후 48시간 이내에 투여하면 증상을 가볍게 하는 효과가 있다.
- **부작용으로서 극히 드물게 천식이나 만성 폐색성 폐질환자에게 기도경련을 유발시킬 가능성이 있다.**
- 타미플루 내성 바이러스에도 유효하다.

(4) 라미나미비어(Laninamivir)*

- A형, B형 인플루엔자 어느 것에도 유효한 흡입제이다.
- 증상 발현 후 48시간 이내에 투여하면 증상을 가볍게 하는 효과가 있다고 알려져있다.
- 부작용으로서 설사 등의 소화기증상, 극히 드물게 기관지 연축이나 호흡곤란이 있다.
- 타미플루 내성 바이러스에도 유효하다.

(5) 페라미비르(Peramivir)

- 흡입·내복이 곤란한 증례에 투여 가능하다.
- A형, B형 인플루엔자 어느 것에도 유효하다.
- 증상 발현 후 48시간 이내에 투여하면 증상을 가볍게 하는 효과가 있다고 알려져있다.
- 부작용으로서 설사 등의 소화기증상, 극히 드물게 호중구감소, 소아에게는 단백뇨가 있다.
- 타미플루 내성 바이러스에도 유효하다.

4.2 입원환자 중 증상 발현한 경우[1][2]

개인실 관리의 유무	필요(비말주의)
	성인: **증상 발현 후 5일간**
	소아: **증상 발현 후 7일간**

---

* 우리나라에는 아직 도입되지 않았다. − 옮긴이 주

	• 치료 개시 후에 증상이 가벼워져도 감염 기간 중에는 개인실 관리를 지속한다. • 감염 기간이 지나도 임상증상이 지속되고 있다고 판단될 경우에는 개인실 관리를 지속한다. • 같은 증상의 환자가 여럿 있을 경우에는 다인실에서 동시에 수용이 가능하다. • 개인실 관리해제는 인플루엔자의 감염 기간 종료와 치유를 지표로 하여 담당의사가 판단하고 감염관리실에 연락한다. 판단이 어려울 경우에는 ICD와 상담한다. • 개인실 관리해제에는 항원검사의 재검사는 필요 없다.
직원의 손 소독과 보호구	• '손 위생을 실시하는 5가지 상황'에 근거하여 손 위생을 실시한다(138쪽을 참조한다). • 알코올 손 소독제 혹은 비누와 흐르는 물을 사용한다. • 환자와의 거리의 1m 이내에서 작업을 하는 경우에는 수술용 마스크를 착용한다. • **환자의 객담이나 타액 등의 비말에 의해 노출 가능성이 있을 때는 비닐에이프런을 착용한다.** • 구강케어 등으로 손 오염이 발생할 경우에는 장갑을 착용한다.
신체의 청결	제한은 없다. 환자의 컨디션에 따라 대응하도록 한다. 공용 샤워실 등을 사용할 경우 다른 환자와의 접촉을 피한다.
침구·린넨·잠옷	특별한 취급은 하지 않는다. 환자 퇴원 시에는 매트 및 커튼을 교환한다.
식기	특별한 취급은 하지 않는다.
일반쓰레기	특별한 취급은 하지 않는다.
배설물	특별한 취급은 하지 않는다.
변기·소변기	특별한 취급은 하지 않는다.
혈액·변·소변·눈곱·눈물·타액·객담 등	특별한 취급은 하지 않는다.
진료용구·간호 용품	특별한 취급은 하지 않는다.
병실의 청소·퇴원 후의 소독	0.1% 하이포아염소산나트륨 또는 80% 알코올을 묻힌 천으로 환자가 접촉한 장소를 깨끗이 닦아 소독한다. 그 외 부위는 일반청소를 실시한다.
환자·가족에의 대응	손 씻기 엄수를 지도한다. 면회는 최소한으로 자제한다. • 감염 기간 중의 간병은 원칙적으로 불가하도록 한다. 다만 어쩔 수 없는 이유가 있는 경우에는 개별로 감염관리실과 상담한다.
동실 환자에의 대응	• 발병환자와 감염 기간 중에 접촉한 다른 환자 및 면회자의 인플루엔자 백신 접종 유무와 이환 유무를 확인한다. • 미이환자 또는 인플루엔자 백신 미접종자는 즉시 발병환자와 병실을 구분한다. • 노출환자는 발병환자의 담당의가 명부를 작성하고 감염관리실에 긴급 보고한다(254쪽 '**노출환자를 위한 대응**'을 참조한다).
신고	담당의 또는 병동책임자(팀장, 병동의장)는 신속하게 감염관리실에 전화 연락한다. 의사는 감염병 보고서를 기입하고 병동책임자가 확인한 후, 간호부 경유로 감염관리실에 제출한다.

4.3 외래환자의 경우[1][2]

인플루엔자 환자 (의심 포함)에의 대응	• 수술용 마스크를 제공하고 착용하게 한다. • 다른 환자와 떨어진 장소에서 대기하도록 환자를 유도한다. • 진료 전인 경우 우선적으로 진료를 실시한다.
즉시 입원해야 하는 경우	외래 담당의사 또는 외래 주임은 입원 병동과 감염관리실에 인플루엔자 환자가 입원한 사실 을 알린다.
입원이 필요 없는 경우	환자에게는 신속하게 귀가하도록 설명한다. (감염관리실에 알리는 것은 불필요하다.)
직원의 손 소독과 보호구	• '손 위생을 실시하는 5가지 상황'에 근거하여 손 위생을 실시한다(138쪽을 참조한다). • 알코올 손 소독제, 혹은 비누와 흐르는 물을 사용한다. • 환자와의 거리 1m 이내에서 작업을 하는 경우에는 수술용 마스크를 착용한다. • 환자의 객담이나 타액 등의 비말에 의해 노출의 가능성이 있을 때는 비닐에이프런을 착용 한다. • 구강케어 등으로 손 오염이 발생할 경우에는 장갑을 착용한다.
일반쓰레기	특별한 취급은 하지 않는다.
배설물	특별한 취급은 하지 않는다.
혈액·변·소변· 눈곱·눈물·타액· 객담 등	특별한 취급은 하지 않는다.
진료용구·간호 용품	특별한 취급은 하지 않는다.
진료실·대기실의 청소	80% 알코올을 묻힌 천이나, 0.1% 하이포아염소산나트륨으로 환자가 접촉한 장소를 깨끗이 닦아 소독한다. 그 외 부위에는 일반청소를 실시한다.
다른 환자에의 대응	외래에서의 노출는 발병이 일어나지 않는 범위로 판단하여 노출환자를 위한 대응은 기본적 으로 실시하지 않는다.
신고	입원하지 않는 경우에는 감염병보고서 제출은 불필요하다.

※ 외래투석환자, 화학요법실 환자에게 인플루엔자가 증상 발현한 경우
 • 즉시 감염관리실로 연락한다.
 • 인플루엔자로 진단되어 투석 및 화학요법을 계속하기 위해 환자가 투석실 및 화학요법실을 사용할 경우에는, 인플루엔자 이
  환환자를 다른 환자로부터 1~2m 이상 떨어진 곳에 배치하고 비말주의를 실시한다.

4.4 직원이 증상 발현한 경우

① 외래의사가 감염관리실에 연락한다[야간·휴일의 경우에는 감염관리실 당직의 등(on call)에게 연락
 한다].

　→ 감염관리실로부터 필요한 각 부서에 필요에 따라 연락하고 현장에 급행한다.

② 외래의사가 진단서를 작성한다.

어떠한 경우에도 발열일로부터 5일간의 근무는 금지한다.

③ 본인 또는 대리인이 건강관리실에 진단서를 제출한다.

발병직원의 소속 장에게는 본인 혹은 대리인이 연락한다(야간·휴일에는 당직 팀장에게 연락한다).

4.5 노출환자를 위한 대응

(1) 환자

- 발병환자의 담당의사가 명부를 작성하고 감염관리실에 긴급 보고한다.
- 발병자와는 병실을 구분한다(외래의 경우에는 대응을 하지 않는다).
- 3일간은 잠복기간이므로 전신 상태에 주의한다.
- 노출환자가 입실하고 있는 다인실에 가령 병상이 비어있더라도 발병 가능성을 고려하여, 잠복기간에는 새로운 환자를 동실에 입원시키지 않는다(병실을 폐쇄한다).
- **인플루엔자 노출환자에게 항인플루엔자 약물을 예방투여하지 않는다**(이 쪽의 하단의 '예방투여'를 참조한다).
- 잠복기간을 지나서 발병이 확인되지 않은 경우에는 환자의 병실 이동이 가능해진다.

(2) 직원

- 발병환자의 담당의사가 명부를 작성하고 감염관리실에 긴급 보고한다.
- 노출 직원 중 다음에 해당하는 사람은 ICD의 지시에 따라 내복할 경우에는 신속하게 종합진료과에서 진료받는다.
  ① 예방접종을 하지 않았다.
  ② 예방접종 실시로부터 9일 이내이다.
  ③ 예방투여를 할 수 없는 경우 최종 노출로부터 72시간 근무 정지를 한다.
- **인플루엔자 노출환자에게 항인플루엔자 약물의 예방투여를 하지 않는다**(이 쪽의 하단의 '예방투여'를 참조한다).

(3) 예방투여

- **모든 노출환자에게 예방투여를 실시하는 것은 아니다. 국한된 상황**에서 최소한의 항인플루엔자 약물의 예방투여를 같은 병실의 환자에게 실시한다.
  → 항인플루엔자 약물의 안이한 예방투여로 인해 세계적으로 내성 바이러스가 발생하고 있다.

신종 인플루엔자 관리를 위해서도 예방적 투여의 필요성은 신중하게 검토되어야 한다.

→ **국한된 상황**이란, 인플루엔자 합병을 일으킬 **치명적 우려가 있는 경우이다.** 그 외는 환자 본인의 뜻에 따라 ICD의 조언을 바탕으로 주치의가 판단한다.

5. 겨울철 입원 전 문진과 스크리닝

[기간: 매년 11월 1일부터 5월 6일(휴일의 경우에는 다음 날 진료)까지]

① 입원 예약환자를 위해서는 '입원결정 플로차트'(257쪽)에 따라 원무과가 입원 전 인플루엔자 문진(258쪽)을 실시한다.

② 의심스러운 경우에는 병동의장(또는 대행자)이 문진과 스크리닝 검사를 실시하여 입원 가능 여부를 결정한다. 최종적인 문진용지는 입원 수속에 첨부하여 원무과에 제출한다.

③ 긴급입원환자에 대해서는 **입원지시서를 발행하기 전에** 문진용지를 사용하고, 문진하는 사람은 서명한다.

④ 인플루엔자 항원이 검출된 환자는 다인실의 입원을 절대 금한다. 자택에서의 회복을 예측할 수 있는 경우에는 항인플루엔자 약물을 처방하여 귀가시키고, 완치될 때까지 자택에서 대기하도록 한다. 인플루엔자 항원이 검출되어 절대적으로 입원이 불가피한 경우에는 **개인실에 입원시키고 비말주의**를 실시한다.

⑤ 환자가 입원하는 경우에는 감염관리실에 신속하게 연락한다.

(보충설명)

1) 모자 병실에 입실하는 가족에 대한 대응

환아와 함께 모자 병실에 입실하기를 희망하는 가족에 대해서는 다른 입원환자와 마찬가지로 문진을 실시하고, 필요에 따라 의사의 판단으로 가족에게 설명한 후에 스크리닝 검사를 실시한다.

2) 문진으로는 인플루엔자 이환이 의심스럽지만 인플루엔자항원 검사에서 음성인 경우의 대응

항원검사는 검체 채취의 기술적 문제도 있고, **항원검사의 감도가 대략 70~80%**(특이도는 99% 이상)이기 때문에, 감염 유무의 판단오류에 주의할 필요가 있다. **음성이었다 하더라도 임상상에 있어 의심스러운 경우에는 인플루엔자 환자로 보고서 대응한다.**

3) 외래(응급외래 포함)를 경유하지 않고 직접 입원하는 환자를 위한 대응

보통, 다른 의료시설로부터 전입했거나 출산 등의 경우에는 외래를 경유하지 않고 직접 병동에 입원하기도 하므로 종종 환자의 병상이 안정되지 않는 경우가 있을 수 있다. 이러한 경우에는 환자의 안정을 전제로 하여 **개인실 입실을 우선**으로 실시한다. 그 후 문진 등을 실시해서 인플루엔자 증상 발현이 없음을 확인한 후에 다인실로 옮긴다. 집중치료실 등의 병실 구조상 개인실을 이용할 수 없는 경우에는 커튼이나 파티션으로 차단하는 등, 비말주의를 실시하고 신속하게 문진(필요에 따라 검사)을 실시한다.

6. 예방접종[3][4]

- 인플루엔자 예방에는 백신이 효과적이다.
- 기초 질환이 있는 환자[기관지 천식 등의 호흡기질환, 만성 신결핍, 선천성 심질환 등의 순환기질환, 당뇨병, 신결핍, 면역결핍증(면역억제제에 의한 면역저하도 포함) 등]은 백신 접종을 고려하면 좋다.
- 의료종사자는 면역력이 저하된 여러 환자와 접촉하기 때문에 스스로의 건강 유지 및 환자에게 감염시키지 않기 위해 적극적으로 인플루엔자 백신을 접종한다.
- 인플루엔자 백신 접종을 주저할 경우(알레르기, 임신, 산욕 등)에는 담당의사 및 ICD와 상담한다.

권장하는 인플루엔자 백신 접종 대상자는 다음과 같다.[4]

- 65세 이상의 고령자
- 개호시설이나 기타 장기요양시설의 입소자이며, 만성 질환을 가지고 있는 모든 연령층
- 만성 호흡기질환(천식을 포함) 또는 순환기계질환을 기본적으로 가지고 있는 성인과 소아
- 만성 대사질환, 신장장애, 헤모글로빈증, 면역억제 상태(약제 혹은 HIV바이러스에 의한) 중 어느 한 질환으로 과거 1년 이내에 정기적인 진료를 받은 성인과 소아
- 소아(생후 6개월)부터 청소년(18세)까지 장기간 저용량 아스피린요법을 받고 있는 사람[라이(Reye)증후군 합병의 위험이 있기 때문에]
- 인플루엔자 유행기에 임신 4~9개월째에 해당하는 임산부

자료1 입원 예약환자를 위한 사전 인플루엔자 스크리닝에 대해

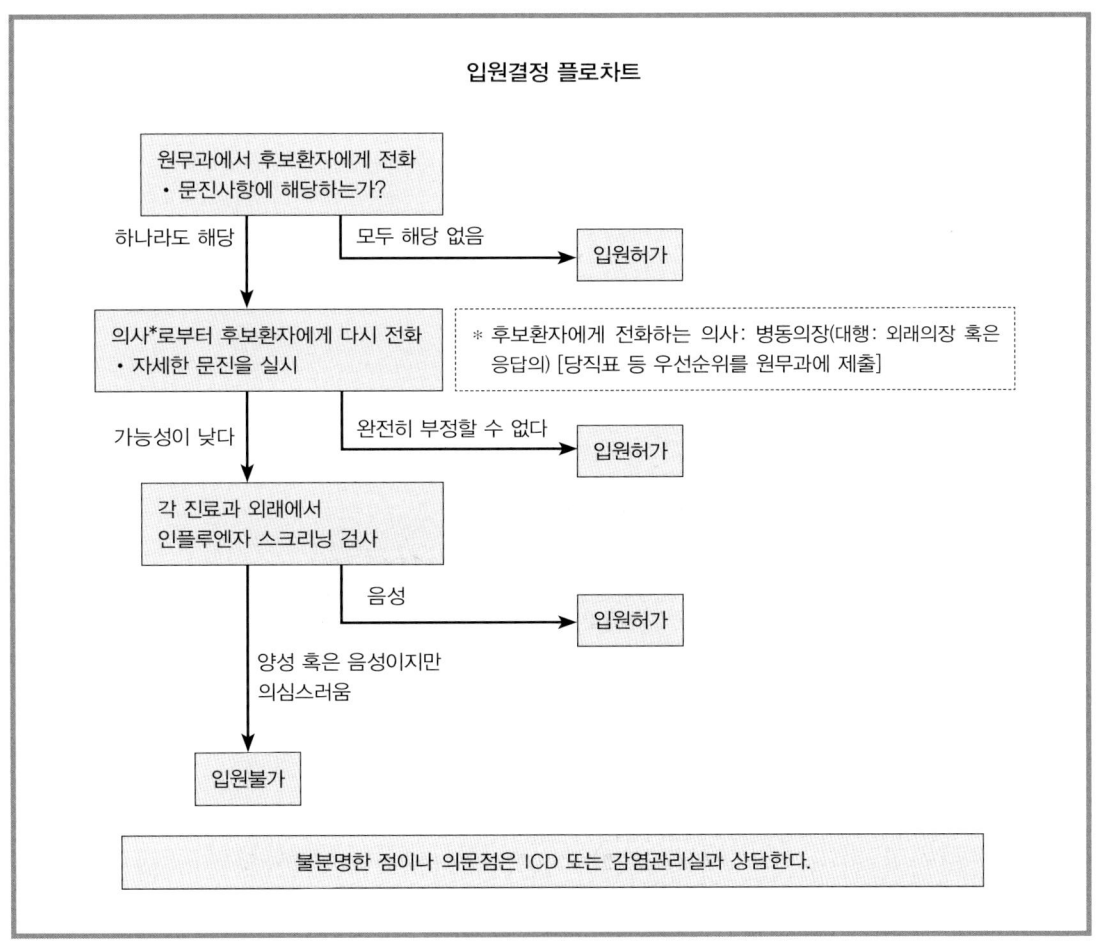

5장. 계절성 인플루엔자 대응 매뉴얼 257

년   월

입원하시는 분들께

○○○○ 병원   원장

입원하시는 분들의 마음의 고충이 필시 크리라 생각합니다.

올해에도 인플루엔자가 유행하는 계절이 다가와 본원에서도 전문의를 중심으로 시설 내 감염 방지에 힘쓰고 있습니다.

이에, 입원하시는 분들께는 인플루엔자 등의 감염병 유무를 다음의 '입원 전 인플루엔자 증상에 관한 문진표'에 의해 확인하고자 합니다. 아래의 문진표에 답해주시기를 부탁드립니다.

또한 **'문진표' 항목에 해당하는 사항이 있는 경우에는** 입원 전 인플루엔자에 이환하고 있는지 여부의 검사를 실시하는 경우가 있습니다.

입원하시는 여러분들께서는 부디 이러한 사정을 이해하셔서 협조해주시기를 부탁드립니다.

기록

입원 전 인플루엔자 증상에 관한 문진표

1주일 이내에·····
- 발열이 있습니까?   【예·아니오】
- 감기증상이 있습니까?   【예·아니오】
구체적인 증상   【재채기·콧물·인후통·관절통·두통】
- 그 외 증상이 있습니까? 【구체적으로   】
- 3일 이내에 인플루엔자 환자와 1m 이내에서 접촉하셨습니까?
                          【예·아니오】
- 접촉하신 경우라면 어느 분과 접촉하셨습니까?
                          【가족·그 외 :   】

※ 인플루엔자 발병으로 판단되는 경우에는 완치될 때까지 개인실 입원을 부탁드리거나 입원을 연기하는 경우가 있습니다. 이점 양해 부탁드립니다.

년   월   일   환자 본인 성명 _____
                        대리인 성명 _____
                        관 계 _____

                        문진 의사 성명 _____

- 인플루엔자 검사 결과 : 【   양성(형)·음성】
- 인플루엔자 검사를 실시하지 않은 이유에 대해

6장. 신종 인플루엔자 등의 대응 매뉴얼

1. 서론

이번 장에서는 신종 인플루엔자에 국한하지 않고 같은 종류의 감염관리가 필요한 중증 급성 호흡기증후군(SARS, Severe Acute Respiratory Syndrome)이나 중동호흡기증후군(MERS, Middle East Respiratory Syndrome)의 관리도 겸해서 신종 인플루엔자 등으로 해설하도록 하겠다.

2009년에 인플루엔자A H1N1 pdm2009에 의한 판데믹(Pandemic)이 발생했다. 이 외에도 다음의 판데믹 균주 후보로서 H5N1이나 H7N9에 의한 에피데믹(Epidemic)도 동아시아에서 국지적으로 발생했다고 보고되어 조만간에 새로운 판데믹이 올 것이라 여겨진다. 일본의 신종 인플루엔자 대책은 정부 주도로 작성된 '신종 인플루엔자 등의 대책으로서 정부의 행동 계획'[1]을 기조방침으로 하여 지자체마다 자체 행동계획을 마련하고 있다.[2] 신종 인플루엔자 대책은 판데믹이 되는 균주의 병원성이나 전파력을 예상할 수 없기 때문에 조사 진행에 맞춰 수시로 검토를 실시하여, 현장에서 사용할 매뉴얼을 고안하도록 되어있다. 여기에서는 2013년에 제정된 '신종 인플루엔자 등의 대책으로서 정부의 행동 계획'에 기초하여 입안한 매뉴얼을 소개한다.

2. 신종 인플루엔자의 증례 정의

해외발생기 및 국내발생의 초기에 있어서 확정 환자의 증례 정의는 동일하지만, 비슷한 증상인 의사증(擬似症) 환자를 위한 정의는 다르다.[3] 특히 의사증 환자에 대해서 당초에는 누락을 최소화하기 위해 감도(感度) 유지에 주안을 둔 정의가 사용되었지만, 현지 조사나 과학적 조사가 진행됨에 따라 특이도(特異度)에 주안을 둔 정의로 변경되어갈 예정이다. 판데믹에 있어서는 후생노동성과 지방자치단체로부터 시시각각 제공되는 통지에 신속하게 대응해갈 필요가 있다.

2.1 확정환자(해외발생기~국내발생의 초기)

확정환자의 정의는 다음과 같다.

① 증상(38℃ 이상의 발열, 급성 호흡기 증상 등)

② 국립감염병연구소 등에서의 PCR 검사 등의 결과

2.2 의사증 환자(해외발생기)

비슷한 증상의 환자 정의는 다음과 같다. 감도를 중시하므로 특이도를 낮추고 있다.

① 증상(38℃ 이상의 발열, 급성 호흡기 증상 등을 기본으로 하여 해외 정보 등으로부터 특징적인 증상이 확실해진 경우에는 그 증상을 고려하여 추가함)

② 증상이 만연한 국가 방문 이력(일정기간 내)

③ 인플루엔자 신속검사 키트의 결과(A형이 양성, B형이 음성)

④ 지방위생연구소에서의 PCR 검사 등의 결과

2.3 의사증 환자(국내발생의 초기)

비슷한 증상의 환자의 정의는 다음과 같다. 특이도를 높이고 계속 증가하는 감염환자를 위한 대응으로 범위를 좁히는 방침을 반영하고 있다.

① 최근의 지견을 고려하여 **증상을 좁혀간다.**

② 해외발생상황을 고려하여 만연한 국가에의 **여행 이력을 검토한다.**

3. 신종 인플루엔자 등이 의심되는 환자를 위한 대응

3.1 외래에서의 대응

신종 인플루엔자가 의심되는 환자가 내원한 경우에는 신속하게 다음과 같은 절차를 따른다.

① 즉시 환자에게 수술용 마스크와 장갑을 바르게 착용시키고, 시설 내에 있는 동안에는 계속 착용하도록 지도한다.

② 유도 대응을 하는 직원은 N95 마스크와 장갑을 착용한다.

③ 환자를 즉시 음압진찰실로 유도한다.

- 음압공조 스위치를 켜서 음압진찰실이 음압임을 확인한다.
- 환자 이동 후에는 환자를 음압진찰실에 대기시킨다.
- 시설 내 소정의 진료담당자에게 연락한다.
- 진료담당자는 응급실과 ICD에 연락한다. 야간·휴일에는 감염관리실장에게 연락한다.

④ 입실하는 전 직원은 N95 마스크[전동팬이 부착된 음압마스크(PAPR)가 더 좋다]와 수술용 캡, 장갑, 아이솔레이션 가운을 착용한다.

⑤ 진료에 사용하는 물품은 실내 물품만으로 한정시키고, 실외 반출을 금하거나 개인물품(청진기, 필기구 등)은 반입하지 않는다.

⑥ 진찰 소견은 진찰실에 마련된 의료정보단말에서 전자차트에 입력하여 보존한다.

유도 시 주의사항

- 건물의 오염을 방지하기 위해 환자를 의료시설 건물 밖으로 유도한다.
- 음압진찰실에서는 정면 현관 등이 아닌 외부 문이나 뒤쪽 출입구로 유도한다.

---

⑦ 신속하게 감염관리실을 통해 보건소의 예방관리·감염병 담당자에게 '발생신고서'를 FAX로 송부하고 대응을 기다린다. 야간·휴일에는 응급실로부터 각 지자체의 지정창구로 FAX로 전송한다.

- 지정 의료기관으로 이송 지시가 있는 경우에는 보건소의 지시에 따른다.
- 귀가가 허가된 경우에는 262쪽 '신종 인플루엔자 등 관리지침'을 참조한다.

⑧ 진료비 회계는 후일에 정산하고, 연락처(주소와 연락 가능한 전화번호)는 반드시 확인해둔다.

⑨ 화장실은 음압진찰실에서 가장 가까운 거리에 지정화장실(혹은 간이화장실)을 두고, 건물 내의 다른 화장실 사용은 최소한으로 한다. 부득이하게 사용한 경우에는 변기·문손잡이를 알코올(혹은 하이포아염소산)로 깨끗하게 닦는다(변기 자체는 소독이 불필요하다).

⑩ 진찰 종료 후에는 탁자·의자·문손잡이·바닥 등을 알코올(혹은 하이포아염소산)로 깨끗하게 닦는다(178쪽 '소독제 및 물품 관리 매뉴얼'을 참조한다).

⑪ 퇴실 시에는 음압장치를 작동시킨 채로 둔다(청소·소독 종료까지이다).

⑫ 린넨은 일회용을 사용하고, 실내의 감염성 폐기물 전용 용기에 폐기한다. 쓰레기봉투는 실내 청소 완료 후에 개봉하지 말고 폐기한다.

3.2 입원에 대한 대응

지자체에 따라서는 국내발생 초기까지는 지정 의료기관에서만 입원치료가 가능하도록 실시할 예정이지만, 국내 만연기가 되면 일반 의료시설에서도 수용하도록 되어있다.[1][2]

현 시점에서는 어떤 예방관리가 필요한지는 불분명하기 때문에 수시로 발행되는 잠정 진료·감염관리 가이드라인에 따라서 유연하게 대처할 필요가 있다.

하지만 설사 신종 인플루엔자라 하더라도 전파경로가 주로 비말전파경로이고, 에어로졸 발생 기술을 실시할 경우 공기전파경로로 조금 전파될 수 있다고 예상되므로, 2009년 판데믹에 의해 발행된 가이드라인[4]과 안내서[5] 등을 참고하여 매뉴얼을 작성해두어야 한다.

4. 신종 인플루엔자 등 관리지침

4.1 의심 증례 − 가능성 증례에 대한 외래에서의 관리

시설 내에서는 환자에게 수술용 마스크와 장갑을 착용시킨다.

신종 인플루엔자와 비슷한 증상의 환자의 외래경과 관찰에 대해
- 경과 관찰은 정부가 지정한 기간에 맞춰서 한다.
- 비슷한 증상의 환자는 1일 2회 체온을 기록한다. 의료시설로부터 ICN(감염관리전담간호사)이 매일 확인 연락을 하고, 건강 상태를 확인한다.
- **38℃ 이상의 발열이 2회 연속해서 나타날 경우에는 진료담당자에게 전화로 상담시킨다.**
- 근무 및 근무복귀에 대해서는 보건소의 지시를 따른다.

4.2 '신종 인플루엔자 의사증(비슷한 증상)'의 신고와 이송에 대해

① 진찰의가 소정의 "발생신고서"를 기재하고, 즉시 감염관리실을 통해 **FAX를 송신하여 전화로 보건소에 연락한다**(야간·휴일에는 응급실로부터 직접 송신한다).

② **보건소로부터 지정 의료기관으로의 전송 지시가 있으면 그에 따른다(이송 판단은 보건소 혹은 정부의 감염병관리과에서 한다).**

③ 보건소로부터 지정 의료기관으로의 이송이 필요 없다고 판단된 의심 증례의 입원에 대해서는, 음압관리된 개인실에 한해 인정된다(음압화가 되지 않은 상태에서의 입실은 원칙적으로 인정하지 않는다).

4.3 비슷한 증상의 환자와의 접촉자 관리

- 접촉자의 불안을 제거하는 데 주력한다.
- 성명, 주소, 연락처 등 전화번호와 접촉자의 상세를 기록한다.

5. 음압진찰실로의 '환자 유도' 매뉴얼

진료를 희망하는 환자를 안전하고 신속하게 진료실로 유도하기 위해서 다음 사항을 준수해야 한다.

- 응답의가 양성 증례로 판단한 경우, 음압진료실로의 이동을 결정한다.
- 수술용 마스크·장갑·단일포장 알코올 소독면 등의 비품은 가장 가까운 경비실과 응급실에 상비되어있다.

감염병 의심환자의 유도 의뢰가 있을 때,
유도 담당원에게 유도 의뢰를 한다.

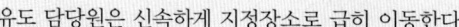

유도 담당원은 신속하게 지정장소로 급히 이동한다.
  ① 음압진찰실의 사용에 대해 응급외래에 연락한다.
  ② 접촉 전에 N95 마스크 및 의료용 장갑을 반드시 착용한다.
  ③ 환자가 사용한 전화·인터폰을 알코올을 묻힌 천으로 깨끗이 닦는다.

환자를 유도한다.
  ① 먼저 환자의 수술용 마스크와 장갑 착용을 확인한다.
  ② 음압진찰실로 유도할 것이라고 설명한다.
  ③ 지정 유도 경로로 유도한다.
  ④ 유도 담당원과 환자 이외의 엘리베이터 동승은 금지한다.
  ⑤ 엘리베이터 조작 및 문 개폐는 대응자가 실시한다.

음압진찰실에 도착한다.
  ① 입구 오른쪽 벽에 있는 음압관리스위치를 'ON'으로 한다.
  ② 환자를 실내로 유도하고 허가 없이 실외로 나가지 않도록 전달한다.
  ③ 인터폰, 내선전화 사용 방법을 설명한다.
  ④ 진료담당자에게 환자의 유도 종료를 연락한다.

유도 후
  ① 신속하게 실외로 나간다.
  ② 알코올 손 소독제로 손 소독을 한다.
  ③ 진료담당자가 도착까지 실외에서 대기한다.

6. 대응 플로차트(진료편)

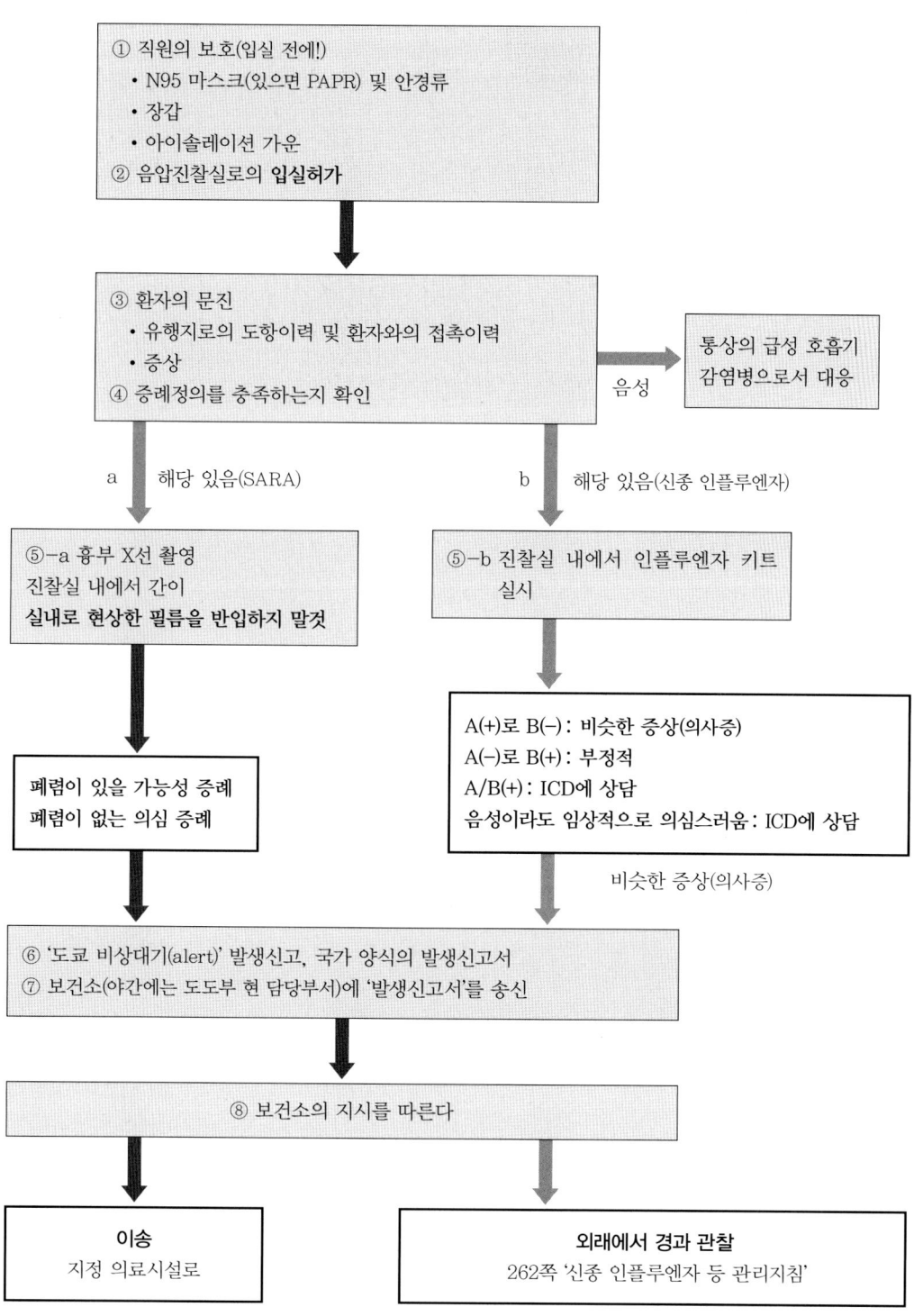

① 직원의 보호(입실 전에!)
• N95 마스크(있으면 PAPR) 및 안경류
• 장갑
• 아이솔레이션 가운
② 음압진찰실로의 **입실허가**

③ 환자의 문진
• 유행지로의 도항이력 및 환자와의 접촉이력
• 증상
④ 증례정의를 충족하는지 확인

음성 → 통상의 급성 호흡기 감염병으로서 대응

a   해당 있음(SARA)

b   해당 있음(신종 인플루엔자)

⑤-a 흉부 X선 촬영
진찰실 내에서 간이
실내로 현상한 필름을 반입하지 말것

⑤-b 진찰실 내에서 인플루엔자 키트 실시

폐렴이 있을 가능성 증례
폐렴이 없는 의심 증례

A(+)로 B(−) : 비슷한 증상(의사증)
A(−)로 B(+) : 부정적
A/B(+) : ICD에 상담
음성이라도 임상적으로 의심스러움 : ICD에 상담

비슷한 증상(의사증)

⑥ '도쿄 비상대기(alert)' 발생신고, 국가 양식의 발생신고서
⑦ 보건소(야간에는 도도부 현 담당부서)에 '발생신고서'를 송신

⑧ 보건소의 지시를 따른다

이송
지정 의료시설로

외래에서 경과 관찰
262쪽 '신종 인플루엔자 등 관리지침'

7. 신종 인플루엔자 예방투여 중의 수술이나 진료에 관한 주의에 대해

국내 만연기(지역보건소에서 신종 인플루엔자 등과의 환자 접촉이력을 역학조사로 쫓기 어려운 상태) 이후에 신종 인플루엔자에 대한 노출 후 대응으로서 예방투여를 실시하는 경우에는 다음 사항에 주의한다.

① 노출된 사람이 **시설 내에 남아있는(입원 중) 경우**에는 **시설 내에서 격리할 목적으로 항인플루엔자 약물에 의한 예방투여**를 실시한다. 하지만 퇴원하는 환자나 외래환자(시설직원 제외)에게는 도시 중에 **만연하고 있는 상황이므로 꼭 필요하지는 않다.**
- 예방투여 중에 발병한 경우에는 **치료 투여로 전환**하는 것이 필요하다.
- 부작용이 나온 경우에는 **다른 항인플루엔자 약물로의 전환**을 검토한다.
- 예방투여를 계속하기 곤란한 경우에는 **잠복기간 중(노출일을 기점으로 기산하여 7일간) 개인실 관리**로 한다.

② **노출 후 예방투여 기간 중의 침습적 치료**(전신마취하의 수술)나 **이감염 상태가 되기 쉬운 치료**(항암약물에 의한 화학요법, 면역억제제나 스테로이드의 대량투여 등)에 대해서는, **발병 리스크가 증대**하기 때문에 긴급성과 환자 상태를 감안하여 **신중한 실시를 결정**한다.
- 예방투여에 의한 **예방효과는 60~80% 정도**이며, 반드시 예방할 수 있는 것은 아니다.
- 상기 처치나 치료의 적응에 대해서는 **각 진료과의 판단으로 결정**한다.
- 예방투여 기간 중에 어쩔 수 없는 전신마취하의 수술을 실시할 필요가 있는 경우에는 먼저 **마취과 의사에게 연락한 후에, 잘 상담**하여 충분한 예방관리를 취하고 나서 실시한다(주: 감염 가능성이 있는 환자에게 사용한 마취기는 24시간 사용할 수 없다).
- 상기 연락은 **담당의사의 책임으로 실시하며, 간호사도 인수인계 사항에 반드시 포함시켜야** 한다(더블체크에 의한 확인을 강화하기 위해서이다).

8. 집중치료실에서의 신종 인플루엔자(의심 포함) 중증환자 수용에 관한 운용규정

8.1 본규정에 대해
① 본규정은 '신종 인플루엔자(의심 포함)에 의한 중증환자의 안전한 구명'을 목적으로 한 집중치료

실 수용 운용에 관한 것이다.

② 규정 기한은 유행개시 직전부터 유행 종료 시까지로 한다. 상세한 것은 유행상황을 감안하여 별도로 정한다.

8.2 운영방법

① 본대책은 신종 인플루엔자에 의한 환자 구명을 일차적으로 하고, 유행 시기에 맞춰 실시한다.

② 관리책임자는 집중치료실장으로 한다.

③ 운용책임자는 감염관리실장으로 한다.

④ 실무책임자는 집중치료실 담당의 병동의장으로 한다.

⑤ 입실 적용 판단은 담당의사의 요구에 따라 집중치료실장과 감염관리실장이 협의하여 실시한다.

⑥ 입실로 판단된 경우에는 운용책임자로부터 관리책임자에게 협력요청을 하고, 관리책임자는 집중치료실의 실무책임자에게 입실에 대한 협력지시를 한다.

⑦ 입실협력지시를 받은 실무책임자는 최우선 환자로서 음압개인실 내에 신속하게 수용할 수 있도록 병상 관리(bed control)를 실시한다.

8.3 입실 적용과 퇴실 기준

① 신종 인플루엔자 환자에게 있어서 집중치료실 입실이 필요하다고 판단된 환자는 다음과 같다.

- 인공호흡관리가 필요한 환자(공기감염관리를 위해 필수)
- 쇼크 상태로 집중치료관리가 필요한 환자(구명을 위해)
- 그 외 집중치료실장과 감염관리실장이 필요하다고 인정한 사람

② 퇴실 기준은 다음과 같다.

- 감염가능기간*이 종료될 때

  * 감염가능기간이란 발열일을 기점으로 7일간을 원칙으로 한다.

- 인공호흡관리가 불필요*하게 될 때

  * 인공호흡관리가 불필요하지만 호흡기증상(기침, 객담, 호흡곤란 등)이 남아있는 경우에는 7일이 경과했음에도 여전히 감염가능 상태이기 때문에 일반 개인실로 이동시킨다. 담당의사는 48시간마다 환자의 병태를 재평가하고, 개인실 격리 해제를 감염관리실장과 상담한다.

- '훨씬 위중함' 등의 이유로 집중치료관리가 필요한 환자이기는 하나, (다른 의료기관으로의 이동을 포함) 다른 병상이 여의치 않은 경우에 한해 집중치료실장, 감염관리실장, 각 병동실무

책임자 등 3자가 협의한 후에, 주변으로의 2차 감염예방을 적절히 실시하면서 일반병동의 중환자실이나 개인실로 이동시킬 수 있다.

8.4 감염관리

① 집중치료실 내에서 신종 인플루엔자 환자(의심 포함)는 음압개인실(절대수가 부족한 경우에는 간이 조절장치시설 내)에 격리한다.

② 다만 감염가능기간(상태)을 벗어난 경우에는 격리가 불필요하다.

③ 항상 '표준주의'와 손 위생을 엄격히 실시하고 필요에 따라 비말주의를 추가한다.

④ 기침 에티켓의 준수에 유의한다.

⑤ 장갑과 안경류 착용에 대해서는 '표준주의'를 따르지만, 에어로졸이 발생하는 기술을 실시할 때에는 반드시 착용한다.

⑥ 마스크의 종류

- 일반적으로는 수술용 마스크로 충분하다.
- **에어로졸이 발생하는 기술***을 실시할 때에는 N95 마스크, 혹은 PAPR을 착용한다.
  - * 에어로졸이 발생하는 기술이란 흡인전반, 기관지경, 기관내삽관, 심폐소생, 인두스와브 채취 시, 인공호흡기 회로 교환 등이다.

8.5 주요 진료과와 담당의사

① 집중치료실의 입실 시 주요 진료과는 주치의가 있는 진료과로 정하는 것을 원칙으로 한다.

② 입원담당의는 진료 내용에 대해 진료담당자에게 적절한 조언을 청할 수 있다.

③ 주요 진료과는 동일 병동 내에 고위험 환자가 있는 점을 충분히 고려하여, 집중치료실의 통상 업무에 불필요한 지장이 생기지 않도록 최대한 배려한다.

8.6 직원의 노무관리

① 간호직원은 교차감염예방의 관점에서 신종 인플루엔자환자(의심환자 포함)만 전담하는 것이 바람직하다.

② 담당직원의 컨디션 불량을 조기에 발견하기 위해 근무 개시와 종료 전에는 각 부서에서 업무 미팅을 실시하고, 체온을 측정한다.

③ 집중치료실의 운영은 의료시설업무의 핵심 부분이기 때문에, 간호직원의 수는 후생노동성 통

지(2009년 8월 14일자 보건의료발 0914 제1호) "신종 인플루엔자 유행에 따른 진료수가상의 임시적 대응에 대해" 및 274쪽 "신종 인플루엔자 유행에 있어서의 BCP 기본방침과 제반 주의에 대해서(제2판)"에 근거하여, **과로하게 근무하지 않도록** 항상 최우선적으로 필요 인원을 확보한다.

9. 신종 인플루엔자 진료에 있어서의 주의

신종 인플루엔자A(H1N1) 진료에서는 "**신속 진단 키트의 결과와 상관없이 접촉이력과 유행상황, 그리고 증상으로부터의 임상적인 종합 진단을 중심으로 한다**"는 진료 방침을 꼭 지킨다.

9.1 인플루엔자 검사 키트에서 주의해야 할 특징(성인판 참조)

① 인플루엔자 항원 키트의 감도는 40~90%이다(주: 유행주의 특성에 따라 변화할 가능성이 있다).

② 발열로부터 24시간 이내에서는 거의 검출할 수 없다.

③ 발병 전과 잠복기간(노출 후 7일 이내)에는 검출할 수 없다.

- **음성일 때는 감염을 부정하는 근거, 예방투여 및 격리에 대해 판단할 근거가 아님을 염두에 두고, 적절하게 검사할 필요가 있다.**
- **접촉이력·임상증상으로부터 인플루엔자가 의심되는 경우에는 검사를 생략하여 처방이 가능하도록 한다.**
- 음성 확인을 위한 검사의뢰는 거절한다.

9.2 음압실의 효율적 운용을 위해

① 진단은 **접촉이력의 청취** 및 **임상적 판단**을 우선한다.

② 항원검사는 상기를 참고하여 적절하게 실시하고, 검사기간 단축을 위해 노력한다.

임상진단의 기준은 다음과 같다.

아래의 ①~③ 중 하나를 충족할 경우

① 대항목 2가지

② 대항목 1가지와 소항목 1가지 이상

③ 소항목 3가지

대항목: • 38℃ 이상의 발열이 있다.

       • 7일 이내에 인플루엔자(의심 포함) 감염자와의 접촉이력이 있다.

소항목: • 38℃ 미만의 미열이 있다.

       • 두통 혹은 인후통이 있다.

       • 근육통 혹은 관절통이 있다.

예방투여에 대한 설명과 문진표 〈직원용〉

인플루엔자에 감염 노출된 후에는 2차 감염관리로서, ① 항인플루엔자 약물의 예방투여(통상 10일간), ② 예방투여를 하지 않고 잠복기간(신종 인플루엔자는 7일간, 계절성 인플루엔자는 3일간) 동안 자택에서 경과 관찰 중 1가지 사항을 부탁하고 있습니다. 예방투여를 강요하는 것은 아닙니다만, 예방투여를 하지 않으면 발병의 위험성과 함께 3차 감염의 가능성도 있어, 환자보호의 관점에서 출근을 자숙하도록 하고 있습니다.

항인플루엔자 약물 예방투여의 **부작용은 치료 시와 같습니다**만, **임산부는 신중한 투여**가 필요하므로 건강관리실을 통해 산업의에게 상담해주십시오. 또한 수유에 대해서는 특별한 제한이 없습니다.

문진

1. 당신은 현재 임신 중입니까?　　　　　　　예　　　　　　　아니오
2. 본약제에 대한 알레르기가 있습니까?　　　예　　　　　　　아니오
3. 질문사항이 있습니까?　　　　　　　　　　예　　　　　　　아니오

　　　"예"라고 대답하신 분은 기술해주십시오.

상기 1, 2에 대해 하나라도 "예"라고 답하신 경우에는 원칙적으로 투여할 수 없습니다.

　　　년　　　월　　　일

성명 :

소속 :

산업의 ○○○○

환자에게 건네는 문진표

(앞면)

○○○○○○에 대해

뒷면의 유행지역으로부터 ××일 이내에 귀국하신 분 중에서 다음과 같은 증상이 있는 분은 먼저 간호사에게 말씀해주십시오.

☐ 38℃ 이상의 발열이 있다, 혹은 열이 있는 듯하다.
☐ 콧물·코막힘
☐ 인후통
☐ 기침

○○○ 병원

(뒷면)

현재 유행지역

×××, △△△, ☐☐☐, ○○○, ■■■,

(WHO 발표 ××년 ×월 ×일 현재)

신종 인플루엔자용 진찰 소견 용지

환자성명 : _____   연령 : ____   성별 : ____

ID 번호 : _____

생년월일 : _____   년 _____ 월 _____ 일

신종 인플루엔자 문진 항목

다음 ①~④ 중 하나에 해당하고, 또 (a)에 해당하는 사람(사망 사례를 포함)

① 10일 이내에 감염가능기간 내[주1]에 있는 신종 인플루엔자(H1N1) 환자와 농후한 접촉이력[주2]을 가진 사람

② 10일 이내에 신종 인플루엔자에 감염되었거나 의심스러운 동물과 농후한 접촉이력을 가진 사람

③ 10일 이내에 신종 인플루엔자 바이러스를 포함한 환자에게서 유래한 검체에 방어력이 불충분한 상황에서 접촉한 사람, 혹은 그 의심이 있는 사람

④ 10일 이내에 신종 인플루엔자가 만연하고 있는 국가[주3] 또는 지역에 체재하거나 여행한 사람

(a) 급격하게 38℃ 이상의 발열이 나타나고 콧물 또는 코막힘, 인후통

주1 : 발열 1일 전부터 발열 후 7일까지의 9일간
주2 : '농후한 접촉이력'이란 직접 접촉하거나 또는 2m 이내에 접근한 경우
주3 : 만연하고 있는 국가·지역은 별지를 참조할 것

□ 인플루엔자 항원검사에서 A형 양성이고, B형 음성

- A형(+), B형(−) : 의사증(비슷한 증상)
- A형(−), B형(+) : 부정적
- A/B형(+) : ICD에 상담

항원 검사는 음성이지만 임상적으로 의심스러운 경우 : ICD에 상담

임상적 진단

　　　□ 의심 증례　　　　□ 유사 증례　　　　□ 무관계

- 의사증(비슷한 증상)은 발생보고서(별지)에 기입하고 즉시 FAX로 보건소(야간에는 지자체의 지정창구)에 송신하십시오.
- 의심 증례는 관리지침(별지1)에 기초하여 대응해주십시오.

신종 인플루엔자 유행에 있어서의
BCP 기본방침과 제반 주의에 대해서(제2판)

전문

신종 인플루엔자A(이하 '신종 인플루엔자'라 함)는 계절성 인플루엔자와 비교하여 **병원성이나 감염력이 상이하다고 예상된다.** 잠복기간이나 감염가능기간도 계절성 인플루엔자의 5일간보다 긴 7일간으로 길게 설정되는 경향이 있다. 따라서 필연적으로 **자택요양기간도 길어진다.** WHO에 의해 판데믹이 선언된 후에는 비교적 단시간에 국내로 유입될 수 있지만, 유입 후에는 지수로그적으로 급증하여 2~3개월 이내에 유행의 정점에 달할 수 있다고 예상된다. 그러나 첫 번째 정점에는 백신의 제조와 공급이 어렵기 때문에, **직원의 병결에 따라 업무에 심각한 영향**을 피할 수 없는 상황이 된다.

앞으로 유행상황에 따라서는 의료시설의 업무수용 능력이 **부분적으로 혹은 전반적으로 저하될 것**으로 예상되는 와중에, **의료시설업무의 가장 중요한 부분을 최소한으로 확보하면서, 통상적인 외래진료도 계속**하지 않으면 안 된다. 의료시설의 수뇌부(원장, 부원장, 사무부장)는 관리과장, 원무과장, 간호부장, 환자안전추진부장 및 3실장을 비롯하여 시설 내 각 부서의 조언을 들으면서 업무 전체의 밸런스를 맞춰갈 예정이다.

기본방침

수용방침

본원은 **감염병 진료 협력병원**으로서 신종 인플루엔자의 **시설 내외부로부터 외래진료의 수용과 자주 찾는 환자의 중증화에 특화된 입원 수용**을 실시한다.

업무수행레벨

의료시설의 업무수행레벨은 다음의 3단계로 나눠서 결정한다. 각 레벨의 결정은 시설의 수뇌부에서 실시하고, 각 소속 장을 통해 통지된다.

① 통상 레벨(Phase 0): **통상업무**를 수행 가능한 레벨

- 의료시설 전체에서 15% 미만의 자택대기·근무제한 직원 발생

② 부분대응 레벨(Phase 1): **업무의 일부 기능 저하**에 해당하는 레벨

- 의료시설 전체에서 15% 이상의 자택대기·근무제한 직원 발생
- 핵심업무 외의 업무를 담당하는 특정부서의 집단감염 발생 혹은 근무 가능자의 부족

③ 핵심대응 레벨(Phase 2): **업무의 핵심 부분 확보를 최우선**으로 한 레벨

- 의료시설 전체에서 40% 이상의 자택대기·근무제한 직원 발생
- 핵심업무를 담당하는 특정부서의 집단감염 발생 혹은 근무 가능자의 부족

전 레벨 공통 대응

① 인플루엔자의 증상이 나타나는 환자는 모두 **음압진찰실에 환자분류(triage)**하여 진료를 실시한다.

② **직원으로부터 환자로의 시설 내 감염예방을 특히 중시**하고, 시설 내의 감염된 환자의 **구명을 가장 우선**한다.

③ 입원결정에 있어서, 반드시 '**입원 전 신종 인플루엔자 증상에 관한 문진표**'를 사용하여 문진하고, 감염관리실장과 상담한 후에 **각 진료과 병동 팀장의 책임**하에 결정한다.

④ 원칙적으로 면회는 가족으로 한정하고, 일반면회객은 삼가도록 한다.

⑤ 유행기간 중의 환자의 외박은 최소한으로 하고, 외박 중에 신종 인플루엔자로 진단 혹은 의심되는 환자와 접촉한 경우에는, 예방투여한 후에 수술용 마스크를 착용시키거나 개인실에 7일간 격리한다.

백신 등의 접종방침

① 프리판데믹 백신은 공급 상태에 따라서 신종 인플루엔자 진료에 종사하는 의료종사자에게 우선적으로 접종한다.

② 유행 균주에 대한 백신은 산업의와 감염관리실장이 상담하여 공급 상태에 따라 접종계획안을 수립한다.

부분대응 레벨에 있어서의 관리

① 병동운영을 하면서 병상이용률을 낮추지 않도록 유의해야 하나, 재원환자의 수는 원칙적으로 **근무 가능한 간호직원의 수에 따라 적절한 증감**을 실시한다.

② 집중치료실 병상이용률에는 상시 **최소한의 긴급 대응분을 확보하고, 의료직원은 상시 근무할 수 있는 필요 충분한 체제**를 유지한다.

③ 신종 인플루엔자 관련 비중증환자는 일반병동의 격리개인실(음압이 바람직하다)에 입실시키고, **중증환자는 집중치료실의 격리개인실(음압이 바람직하다)에 수용**하여 치료를 실시한다. 또한 부족한 경우에는 감염관리실장이 별도로 지정한 개인실에 수용한다.

④ 수술실 운영은 **출근이 가능한 마취의사의 수에 따라 수술이 안전하게 수행될 수 있는 수술건수 내**에서 실시한다.
  - 대기수술 중 긴급도가 낮은 수술은 연기를 검토한다.

⑤ 외래 업무는 원칙적으로 입원업무에 우선한다.

⑥ **만성 질환을 앓는 외래 환자**에 대해서는 **장기처방을 추친**한다.

핵심대응 레벨에서의 관리

상기의 관리에 더해 다음의 관리를 추가 변경한다.

① 수술실의 운영은 **긴급수술을 최우선**으로 하도록 방침을 변경한다.
  - 준긴급수술의 실시 여부는 수술부장과 상담한다.

② 집중치료실의 운영은 **통상 레벨업무를 항상 유지**할 수 있도록 여러 **인재와 의료자원을 집중**시킨다.

③ 외래 업무는 원칙적으로 입원업무에 우선한다.

④ 외래는 응급외래 기능과 급성기 질환에 대응할 수 있는 최소한의 상태를 확보한다.

⑤ 외래의 **만성 질환자**에 대해서는 **장기 처방**을 추진한다.

구체적인 관리의 요점

⑴ 각 부서 책임자의 역할

직원(파견·위탁 포함), 학생, 실습생, 견학자, 그 외에 대해서는 근무 전이나 활동 전에 조례와 미팅 등을 실시하여, **컨디션이 좋지 않은 직원은 근무하지 않도록 각 부서 책임자가 관리한다.**

① 근무 중에 **컨디션이 나빠진 경우에는 신속하게 업무를 중지**하고 정해진 절차에 따라 의사의 진찰을 받는다.

② 신종 인플루엔자라는 진단을 받거나 혹은 의심되는 환자와 **수술용 마스크를 하지 않고 2m 이내에 접근·접촉한 경우에는** 항인플루엔자 약물 **예방량을 10일간 투여**하고, **7일간 수술용 마스크를 착용**한다(상세는 266쪽 '신종 인플루엔자 예방투여 중의 수술이나 진료에 관한 주의에 대해'를 참조한다).

③ **유증상자**(항원검사가 음성이라도)는 항인플루엔자 약물의 **치료량을 5일간 투여하고 7일간 자택요양**으로 한다.

④ 예방투여를 하지 않는 경우에는 노출일을 기점으로 **7일간 자택대기**한다.

⑤ **복귀는 증상이 없다는 조건**을 원칙으로 실시한다. 판단이 어려울 경우에는 건강관리실을 통해 **산업의와 상담**한다.

(2) 감염주의 실시에 대해

① 항상 **'표준주의'와 손 위생**을 엄격히 준수하고 **필요에 따라 비말주의를 부가**한다.

② **기침 에티켓**의 준수에 유의한다.

③ **장갑**과 안경류의 착용에 대해서는 '표준주의'를 따르지만, **인플루엔자 항원 신속 검사를 실시할 때에는 반드시 사용**한다.

④ **수술용 마스크 착용**에 대해서는 다음과 같다.

- 신종 인플루엔자로 진단받거나 혹은 의심되는 환자, 그리고 **노출 후 7일 이내의 환자**의 병실에 입실하는 경우에는 착용한다.
- **신종 인플루엔자 환자를 집중진찰하거나 마주치는 구역**(음압진찰실, 응급외래, 종합진료 외래, 소아과·소아외과 외래, 호흡기내과 외래, 서비스과, 외래창구 업무 전반, 호흡기능 검사실, 채혈실), 그리고 고위험 구역(집중치료실, 인공신장실, 수술실, 1호관 10·11층)에서는 유행기간 동안 **상시 수술용 마스크를 착용**한다.
- **인플루엔자 환자를 자주 만나지 않는 구역**(일반병동, 일반외래, 그 외 부서)에서는 상시 착용할 필요는 없지만, 비말에 노출될 가능성이 있는 경우나, 인플루엔자의 증상을 나타내는 환자, 그리고 **노출 후 7일 이내의 환자**에 접촉할 경우에는 **수술용 마스크를 적절하게 착용**한다.

⑤ 착용할 마스크의 종류

- **보통은 수술용 마스크**로 충분하다.
- **에어로졸이 발생할 기술**(흡인전반, 기관지경, 기관내삽관, 심폐소생, 인두스와브 채취 시, 인공호흡기 회로 교환)을 사용할 경우에는 **N95 마스크**를 착용한다.

각 부서에 대응을 요청할 사항

(1) 환자안전관리실

① 의료 관련 감염 발생에 수반하는 사례에 대해서 안전관리상의 조언을 실시한다.

(2) 감염관리실

① 시설 내의 감염관리를 통괄하고 원활한 업무수행을 할 수 있도록 시설 내 각 부서에 만전의 지원체제와 정보를 공급한다.

② 아웃브레이크(집단감염) 발생 시, 그리고 환자의 안전 확보가 곤란한 경우에는 적절하게 입원 중지 및 병동폐쇄 등의 조치를 검토하여 원장에게 진언한다.

(3) 건강관리실

① 직원(파견·위탁을 포함), 학생, 실습생, 그 외에 대해 신종 인플루엔자 예방을 위한 지도를 실시한다.

② 노출 후의 대응에 대해서 시설 내에서 정해진 방법으로 신속하게 대처한다.

(4) 각 진료과

1) 전 진료과

① 근무가 가능한 의국 직원 확보에 힘쓰고, **시설 내 업무를 우선**한다.

② 비어있는 병상의 이용에 대해서는 비상사태임을 감안하여 각 진료과에서 서로 조율하여 원활한 의료시설의 운영이 이루어지도록 협력한다.

③ 유행기간 중에는 **업무 수행 레벨에 따라 만성 질환 환자를 중심으로 장기 처방의 적용을 검토**한다.

④ 검사의 실시 예정에 대해서는 제한이 없지만, **검사를 실시할 부문의 수용 능력의 저하에 대해**

고려해둔다.

2) 외과계 진료과

　① **수술건수의 대폭적인 감소**(긴급수술만. 1일 시설 최대 6건까지. 상세한 내용은 수술부장에게 확인할 것)에 대비하여, **수술환자의 우선 리스트**를 작성해둔다.

　② 수술담당자의 병결에 대비하여 **우선 수술 리스트를 작성**해둔다.

　③ 수술의 수용능력에 대응한 입원건수를 상정해둔다.

(5) 수술부 운영위원회

① 출근 가능한 **마취과 의사의 수를 바탕으로** 수용이 가능한 수술건수를 일람표화한다.

② 수술의 **우선순위를 정하는 룰**을 제정한다.

(6) ICU/CCU/중환자실 운영위원회

① 중증화한 **시설 내의 입원환자는 원칙적으로 모두 수용**한다.

② 의료 직원의 보충은 일반병동이나 외래 직원 중에서 **집중치료실 경험자를 우선적으로 보충**하도록, 간호부에서 인원배치계획을 세운다.

③ 시설 외부로부터의 수용에 대해서는 **신종 인플루엔자에 이환하지 않은 환자를 원칙**으로 하지만, 감염관리실과 상담한다.

(7) 간호부

① **근무가 가능한 간호사와 수용이 가능한 입원환자 수의 대응표**를 작성해둔다.

② 병결 등으로 인원이 부족한 부서에는 시설 내 업무의 우선도를 고려한 후에 **신속하게 보충**한다.

③ 인원배치계획은 병상이용률과 안전성을 감안하여 유연하게 설계한다.

④ 고위험 부서는 아르바이트에 의한 충원은 피한다(리스크 관리 관점에서).

⑤ 기준 간호를 7:1에서 10:1로 낮추는 경계점을 설정한다.

　• 재원을 절대 필요로 하는 환자를 케어하기 때문에 7:1로는 인원이 부족한 경우에는 **기준 간호 레벨의 변경**을 실시한다.

⑧ 약제과

① 업무수행레벨에 맞는 **장기 처방으로의 대응을 검토**한다.

② 항인플루엔자 약물의 공급을 유지하기 위해서 **충분한 비축과 보급**을 실시한다.

- 시장의 혼란을 피하기 위해 비축방식은 유통재고 비축방식으로 하고, 내성 바이러스 관리로 복수의 작용기저를 갖는 동종의 같은 효과의 약을 혼합하여, **총 2시즌분의 처방량을 확보**한다 (유통재고방식).
- 비축량의 증감에 대해서는 감염관리실장과 적절하게 상담한다.

③ 인플루엔자 백신 확보에 전력을 기울인다.

⑨ 진단검사의학과·영상의학과

긴급성 환자를 우선하고, 중증환자는 업무 시간 외에도 가급적 받아들인다.

각 검사부분에서 수용능력을 상시 파악하여 **수용능력이 15% 이상 저하**될 경우에는 **최신의 수용가능 능력을 원장에게 적절히 보고한다**(전자차트상에 반영하는 것도 가능하다).

⑩ 관리과·원무과

① 근무가 가능한 간호사 수에 기초하여 병동이용률을 적정하게 유지한다.

② 신종 인플루엔자 환자(의심 포함)는 **발병으로부터 7일간 개인실에서의 관리**를 원칙으로 한다.

③ 노출에 수반하는 감면 등은 정해진 시설 내 절차에 따라 신속하게 처리한다.

⑪ 자재공급과

① 소모품 공급을 유지하기 위해 충분한 비축을 확보한다.

- 알코올 손 소독제와 PPE(수술용 마스크, 장갑, 에이프런, 가운)는 특히 필요하다.
- 항원신속검사 키트는 2시즌분의 유통재고비축을 확보한다.

⑫ 시설과

① 환자의 안전관리 및 감염관리상, 필요성이 높은 혹은 중요한 시설·설비 개수 및 설치에 대해서는 원장, 환자안전추진부장, 감염관리실장, 사무부장, 시설과장과 협의한 후에 가능한 우선하여 대처한다.

(13) 의료공학실

① 인공호흡기의 정비·소독·멸균·배치에 대해서는 확실하고 적절하게 실시한다.

② 인공호흡기의 회로교환에는 에어로졸 발생 기술이 사용되기 때문에, '표준주의'에 따라 N95 마스크를 착용한다.

③ 각종 의료기기의 유지·보수와 공급을 확실히 실시한다.

(14) 서비스과·경비과

① 환자의 유도(triage) 시에 정해진 장비(수술용 마스크와 장갑 착용)로 신속하게 실시한다.

(15) 영양과

① 입원환자의 수에 따라 적절한 재료 구입 계획을 짠다.

② 입원식의 공급 분량은 절대적으로 확보한다.

7장. 중증 A군 용혈성 사슬알균 감염병(GAS) 및 성홍열 대응 매뉴얼

1. 병원체

Group A streptococci, 또는 *Streptococcus Pyogenes*(화농성 사슬알균)

2. 질병

- **성홍열**[5군감염병(일본 기준), 표본 관측을 위해 신고 불필요]
- **극증형 용혈성 사슬알균 감염병(iGAS, 5군감염병, 전수 파악)**
  - ▶ **괴사성근막염**(Necrotizing fasciitis)
  - ▶ **사슬알균성 독소쇼크**(toxic shock)**증후군**

3. 필요한 감염관리

- **개인실 격리는 필수**[1]
- 비말주의, 접촉주의[1]
- **정맥주사 치료 개시 후 24시간 이후에는 '표준주의'만 가능**[1]

4. 감염가능기간

- 투병 중에 **항균약물 개시 후 24시간까지**(경구항균약물은 치료기간에 포함하지 않는다)[1]

5. 항균약물요법[1]

- 중증형 이외의 용혈성 사슬알균
  - ▶ PCG 200만 단위, 6시간마다
- 중증 용혈성 사슬알균 감염병의 경우
  - ▶ PCG 400만 단위, 4시간마다 + CLDM 900mg, 8시간마다(병용)
- PCG알레르기의 경우
  - ▶ VCM 15mg/kg, 12시간마다로 변경 가능

6. 주의할 합병증

- 심내막염(혈액배양과 심장초음파 검사가 필요)
- 안내염[안과에 의한 안저 검사(fundus examination)가 필요]

7. 노출 후 예방투여[2][3]

① GAS 발병 **7일 이내**에 적절한 감염관리를 실시하지 않고 직접 접촉한 의료종사자, 그리고 ② **동거가족**에 대해 예방투여를 실시하는 것이 바람직하다.[1] 같은 병실의 환자는 포함하지 않는다(다른 질병만큼 전파되기가 쉽지 않기 때문이다). 상세한 사항은 365쪽 '감염 노출 후 예방투여(PEP) 일람'을 참조한다.

1. 아지트로마이신(Azithromycin) 500mg, 1일 1회, 5일간

2. 벤질페니실린(benzylpenicillin) 2,000mg, 1일 4회, 10일간

　　＊ 예방투여 시 및 실시 시는 285쪽 〈자료1〉 '문진표'를 사용한다.

8. 감염관리실에의 연락

- **GAS 진단 시에는 7일 이내에 보건소에 발생신고서를 제출한다.**
- 입원환자 중에서 발생한 경우, 즉시 감염관리실에 연락한다.
- 성홍열 환자가 입원한 경우, 혹은 입원환자 중에 발생한 경우에는 즉시 감염관리실에 연락한다(야간·휴일에는 당직의 또는 야근팀장이 감염관리실에 연락한다).

문 진 표

소속 : _____

성명 : _____

내선 : _____

여기에 ID를 프린트

귀하께서 A군 용혈성 사슬알균에 감염 노출되었다는 신고가 있었습니다.

이 세균은 드물게 소아에게는 성홍열, 급성 사구체신염, 성인에게는 중증 연쇄균감염병(괴사성사성근막염)의 원인이 됩니다. 따라서 항균약물의 예방투여가 필요하므로 다음의 질문에 답변해주시기 바랍니다.

1. 항균약물에 대한 알레르기가 있다   예   아니오

   "예"라고 답변하신 경우, 종류와 증상

2. 임신의 가능성이 있다   예   아니오

예방투여 권장 약제 (처방한 쪽에 ○를 해주십시오)

1. Zithromac(아지트로마이신) 500mg, 1일 1회, 5일간

   ┌───┐
   ※ 처방방법 : Zithromac 250mg 2정 1일 1회 3일분
   　　　　　　　Zithromac 250mg 2정 1일 1회 2일분
   └───┘

2. Bicillin 2,000mg, 1일 4회, 10일간

8장. 마이코플라즈마감염병 대응 매뉴얼

1. 마이코플라즈마의 특징

① 1주일 이상 계속되는 지독한 기침과 미열(가끔 일과성 고열이 있음)이 주 증상이다.

② 가족 내 혹은 직장 내에서 유행을 일으키기 쉽다.

③ 전파경로는 비말감염이다.

2. 기침이 지속되는 직원(및 실습생)을 위한 대응

신속하게 수술용 마스크를 착용한 후에 절대 근무를 멈추고 의사에게 진료를 받아, 근무 가능 여부를 묻는다.

- 실습생은 지도교원의 지시에 따른다.

3. 외래진료에서 확인해야 할 것

혈청 마이코플라즈마 1gM은 감도·특이도가 모두 낮아,[1] 진단 확정에 사용할 수 없다. 페어혈청(PA법)에 의한 확정진단에는 시간이 걸리기 때문에, 임상진단을 바탕으로 대응을 검토한다.[2]

① 문진과 일반진찰: 증상(기침·발열 등)

② 혈청검사: 필요에 따라

③ 흉부 X선 사진: 필요에 따라

④ 진찰 결과와 그 후의 대응 패턴은 원칙적으로 다음과 같다.

  ⅰ. **기도증상**(+), **흉부 X선에서 폐렴상**(肺炎像) **있음**: 입원 혹은 폐렴이 완치될 때까지 투약(최저 5일간 이상) 후 자택요양한다.

  ⅱ. **기도증상**(+), **흉부 X선 정상**: 5일간 투약(처방약의 종류는 상관없음) 후 자택요양한다.

  ⅲ. **기도증상**(−): 비말이 발생할 우려가 없으므로 근무(실습) 계속 가능, 내복투여는 불필요하다.

4. 입원환자를 위한 대응

① 원칙적으로 기도증상이 있는 경우에는 아래에 정하는 기간 동안 개인실 격리가 필요하다. 진찰의 결과와 그 후의 대응 패턴은 원칙적으로 다음과 같다.

  ⅰ. **기도증상**(+), **흉부 X선에서 폐렴상**(肺炎像) **있음**: 5일간 투약(처방약의 종류는 상관없음) 후 기도증상이 소실할 때까지 개인실에 격리한다.

  ⅱ. **기도증상**(+), **흉부 X선 정상**: 5일간 투약(처방약의 종류는 상관없음) 후 기도증상이 소실될 때까지 개인실에 격리한다.

  ⅲ. **기도증상**(−): 비말이 발생할 우려가 없으므로 개인실 격리는 불필요하다.

② 개인실 격리는 기도증상이 소실되면 해제해도 좋다.

  ⅰ. 해제할 경우에는 감염관리실장 및 부실장과 상담할 수 있다.

  ⅱ. 해제한 경우에는 담당의로부터 신속하게 감염관리실에 연락한다.

③ 환자의 대응은 159쪽 '전파경로별 주의지침의 개요' 중 '비말주의'를 따른다.

5. 근무제한에 대해서

① 기침, ② 폐렴상 중에 해당 증상이 있는 경우에는 다른 사람에게 전파 우려가 있으므로(감염성이 있다), **5일간 투약**(처방약의 종류는 상관없다)하면서 **자택요양이 필요**하다.

감염성이 있는 기간 동안에는 이감염환자가 있는 아래의 부서에는 출입제한을 원칙으로 한다.

① 집중치료실과 수술실

② 임산부 및 신생아 병동

③ 소아진료 병동

④ 이식진료 병동

6. 직원의 복귀

소정의 기간 동안 투약을 한 후에 진료 없이 직장복귀가 가능하다. 다만, **증상이 남아있는 경우**에는 복귀 전에 반드시 재진을 받는다. 의사의 판단으로 근무제한을 연장하는 경우가 있다. **근무제한 연장에 대해서는 외래 진찰의사로부터 감염관리실로 연락한다.**

9장. RSV 감염증 대응 매뉴얼(소아병동용)

1. RS바이러스감염병

(1) 질환의 특징

바이러스성 급성 호흡기 감염병으로, 겨울철에 집중적으로 발생한다. 특히 유아에게는 세기관지염(bronchiolitis)을 일으키고, 급성 호흡결핍의 원인이 된다.[1][2] 저체중 출생아나, 심폐계에 기초 질환이 있거나, 면역결핍이 있는 경우에는 중증화될 위험이 높다.[1]

(2) 임상증상

RSV는 영유아에게서 폐렴의 약 50%, 세기관지염의 50~90%를 차지한다고 보고되어있으며, 유소아에게도 기관지염의 10~30%에 관여하고 있다고 알려져있다. 발열과 콧물 등의 상기도염 증상이 수일간 지속된 후, 하기도염 증상이 나타난다. 발열은 질병 초기에는 빈번하게 나타나지만 입원 시에는 해열되는 경우도 많다. 기침이 주 증상이기는 하나, 세기관지염에서는 천명(wheezing)이나 함몰호흡이나 호흡곤란이 나타난다.

(3) 진단방법

면역크로마토그래피(immunochromatography)법에 의한 신속진단 키트(감도·특이도는 70~90%)가 있다.[3]

(4) 잠복기간과 감염가능기간

잠복기간은 2~8일이다. 감염가능기간은 증상이 나타나기 직전부터 증상이 소실할 때까지이다. 평균이환기간은 7~12일간이다.[1]

(5) 전파경로

주로 접촉전파경로를 통해 감염되지만, 비말전파경로로도 수평전파된다. 특히 기도분비액이나 객담을 취급할 때에는 주의가 필요하다. 인공호흡기 착용 중에는 특히 수평전파되기 쉬우므로 개인실 격리가 바람직하다.

2. 감염의 예방과 관리

(1) 입원환자를 위한 대응

159~160쪽 '전파경로별 주의지침의 개요' 중 '비말주의'와 '접촉주의'를 따른다.

(2) 아웃브레이크 발생 시의 대응

132쪽 '아웃브레이크 매뉴얼'을 따른다.

(3) 대응 시 포인트

RS바이러스는 **유아** 혹은 **기초 질환이 있는 3세 미만의 유아**에 대해 중대한 합병증을 일으키므로, 고위험 소아를 감염자로부터 보호하는 것이 포인트이다.[2] RS바이러스의 조기발견과 철저하고 적절한 감염관리가 중요하다.

① 원칙적으로 3세 이상과 3세 미만의 소아는 같은 병실에 입원시키지 않는다.
② 호흡기증상(콧물·인후통·기침 등)이 있는 다음의 소아에게는 RS바이러스 신속검사를 실시한다.
  • 3세 미만은 전 증례
  • 3세 이상으로, 위중한 호흡순환기계질환이 있는 3세 미만의 유아와 부득이하게 같은 병실에
    입원하는 경우
  • 3세 이상으로 어쩔 수 없이 유아와 같은 병실에 입원하는 경우
  주) 호흡기 증상이 있어도 개인실 입원은 필수가 아니다.

10장. 바이러스성 감염성 위장관염 대응 매뉴얼

1. 위장관염의 원인이 되는 바이러스성 감염병

1.1 질환의 특징

바이러스성 감염성 위장관염의 원인이 되는 노로 바이러스 및 로타 바이러스는 겨울철에 유행하고, 장내아데노 바이러스는 1년 내내 산발적으로 나타난다.[1][2]

1.2 임상증상[1]

(1) 로타 바이러스

주요 증상은 구토·설사[신(酸) 냄새가 나는 백색 설사변]이다. 증상의 지속기간은 5~6일로 발열은 34~86%로 나타난다. 소아의 증상 발현이 많다.

(2) 노로 바이러스

소아에게서는 구토, 성인에게는 설사가 가장 많다. 발열은 37%. 증상의 지속기간은 24~48시간이다. 소아·성인을 불문하고 증상 발현한다.

(3) 장내아데노 바이러스

구토를 수반하거나 설사가 있으며, 증상지속기간은 9~12일로 길다. 백색 또는 황백색의 물변이 특징이다.

1.3 진단방법

로타 바이러스와 아데노 바이러스에 대해서는 면역크로마토그래피(immunochromatography)법에 의한 신속진단 키트가 있다. 노로 바이러스의 신속진단 키트는 최근 감도가 향상되고 있지만, 증상 발현 후의 검체 제출시기에 따라서는 감도가 저하되기 때문에 각각의 증례 감염 유무를 판정하기에는 적절치 않다.[2]

1.4 잠복기간과 감염가능기간

잠복기간은 24~72시간(아데노 바이러스장염은 3~10일)이다.[1][2] 감염 기간은 증상이 있는 기간으로부터 증상 소실 후 48시간까지이다.

1.5 전파경로

주 전파경로는 접촉전파경로로, 특히 환자(보균자를 포함)와의 직접 접촉, 그리고 환자와 지근거리의 오염환경(특히 화장실)과의 간접적 접촉에 의해 수평전파된다.[1][2]

같은 병실 환자가 공기감염을 일으킨다는 보고가 있고, 토사물에 의해 공기 중에 분산된 바이러스를 흡인하여 감염을 일으키는 경우도 있다고 알려지고 있다.[1][2]

2. 바이러스성 감염성 위장관염의 아웃브레이크

2.1 아웃브레이크 발생 시의 대응[1][2]

132쪽 '아웃브레이크 매뉴얼'을 따른다.

2.2 대응 포인트

격리	• 원칙적으로 개인실(가급적 화장실 구비)에서 관리한다. • 개인실 관리가 불가능한 경우 복수의 발병자를 같은 병실에 코호트 수용한다. • 병실 이동에 대한 설명은 각 진료과의 의사에게 의뢰한다.
손 위생과 보호구	• 감염성 위장관염의 손 위생은 비누와 흐르는 물로 실시한다. 알코올로는 소독 효과가 없다. • 오염물에 접촉한 경우에는 반드시 손 씻기를 실시한다. • 환자와 직접 접촉하기 직전과 장갑을 벗은 직후에 손 씻기를 실시하고, 환자도 처치마다 손 씻기와 손 소독을 실시하게 한다. • 환자와 환자의 주변 환경에 접촉할 경우에는 장갑, 수술용 마스크, 비닐에이프런을 착용한다. • 흡인이나 세정 등의 처치로 가래 등의 비산이 현저히 나타나는 경우에는 보호구(장갑, 수술용 마스크, 비닐에이프런, 고글)를 착용한다.

신체의 청결	• 감염 기간 중에는 샤워를 하거나 깨끗이 닦는 정도로 하고 입욕은 하지 않는다.
	• 샤워실의 청소: 0.1% 하이포아염소산나트륨으로 청소한다(사용 순서가 하루의 마지막이라면 다음 날 아침 첫 번째로 청소하는 것으로 한다).
침구·린넨·침의	• 발병자가 사용한 매트는 원칙적으로 사용 종료 시(퇴원, 병동 이동 등)에 교환한다.
	• 공급할 매트가 부족한 경우 등에는 배설물이나 토사물 등으로 오염된 매트를 우선적으로 교환한다. 교환이 안 된 매트는 교환품이 준비가 되면 신속하게 교환한다.
	• 체액 및 분비물로 오염된 경우에는 장갑, 비닐에이프런을 착용하고서 취급하며, 비닐봉투에 넣어 바로 밀봉한다. 비닐봉투에 "감염성 위장관염"이라고 명기하고 세탁실로 반출한다.
	• 환자 개인의 세탁물은 자택에서 세탁하는 것을 원칙으로 한다.
	• 세탁은 일반적인 세탁 방법으로 하면 되지만, 다른 가족의 세탁물과 구분하여 세탁한다.
	• 세탁 후에 염소계 표백제를 사용하면 소독·멸균의 효과가 있다. 다만 염소계 표백제는 탈색작용이 일어나므로 주의가 필요하다.
식기	• 영양과에 병동명·병실번호·성명을 전화로 연락한다(음식 중지의 경우에도 연락이 필요하다).
	• 해제된 경우에도 영양과에 전화로 연락한다.
	• 식기의 특별한 취급은 필요하지 않다.
	• 식사 중에 구토에 의해 식기가 더러워졌을 때는 병동에서 일시 세정하고 비닐봉투에 넣어 반납한다. 비닐봉투에는 '감염성 위장관염'이라고 명기한다.
배설물(혈액·체액 부착물을 포함)	• 사용한 기저귀는 비닐봉투에 신속하게 넣어 봉인하고 기저귀용 폐기물 용기에 폐기한다.
	• 증상 발현 환자를 화장실이 있는 개인실로 이동시킬 수 없는 경우, 발병환자전용의 화장실을 마련한다.
	• 토사물, 배설물 및 기저귀를 취급할 때는 장갑, 비닐에이프런, 마스크를 착용한다.
	• 배설 조력 및 간이화장실, 변기, 소변기의 사용 후 처리 시는 장갑과 비닐에이프런을 착용한다.
폐기물	• 토사물이나 배설물이 부착된 오염물은 신속하게 비닐봉투에 넣고 밀봉하여 감염성 폐기물로서 폐기한다. 폐기물을 취급할 때는 장갑을 착용한다.
	• 그 외 쓰레기도 감염성 폐기물로서 취급한다.
변기·소변기	• 환자가 접촉한 변기와 세면대 등은 0.1% 하이포아염소산나트륨으로 깨끗이 닦고 소독한다.
	• 발병자(의심 포함)가 있는 경우에는 화장실, 변기, 소변기, 간이화장실은 발병환자전용으로 한다. 다른 환자와 같이 사용할 경우에는 사용 후의 적절한 처리가 실시된 것을 공용으로 한다.
	• 변기, 소변기, 간이화장실의 배설물 처리 시에는 반드시 변기세정기에서 세정한다.
진료기구·간호 용품	• 혈압계, 청진기, 체온계는 환자전용을 원칙으로 한다.
	• 공용으로 할 경우에는 사용할 때마다 0.1% 하이포아염소산나트륨으로 깨끗이 닦아 소독한다.
그 외 의료기구	• 환자의 토사물로 오염된 경우에는 ① 중성세제로 깨끗이 닦고, ② 물로 닦고, ③ 0.1% 하이포아염소산나트륨으로 깨끗이 닦고, ④ 물로 닦는 순서로 처리한다.
병실 청소	• 접촉오염이 예상되는 환경(침대난간, 문손잡이, 접이식 테이블, 선반 등)은 환경정비 시에 0.1% 하이포아염소산나트륨으로 깨끗이 닦아 소독한다.
	• 환자가 퇴원할 때에는 접촉오염이 예상되는 환경(침대난간, 문손잡이, 접이식 테이블, 선반 등)은 0.1% 하이포아염소산나트륨으로 깨끗이 닦아 소독하고, 커튼, 침대 매트의 교환을 린넨실에 의뢰한다.

환자·가족에의 대응	【환자】 • 원칙적으로 실내로부터 나가는 것을 금지한다. 검사 등으로 어쩔 수 없이 나갈 필요가 있을 때에는 수술용 마스크를 착용한다. • 비누와 흐르는 물에 의한 손 씻기 방법을 지도한다. 【환자 가족】 • 면회는 감염 노출의 리스크를 충분히 설명하여 최소한으로 한다. • 수술용 마스크, 비닐에이프런, 장갑 착용 방법, 손 씻기 방법에 대해 설명과 지도를 실시한다. • 면회자에게서 증상이 있는지에 대해 주의하고, 증상이 나타날 때는 조기 진료를 촉구한다.
검사	• 원칙적으로 병동 외에서의 검사는 불가하다. 다만 진찰상 병동을 나가서 검사를 해야 하는 경우에는 검사실에 그 내용을 사전에 연락한 후에, 다른 환자나 직원이 감염 노출되지 않도록 관리를 강구한다. ※관리 방안 　i. 검사의 순서는 환자가 없는 시간이나 마지막에 배치한다. 마지막에 할 수 없는 경우에는 다른 환자와 접촉하지 않도록 한다. 　ii. 접촉오염이 예상될 경우에는 0.1% 하이포아염소산나트륨으로 깨끗이 닦아 소독한다. 　iii. 환경 청소, 기구 사용 후의 처리에 대해서는 병실 청소, 진료기구, 간호 용품의 항목을 참고한다.
신고	• 감염관리실, 간호부, 담당의에게 보고한다. • 감염병 보고서를 신속하게 제출한다.

● **소독액의 조제 방법**

환경 표면이나 의료기구의 소독에는 0.1% 하이포아염소산나트륨을 사용한다.[2]

- 알코올은 노로 바이러스 소독에 효과가 없기 때문에 소독 목적으로 알코올을 묻힌 천 등으로 소독하지 않는다.

- 0.1% 하이포아염소산의 사용 기한은 조제 후 8시간까지로 한다.

- 발열 우려가 있으므로 닦기용 천을 0.1% 하이포아염소산나트륨에 담가서 보관해서는 안 된다.

11장. MRSA 대응 매뉴얼

1. 서론

MRSA(Methicillin Resistant *Staphylococcus aureus*)의 정식 명칭은 메티실린 내성 황색포도알균이다. 황색포도알균(Staphylococcus aureus)은 자연계에 널리 분포하는 그람음성 호기성 알균으로, 인간에게는 피부, 모공이나 비강 등의 상부기도에 상재한다. 보통 무해하지만 피부의 절상이나 자상 등에 수반하는 화농증이나 농가진, 모낭염, 절양(癤瘍), 종기, 봉와직염 등의 피부연부 조직 감염병부터 폐렴, 복막염, 패혈증, 수막염 등까지 여러 가지 중증 감염병의 원인이 된다. 일본 내에서는 1980년대 후반부터 의료 관련 감염병의 원인균으로서 중요한 문제로 인식되어오고 있다. 현재는 시중의 황색포도알균의 70%가 MRSA라고 알려져있으며, 임상에서 분리된 황색포도알균의 60% 정도가 MRSA로 판정되고 있다. MRSA는 건조에 강하고, 체내에 카테터나 인공관절, 인공변(人工弁) 등의 이물이 존재하면 그곳에 쉽게 정착한다. 또한 의료종사자의 손이나 의료기구, 의류 등을 통해 쉽게 전파된다. 확산을 방지하기 위해서는 적절한 접촉감염예방이 중요하다.

최근에는 메티실린 내성균주뿐만 아니라 아르베카신(Arbekacin) 내성균주와 무피로신(Mupirocin) 내성균주도 일본 내에서 종종 보고되고 있다. 이들을 증가시키지 않기 위해 항균약물의 적정한 사용방법이나 감염관리에 대한 노력이 필요하다.

2. MRSA 발생 시의 체크리스트

새로운 MRSA 검출이 확인된 경우에는 다음의 체크 항목에 따라 관리를 확실하게 실시한다.

☐ 감염병보고서의 제출: 담당의가 기재한다. 해당 병동책임자는 날인 후, 간호부 경유로 감염관

리실에 제출한다.

- □ 환자·가족에게 설명: MRSA에 대한 이해, 감염관리에 대한 대응에 관한 협력을 구하고, 대응을 원활히 실시한다.

- □ 개인실 관리: 검출 부위에 상관없이 원칙적으로 개인실 관리가 바람직하다. 판단이 어려울 경우에는 감염관리실과 상담한다.

- □ 보호구(장갑, 비닐에이프런, 경우에 따라 수술용 마스크): 접촉주의를 준수하기 위해 사용하기 쉽게 설치한다).

- □ 병실 내의 알코올 손 소독제: 손 위생을 준수하는 것은 중요하다. 확실한 손 위생을 실시할 수 있도록 동선을 고려하여 사용하기 쉬운 장소에 설치한다.

3. MRSA의 감염관리[1][2][3][4]

MRSA의 전파경로는 MRSA를 보균하고 있는 사람과 그 주변 환경과의 접촉으로 전파되는 직접적 또는 간접적 접촉이다. 종종 MRSA를 보균하고 있는 본인의 체내에서 내인성 감염을 일으키는 경우가 있다. MRSA의 감염관리로서 접촉주의를 실시해야 하며, 예방관리의 실시는 **검출 환자의 보균·감염 상태와 관계없이 모든 검출환자에 대해 실시해야 한다**(160쪽 '전파경로별 주의지침의 개요' 중 '접촉주의'를 참조한다).

격리	검출 부위에 상관없이 원칙적으로 **개인실에서 관리**한다. 검출 환자가 복수 존재할 경우에는 검출 부위에 상관없이 다인실에서 코호트 관리를 실시해도 좋다. 부득이하게 다인실 관리를 실시할 경우라도 상시 커튼을 처둘 필요는 없다. (299쪽 'MRSA 대응 해제에 대해'를 참조한다.)
손 위생과 보호구	'표준주의'에 따라 처치마다 손 위생을 실시한다. '접촉주의'에 따라 환자와 환자 주변 환경에 접촉할 경우에는, **입실 시 장갑과 비닐에이프런을 착용**한다. 흡인·세정 등의 처치에서 담(가래) 등의 비말에 의한 노출가 심한 경우에는 '표준주의'에 따라 수술용 마스크 또는 안면보호마스크를 착용한다. '접촉주의'에 반드시 마스크가 필요하지는 않다.
신체의 청결	제한은 없다. 다만 다른 사람에 대한 노출을 최소한으로 하기 위해, 입욕 순서는 마지막으로 한다(샤워실·욕실의 청소방법은 별도 항목에 기재한다).

침구·린넨·침의	사용 후의 린넨은 즉시 비닐봉투에 밀봉하고, 감염병(균종)명을 기재하여 린넨실에 제출한다. 병동 내의 코인 세탁실은 사용하지 않는다. 환자의 퇴원 시에는 매트 및 커튼을 교환한다.
식기	특별한 취급은 하지 않는다.
일반쓰레기	특별한 취급은 하지 않는다.
배설물(혈액· 체액 부착물을 포함)	'표준주의'를 따른다. 비닐봉투에 넣어 즉시 밀봉하고 감염성 의료폐기물로서 처리한다. 배설물을 취급할 때에는 장갑과 비닐에이프런을 착용한다.
변기·소변기	변기세정기에서 세정한다. 또는 중성세제로 세정 후 건조시키고, 0.1% 하이포아염소산나트륨에 담가 소독하거나 알코올을 묻힌 천으로 깨끗이 닦아 소독한다(186쪽 '소독제 및 물품 관리 매뉴얼' 중 '간호 용품 및 의료용구의 소독 방법 조건 일람표'를 참조한다).
진료기구·간호 용품	가급적 환자전용물품을 준비한다. 소독이 필요한 경우에는 중성세제로 세정·건조 후에 ① 0.1% 하이포아염소산나트륨에 30분간 담근다. ② 알코올을 묻힌 천으로 깨끗이 닦는다. ③ 린넨실에서 세탁한다 중 1가지 방법을 선택하여 실시한다(186쪽 '소독제 및 물품 관리 매뉴얼' 중 '간호 용품 및 의료용구의 소독 방법 조건 일람표'를 참조한다).
병실 청소	입원 중의 환경정비 : 일반적인 방법으로 가능하다. 환자가 많이 접촉한 장소(침대난간, 선반, 접이식 테이블 등)는 중성세제와 알코올을 묻힌 천으로 깨끗이 닦아 소독한다. 걸레는 사용하지 않는다. 퇴원 시 청소 : 일반적인 퇴원 시 청소로 가능하다. 많이 접촉한 장소(침대난간, 선반, 접이식 테이블 등)는 중성세제와 알코올을 묻힌 천으로 깨끗이 닦아 소독한다.
샤워실·욕실 청소	해당 환자가 사용한 후, 다음 환자가 사용하기 전까지 중성세제로 세정한다.
환자·가족에의 대응	환자 : 병실 밖으로의 출입은 최소한으로 한다. 부득이하게 병실 밖으로 나가야 할 때는 환부를 덮는다(창부는 드레이프하여 폐쇄하고, 기침·콧물이 두드러질 경우에는 수술용 마스크를 착용한다). 가족 : 면회는 최소한으로 한다. **농후하게 접촉할 경우에만** 장갑과 비닐에이프런을 착용한다(298쪽 'MRSA 환자·가족에게 설명·지도'를 참조한다).
검사	원칙적으로 병동 외부에서의 검사는 삼간다(병실 내에서 가능한 검사라면 병실 내에서의 출장 검사로 대응하도록 검토한다). 부득이하게 병동을 나가야 한다면 사전에 검사실에 연락한 후에 순서는 마지막으로 하고, 다른 환자와의 접촉을 피한다. 다음의 유의사항을 준수하여 실시한다. [유의사항] • 장갑을 끼고 벗기 전후에는 손 위생을 반드시 실시한다. • 검사 순서는 사용한 침대 및 선반 등의 소독·멸균 처리에 시간이 걸리기 때문에 마지막에 하는 것을 원칙으로 한다. 부득이하게 마지막에 할 수 없는 경우에는 소독·멸균 처치를 적절히 실시하고, 2차 감염예방을 철저히 하고 나서 실시한다. • 환부를 필요에 따라 덮는다(창부는 드레이프하여 폐쇄하고, 기침·콧물이 있는 경우에는 수술용 마스크를 착용한다). • 환자 주위의 환경에서 환자를 대응하는 검사기사나 조력자는 장갑과 비닐에이프런을 착용한다. • 환경의 정비 및 사용 후의 기구 처리는 접촉주의와 '표준주의'에 따라서 실시한다. 오염이 예상되는 장소에는 알코올을 묻힌 천으로 깨끗이 닦아 소독한다.

신고(보건소)	불필요하다.
신고(의료시설 내)	시설 내 규정에 따라 감염병 보고서를 제출한다.
MRSA의 해제	감염병 보고서의 해제 연월일 및 해제 이유란에 기록하고 제출한다 (299쪽 'MRSA 대응 해제에 대해'를 참조한다).

4. MRSA 환자·가족에게 설명·지도

MRSA가 검출된 경우, 그 후의 대응(개인실 관리, 접촉주의)을 원활하게 하기 위해, 환자·가족으로부터 충분한 이해와 협력을 구해야 한다. 최근 MRSA로 인한 감염병이나 의료 관련 감염에 관한 뉴스로 인해 MRSA에 대한 필요 이상의 공포심을 갖게 되거나, 잘못된 해석을 하는 경우가 많아지고 있다. 그러한 환자와 가족의 심리를 충분히 파악해 올바른 지식에 근거한 설명을 실시해야 한다. MRSA 검출 시의 설명은 원칙적으로 **담당의사가 실시**하고, 대응의 승낙을 얻은 후에 개인실 관리, 접촉주의 실시를 개시한다. 설명 시에는 306쪽 〈자료1〉 '환자(및 가족)에게 설명'을 참조할 것을 권한다.

5. MRSA 치료[1]

최근 불필요한 항균약물의 사용으로 인해 내성균이 증가하고 있다는 사실이 널리 알려지고 있다. 이러한 때일수록 감염관리에 따라 내성화를 막기 위한 항균약물의 적정한 사용이 무엇보다 중요하다. 따라서 치료에 관한 기본적인 사고, 비전정(鼻前庭) 보균자에의 대응, MRSA 감염병의 치료에 대해 살펴본다.

5.1 기본 개념

MRSA 감염병의 치료는 항균제를 국소적으로 투여하는 것이 아니라, 반드시 경정맥적으로 전신 투여할 필요가 있다. 비전정(鼻前庭)이나 창부에 단순한 정착 상태에 있는 MRSA는 항균제에 의한 치료의 필요성이 없고, 설사 항균제를 투여하더라도 소독·멸균이 불가능하다는 것에 주의한다. 따라서 명백한 MRSA가 원인균인 감염병에 한정해 항균제의 전신 투여를 해야 한다.

5.2 비전정 보균자를 위한 대응

비전정 보균자의 소독·멸균에는 무피로신칼슘수화물(Mupirocin Calcium Hydrate) 2% 연고를 사용하지만, 소독·멸균의 성공률은 낮고 상당히 고빈도로 무피로신 내성을 일으키므로, 〈표1〉의 조건을 충족하고 있다는 것을 확인한 후에, 반드시 ICD에게 허가를 받아 소정의 신고용지를 제출한다.

5.3 MRSA 감염병의 치료

MRSA 감염병의 치료에 항균제를 사용할 때에는 ICD에게 상담할 것을 권장한다.

6. MRSA 대응 해제에 대해

MRSA 대응의 해제 기준으로서 **가장 검출 감도가 높은 비전정(소아는 인두로 가능)으로부터 3회, 보균 부위(혈액배양 이외)로부터 1회의 배양 검체를 함께 제출하여 음성 확인을 실시한다.** 또한 본원의 MRSA 스크리닝의 결과에서 최종 검출 이후 5년 이상 경과하면 보균율이 저하된다는 사실이 판명되었기 때문에 해제 기준에 추가한다.

〈표2〉의 해제 기준 중 **하나**에 해당하는 경우에 MRSA 대응을 해제한다.

7. MRSA 스크리닝에 대해

본원은 MRSA 보균력이 있는 환자가 입원하면 비전정 배양 검사를 실시하고, MRSA 보균자를 조기발견·대응함으로써, 시설 내 신규 MRSA의 발생을 감소시키기 위한 관리를 실시한다. 대상자를 301쪽 〈표3〉에, 방법을 301쪽 〈도표2〉에 제시한다.

표1　무피로신(Bactroban) 연고에 의한 MRSA 소독·멸균의 실시 조건과 실시 시의 유의사항

① 실시 조건
• 항균제 투여가 필요한 감염병이 없을 것
• 욕창, 피부궤양, 아토피성 피부염 등 체표면의 피부에 상처가 없을 것
• 카테터류(중심정맥, 말초, 요로 등)나 체표면에 노출된 이물의 유치가 없을 것

- 무피로신 연고는 양쪽 비전정에 1일 3회, 5일간을 1코스로 한다.
- 1코스 종류 후 48시간 이상 간격을 두고 비전정의 MRSA 스크리닝을 실시한다.
- 1코스를 종료해도 소독·멸균할 수 없는 경우에는 ICD와 상담한 후에 2주간 이상 간격을 두어 이소딘 가글(ISODINE GARGLE, 1일 3회)에 의한 가글을 실시하고, 4% 클로르헥시딘 혹은 7.5% 포비돈요오드에 의한 전신 세정, 세발, 깨끗이 닦기를 병용하면서 2코스째를 시도하는 경우도 있다.
- 1년 이내에 3코스 이상은 반복해서 사용해서는 안 된다.

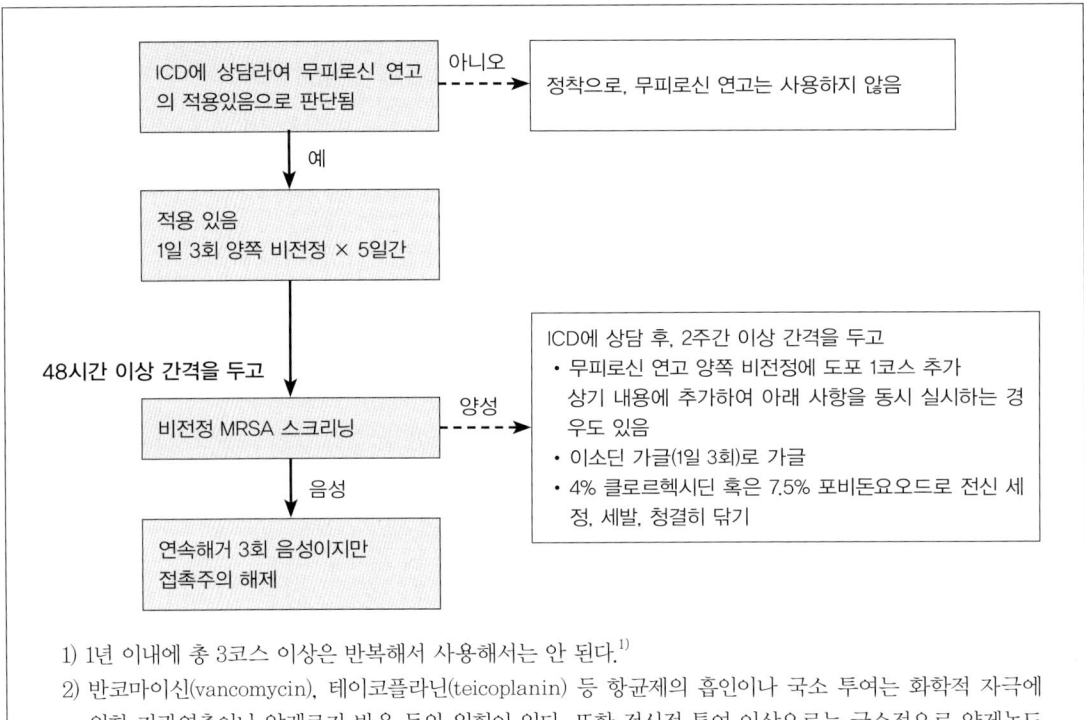

1) 1년 이내에 총 3코스 이상은 반복해서 사용해서는 안 된다.[1]
2) 반코마이신(vancomycin), 테이코플라닌(teicoplanin) 등 항균제의 흡인이나 국소 투여는 화학적 자극에 의한 기관연축이나 알레르기 반응 등의 위험이 있다. 또한 전신적 투여 이상으로는 국소적으로 약제농도가 상승하지 않기 때문에 소독·멸균이 곤란하고 내성균을 발생시켜 그 후의 치료를 더욱 곤란하게 하는 경우가 있기 때문에 권하지 않는다.

도표1 무피로신 연고 사용의 플로차트

표2 MRSA 대응의 해제 기준

① 배양법에 의한 MRSA 스크리닝 검사로 연속 3회 음성 확인을 하고, 또 이전의 보균부위의 배양 검사로 1회 음성 확인
② 최종 검출로부터 5년 이상 경과한 경우
③ PCR법과 배양법을 병용한 MRSA 스크리닝 검사에 의해 양자가 음성이고, 또 이전의 보균부위의 배양 검사로 1회 음성 확인
* 상기에 대해 유동적인 MRSA 감염이 존재하고 있는 경우에는 제외함

표3　MRSA 스크리닝 대상자

대상자
과거에 한 번이라도 본원에서 MRSA가 검출된 환자

대상으로부터의 제외 기준
① 최종 검출로부터 5년 이상 경과한 경우
② 전항 MRSA 대응의 해제 기준에서 해제 기준을 충족하고, 그 후의 신규 검출이 없는 경우 　　(이미 MRSA보균자가 아님)
③ 입원 전 2주 이내의 배양 검사에서 새롭게 MRSA가 양성인 경우 　　(MRSA 대응이 필요하다는 것을 알고 있기 때문임)

비전정 검체의 채취법

- 멸균면봉은 반드시 멸균생리식염수에 적신다.
- 같은 면봉으로 양쪽 비전정에 넣어 콧방울(비익)의 **안쪽을 5회씩** 잘 문지른다.
- 면봉의 건조를 막기 위해 신속하게 제출한다.

오른쪽이면 면봉을 6시에서 11시 방향의 각도로 손목을 비틀 듯이 돌려서 채취한다. **비중격으로 돌리면 비출혈의 위험이 있으므로 주의가 필요하다.**

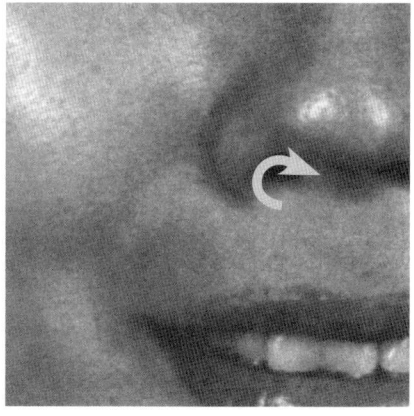

도표2　MRSA 스크리닝의 검체 채취 방법

8. MRSA 감시에 대해

　감염관리실에서는 미생물검사실의 MRSA양성 레포트를 바탕으로 MRSA 검출 상황을 파악하고, 감염관리 활동을 목적으로 MRSA 감시를 실시하고 있다. 감시에서는 'MRSA 분류표(302쪽 〈표4〉 참조)'에 따라 시설 내 신규/유입/불분명을 판단하고, 또 보균/감염 상태를 판정하고 있다. 신규의

표4 MRSA 분류

과거 검사이력	과거 검출이력	이번 검출 상황	판정
유	양성	검출시기, 부위 상관없이	유입
	음성	입원 48시간 이내의 검출	유입
		입원 48시간 이후의 검출	시설 내 신규
무	무	입원 48시간 이내의 검출	유입
		입원 48시간 이후의 검출 무균 영역 또는 입원 후에 삽입된 카테터 입원 후에 형성된 창부로부터의 검출	시설 내 신규
		입원 48시간 이후의 검출 무균 영역 이외, 카테터 유래가 아닌 부위로부터 검출	불분명

(308쪽 〈자료3〉 'MRSA 분류 플로차트'도 참조할 것)

MRSA 양성 레포트를 파악했을 때에는 해당 병동에서 관리에 대한 지도를 실시하고 있다. 그리고 월·년도 단위로 병동·진료과의 분류별 검출수를 MRSA 보고에 추가하면서 감염관리위원회, 병동 연계 간호사회, 의국장회 등에서 보고하고 있다.

9. MRSA 레벨 제로 시스템에 대해

병동 및 진료과가 시설 내 신규 MRSA의 발생 수에 따라 주체적으로 손 위생과 '표준주의'의 실시 상황을 검토하고, 확실하게 실시할 수 있도록 하기 위한 시스템이다.

9.1 레벨 설정 기준

레벨 클리어(화이트): 연속하는 3개월 동안, 시설 내 신규 발생이 0~1건

레벨 I 병동(그린): 연속하는 3개월 동안, 시설 내 신규 발생이 2건

레벨 II 병동(옐로): 연속하는 3개월 동안, 시설 내 신규 발생이 3건

레벨 III 병동(레드): 연속하는 3개월 동안, 시설 내 신규 발생이 4건 이상

레벨 IV 병동(퍼플): 레벨 III이 된 다음 달 말까지 2건 이상 발생

9.2 레벨별 대응사항

개선 항목 \ 레벨	I 그린	II 옐로	III 레드	IV 퍼플
알코올 손 소독제 사용량(목표량 당성)	○	○	○	○
'표준주의' 체크리스트의 개선	○	○	○	○
환경감사의 실시와 개선(≧90%)	○	○	○	○
손 위생 감사		○	○	○
OJT(실시 지도)		○	○	○
직원 MRSA 스크리닝과 소독·멸균		○	○	○
e-learning 수강		○	○	○
4M4E 분석 실시와 개선			○	○
감염관리위원회에의 출석과 보고			○	○
감염관리 모델 병동의 재실시				○

9.3 레벨의 변경·해제

- 시설 내 신규 발생 시에는 즉시 관리를 시작하기 위해 적정 레벨의 변경을 실시한다.
- 전월의 검사 결과가 거의 판명되는 매월 10일이 지나면 감염관리실로부터 연락한다.

  ※ 스크리닝 실시 중에 신규 발생한 경우에도 건수에 포함시킨다.

9.4 병동과 대응하는 진료과

병동과 대응하는 진료과는 감염관리 모델 병동 실시 시의 진료과를 원칙으로 한다. 다만 시설 내 신규 발생이 없는 진료과에서는 필요한 개선 항목을 면제하는 경우도 있다.

(1) 필요한 개선 항목

레벨 I

① 알코올 손 소독제 소비량

병동과 진료과는 알코올 손 소독제 소비량(mL/일)이 부서의 목표량 이상이 되도록 개선을 도모한다.

② '표준주의' 체크리스트의 평가

병동 연계 간호사와 진료과가 매월 제출하는 '표준주의' 체크리스트에 기초하여 실시하고, ICD

와 ICP가 적정 지원한다.

③ 환경감사 결과의 실시와 개선

병동 연계 간호사 등이 감사를 실시하고 결과가 90% 이상이 되도록 환경감사 보고서에 개선 노력과 그 결과를 기재하여 제출한다.

레벨 II

① 손 위생 검사

적절한 타이밍과 올바른 기술로 손 위생이 실시되고 있는지, ICP와 병동 연계 간호사 등을 통한 직접 관찰법을 실시한다.

② OJT(실지 지도)

병동 연계 간호사, ICD, ICP가 병동을 방문하여 근무 중인 직원을 직접 지도한다.

③ 직원을 위한 MRSA 스크리닝 검사

대상자: 진료과 의사(병동에 출입하는 의사), 병동 간호사, 간호조무사, 병동 사무원, 병동 약사

기일: 병동의장, 병동 팀장이 미생물검사실에 연락하고 검체 제출기간을 설정한다.

방법:

ⅰ 명부를 작성하여 감염관리실에 제출한다.

ⅱ 대상자에게 MRSA 소독·멸균에 대해 설명하고 동의를 얻는다.

ⅲ 비전정 검체를 채취한다.

ⅳ 결과는 감염관리실로부터 각 부서 책임자에게 보고한다.

 ※ 부서 책임자는 보균자 본인 이외에 정보를 누설하지 않도록 유의한다.

MRSA 보균자의 소독·멸균:

- MRSA 보균자에게는 무피로신 연고에 의한 소독·멸균을 5일간 실시한다.

- 치료기간 중에는 수술이나 심장 카테터 검사 등의 침습적 기술 담당 근무에서 제외시킨다.

- 치료기간 중에는 원칙적으로 근무 정지를 권하지만, 근무 조정 곤란 등의 사정으로 근무 정지를 할 수 없는 경우에는 리스크를 고려하여 업무 내용을 조정하도록 배려한다. 무피로신 연고 사용 후, 48시간 이상 간격을 두고 재검사를 실시한다.

④ e-learning의 수강

해당 부서 직원 전원이 강습을 받고 테스트를 실시한다.

레벨 III

① 4M4E 분석 실시와 개선

병동과 진료과는 각각, MRSA의 시설 내 신규 발생에 대해 4M4E 분석을 사용해서 검토하고, 지정기일까지 감염관리실에 제출한다.

② 감염관리위원회 출석과 보고

병동과 진료과는 감염관리위원회에 출석하고, 필요한 개선 항목에 대한 진행 상황을 보고한다.

※ 레벨III이 3개월 이상 계속되는 경우, 아웃브레이크 회의를 개최한다.

레벨 IV

① 모델 병동의 실시

실시기간은 1개월을 기준으로 하고 개선 상황에 맞춰 기간을 연장한다.

10. '플래티넘 병동'과 '다이아몬드 병동'에 대해

10.1 플래티넘 병동

레벨 제로 시스템에서 알코올 손 소독제 사용량이 목표량/일을 유지하고 레벨클리어(화이트)를 6개월간 지속한 병동.

10.2 다이아몬드 병동

플래티넘 병동 선정 후 플래티넘 병동을 12개월 더 지속하거나, 또는 24개월간 플래티넘 병동에 3회 선정되면 다이아몬드 병동이 된다.

환자(및 가족)에게 설명

귀하의 신체에서 항생물질이 잘 듣지 않는 세균(MRSA)이 검출되었습니다.

우리의 피부, 장관, 코 등에는 여러 미생물들이 살고 있으며, 이들은 '상재균(normal flora)'이라 불리고 있습니다. 대표적인 상재균인 황색포도알균은 피부와 콧속에 존재하고 있고 건강한 사람의 약 1/3이 이들을 보유하고 있습니다. 모두 평소에는 아무 증상도 나타내지 않습니다. 황색포도알균 속에는 일반 항생물질(항균약물)이 잘 듣지 않는 MRSA(메티실린 내성 황색포도알균)라는 내성균이 있습니다만, 보통은 신체에 부착하기만 하고 질병을 일으키지 않습니다. 종종 수술 후나 면역력이 저하된 환자에게 드물게 감염병을 일으키는 경우가 있을 뿐입니다.

따라서 이 세균이 시설 내에 확산되지 않도록 하기 위해, 본원에서는 다음의 관리에 총력을 기울여 노력하고 있습니다.

1. 직원의 손 위생 철저
2. 직원의 철저한 보호구(장갑, 에이프런, 마스크) 착용
3. 보균환자의 개인실 격리(원칙)
4. 환자의 마스크 착용과 손 위생에 대한 철저한 협조

이번 의료 관련 감염 확대 방지를 위해 귀하께 개인실 입실을 부탁드립니다. 만일 실외로 나오실 때에는 마스크 착용 등을 부탁드리는 경우가 있으므로 협조해주십시오.

또한 이 세균은 건강한 사람에게는 전혀 질병을 일으키지 않는, 이른바 전염병에 해당하지는 않습니다만, 고령자나 영유아 면회는 여러 관점에서 삼가주시기를 부탁드립니다.

불분명한 내용은 의사, 간호사에게 문의해주십시오. 어떠한 문의에도 적극적으로 답변해드리겠습니다.

본원에는 감염관리위원회가 조직되어있습니다. 우리는 환자분들을 보다 빠르게 치료하고, 또 감염병이 의료시설 내로 전파되는 것을 최소한으로 하기 위해 매일 노력하고 있습니다. 이점 이해 부탁드리며, 불편을 끼쳐드려 죄송하오나 아무쪼록 협조해주시기를 부탁드립니다.

본원의 의료 관련 감염관리 안내

본원에서는 입원하신 환자분의 의료 관련 감염병을 예방하기 위해 최선을 다하고 있습니다. 특히 MRSA(메티실린 내성 황색포도알균)에 대해서는 의료 관련 감염병의 대표적 미생물이라는 점을 고려하여 더욱 주의를 기울여 관리를 실시하고 있습니다.

본원에서 지금까지 실시한 조사로부터, 이전에 MRSA가 검출된 적이 있는 환자분들 중 약 30%의 환자분들이 보균 상태임을 확인했습니다.

그렇기 때문에 MRSA가 이전에 검출된 적이 있는 환자분을 대상으로 재입원 시에 MRSA 보균 상태를 확인하고, 적절한 치료 및 감염예방을 받을 수 있도록 대응하고 있습니다. 이에 따라 시설 내 다른 환자에게 MRSA가 확산되는 것을 3분의 2까지 줄일 수 있었습니다(후생노동성으로부터도 높은 평가를 받고 있습니다).

검사 방법으로는 '양쪽 코의 입구 부근(검지가 들어가는 범위 내)'을 청결한 면봉으로 수회 문질러, 미생물의 배양 검사를 실시합니다. 검사 확정에는 보통 3진찰일이 걸립니다만, 최신의 '균 유전자 검출 검사'를 병용할 때에는 2일 안에 판명됩니다. 결과가 확정될 때까지는 만일을 위해 보균자와 같은 주의를 하면서 대응합니다. 구체적으로 개인실 입실은 꼭 필요하지는 않습니다만, 직원이 접촉 전후에 자주 손 씻기를 실시하거나 검사 순서를 배려하는 경우가 있습니다.

MRSA를 보균하고 있지 않은 환자분의 경우에는 일반적인 대응을 합니다. 하지만 MRSA 보균이 판명된 경우에는 본원의 규정에 따라 개인실 입실을 원칙으로 합니다. 이점 양해 부탁드리겠습니다.

불분명한 사항은 담당의나 간호사를 통해 감염관리실로 연락주시기 바랍니다.

○○○○ 병원
원　　장
감염관리실장

자료3 MRSA 분류 플로차트

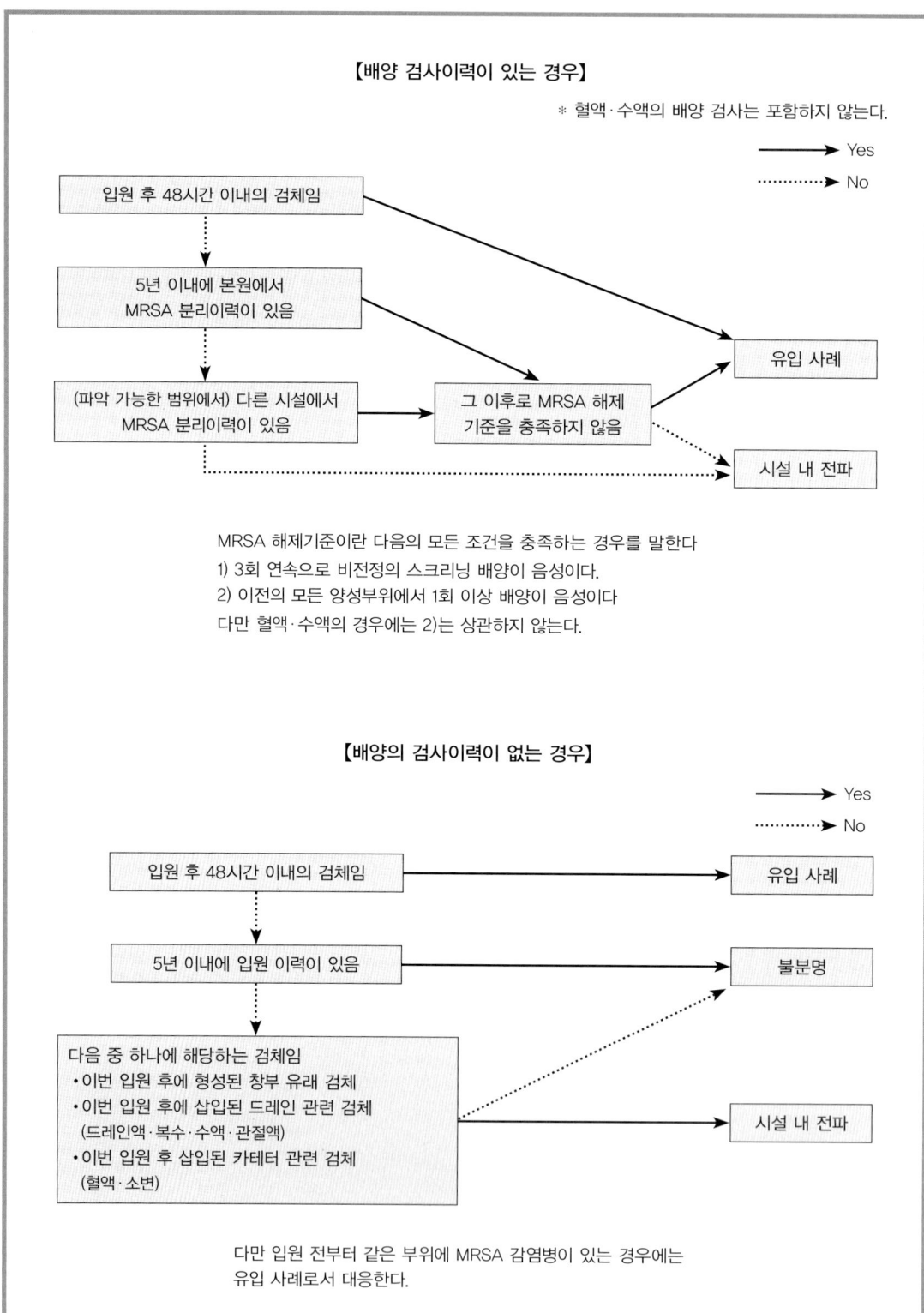

【배양 검사이력이 있는 경우】

※ 혈액·수액의 배양 검사는 포함하지 않는다.

→ Yes
┈┈▶ No

입원 후 48시간 이내의 검체임

5년 이내에 본원에서
MRSA 분리이력이 있음

(파악 가능한 범위에서) 다른 시설에서
MRSA 분리이력이 있음

그 이후로 MRSA 해제
기준을 충족하지 않음

유입 사례

시설 내 전파

MRSA 해제기준이란 다음의 모든 조건을 충족하는 경우를 말한다
1) 3회 연속으로 비전정의 스크리닝 배양이 음성이다.
2) 이전의 모든 양성부위에서 1회 이상 배양이 음성이다
다만 혈액·수액의 경우에는 2)는 상관하지 않는다.

【배양의 검사이력이 없는 경우】

→ Yes
┈┈▶ No

입원 후 48시간 이내의 검체임

유입 사례

5년 이내에 입원 이력이 있음

불분명

다음 중 하나에 해당하는 검체임
• 이번 입원 후에 형성된 창부 유래 검체
• 이번 입원 후에 삽입된 드레인 관련 검체
 (드레인액·복수·수액·관절액)
• 이번 입원 후 삽입된 카테터 관련 검체
 (혈액·소변)

시설 내 전파

다만 입원 전부터 같은 부위에 MRSA 감염병이 있는 경우에는
유입 사례로서 대응한다.

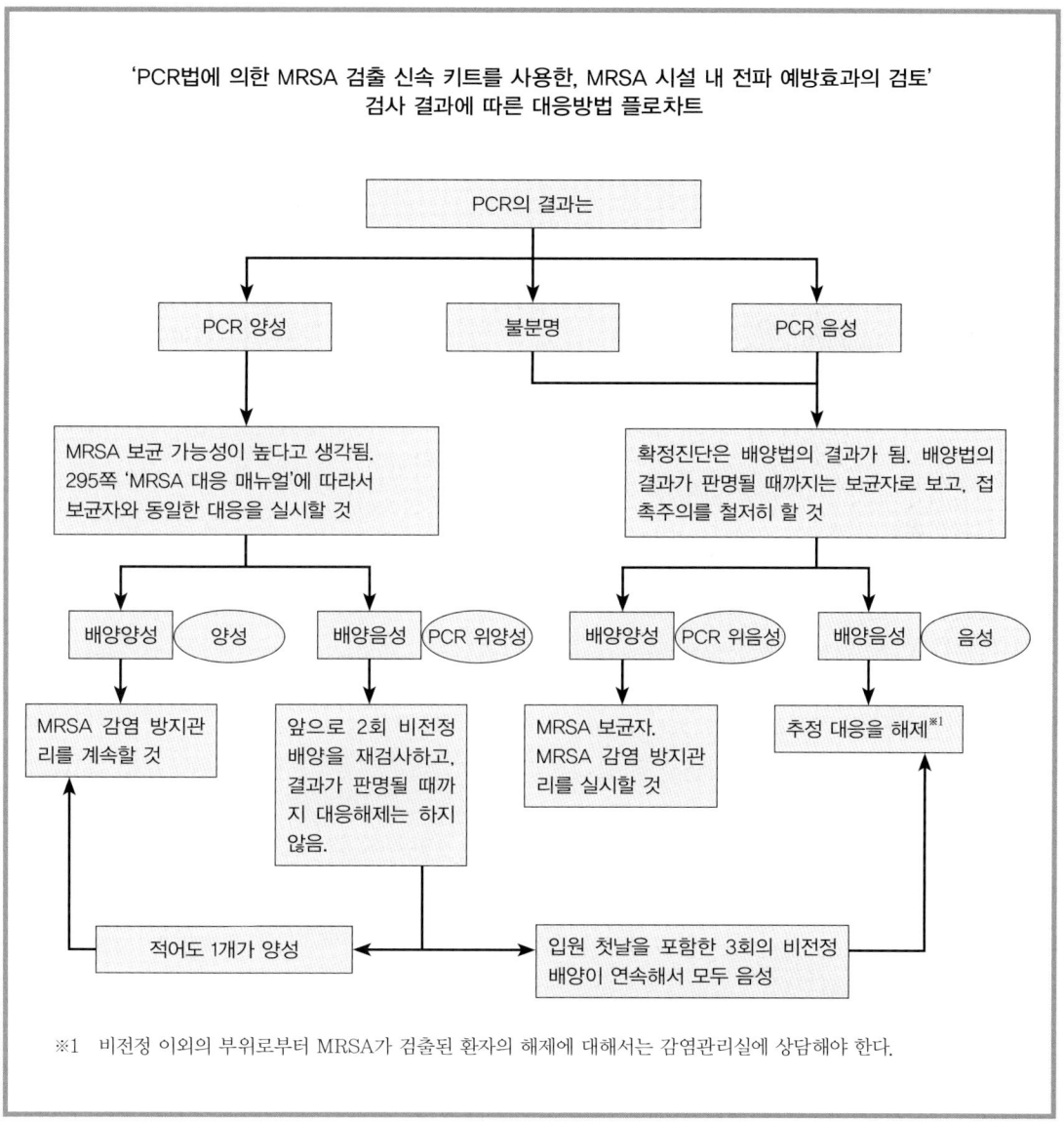

'PCR법에 의한 MRSA 검출 신속 키트를 사용한, MRSA 시설 내 전파 예방효과의 검토'
검사 결과에 따른 대응방법 플로차트

PCR의 결과는

PCR 양성 | 불분명 | PCR 음성

MRSA 보균 가능성이 높다고 생각됨.
295쪽 'MRSA 대응 매뉴얼'에 따라서
보균자와 동일한 대응을 실시할 것

확정진단은 배양법의 결과가 됨. 배양법의
결과가 판명될 때까지는 보균자로 보고, 접
촉주의를 철저히 할 것

배양양성 (양성) | 배양음성 (PCR 위양성) | 배양양성 (PCR 위음성) | 배양음성 (음성)

MRSA 감염 방지관
리를 계속할 것

앞으로 2회 비전정
배양을 재검사하고,
결과가 판명될 때까
지 대응해제는 하지
않음.

MRSA 보균자.
MRSA 감염 방지관
리를 실시할 것

추정 대응을 해제[※1]

적어도 1개가 양성

입원 첫날을 포함한 3회의 비전정
배양이 연속해서 모두 음성

※1 비전정 이외의 부위로부터 MRSA가 검출된 환자의 해제에 대해서는 감염관리실에 상담해야 한다.

12장. 다제내성 그람음성균(MDR-GNR) 대응 매뉴얼

1. 서론

다제내성 그람음성균(MDR-GNR)이란 카바페넴(carbapenems)계, 아미노글리코사이드(amino-glycoside)계, 플로오로퀴놀론(fluoroquinolone)계의 3계통 항균제에 내성을 나타내는 그람음성균의 총칭이다. MDR-GNR에는 다제내성 녹농균(CRPA)이나 다제내성 아시네토박터·바우마니(CRAB)가 포함되어있어 지금까지도 독자적인 대책이 마련되어왔다. 하지만 최근에는 카바페넴계 항균제에 내성을 나타나는 카바페넴 내성 장내세균속균종(CRE, Carbapenem-resistant enterobacteriaceae)도 그 전구체(前驅体)로서 주목을 받고 있다.[1] 실제로 2015년 현재, 벌써 3건 이상의 일본 내 집단감염 사례가 보고되고 있으며, 앞으로도 서서히 증가하리라 예상되어 후생노동성으로부터 CRE의 출현을 고려한 관리 계획을 수립하도록 통지가 발표되고 있다.[1]

CRE란 카바페넴 분해효소(carbapenemas)를 생성하는 장내세균속균종을 총칭하며, 카바페네마아제(carbapenemase)가 카바페넴계 항균제이나 베타-락탐계열 항생제(β-lactam antibiotics)를 가수분해함으로써 내성을 획득한다. 카바페네마아제를 코드하는 유전자는 플라스미드에 의해 균종을 넘어 전파해가기(플라스미드에 의한 형질전환이라 불리는 돌연변이) 때문에, 지금까지처럼 균종만을 추적하면 CRE의 확산을 과소평가하게 된다. 따라서 CRPA나 CRAB처럼 균종마다 개별 관리 계획을 수립하는 것이 아니라, 이들을 '카바페넴 내성을 나타내는 그람음성균의 그룹'으로 취급하는 것이 혼란을 줄일 수 있다고 생각된다.

2. 전파경로

모두 그람음성균이므로 인체 밖에서는 습윤 환경에 주로 정착하고, 인체에서는 호흡기, 소화관,

음부 등에 정착하기 쉬운 성질을 가지고 있다. 따라서 주요한 전파경로는 직접 접촉 경로이지만, 그람음성균의 발생 원인인 체액에 의한 비말이 발생된 경우에는 비말전파경로로도 전파된다.[2][3][4] 또 습윤 환경에 정착하기 위해 시설 내의 배수설비 환경(세면기, 욕조 등)을 매개한 간접적인 접촉전파경로도 있다.[2][3][4][5][6]

3. 발병하기 쉬운 부위

균에 따라 다르지만 일반적으로 구강·기도, 상처부, 소변, 변에서 대부분 발생한다. 따라서 배담, 상처부의 처치, 소변, 기저귀 취급에는 특히 주의를 기울여야 한다.[1][2][3][4][5]

4. 감성결과에 기초한 관리 방안

MDR-GNR은 의료시설 환경 내에서만 생식하는 특수한 병원체이며, 카바페넴의 사용에 따라 내성균만을 선택하여 장기간 존재하게 된다.[2][3] 일단 MDR-GNR이 시설 내로 확산되면 카바페넴계 항균약을 처방하여도 치료가 불가능한 감염병이 만연하게 되며, 추후의 진료 지속 자체가 곤란해진다. 따라서 카바페네마아제가 플라스미드성 내성균주(감성결과가 'R'인 것)는 물론, 아시네토박터·바우마니처럼 염색체성의 경도 내성균주(감성결과가 'S', 또는 'I'인 것)도 시설 내에 그냥 내버려두어서는 안 된다.[2]

5. MDR-GNR의 감염 방지관리[2][3][4][5][6][7]

환자와 환자 주위의 환경은 환자 유래의 미생물로 오염되어있으므로, 보균자는 엄중히 개인실(혹은 코호트) 격리를 실시하고, 상시 손 위생과 접촉주의(비멸균 장갑 및 비닐에이프런 또는 **아이솔레이션 가운 및 수술용 마스크의 착용**)을 철저하게 실시한다. 특히 **배담, 소변, 변, 기저귀를 취급할 때에는 '표준주의'에 추가하여 '접촉주의'를 철저히 실시한다.**

격리	• 검출부위에 상관없이 **개인실 관리를 필수**로 한다.
	• 다만, 복수의 검출환자가 발생한 경우에는 검출 부위에 상관없이 다인실에서 코호트 관리를 실시해도 좋다.
손 위생과 보호구	• '손 위생을 실시하는 5가지 상황'에 기초하여 손 위생을 실시한다.
	• 알코올 손 소독제로 살균 가능하므로, 손 표면에 눈에 보이는 오염이 없는 경우에 사용한다. 눈에 보이는 오염이 있을 때는 비누와 흐르는 물로 손 씻기를 할 필요가 있다.
	• 흡인이나 세정 등의 처치로 담 등의 비산이 현저한 경우에는 '표준주의'에 따라 수술용 마스크 또는 안면보호마스크를 착용한다.
	• '접촉주의'에 따라 환자와 환자 주위 환경에 접촉할 경우에는 **입실 시 장갑과 아이솔레이션 가운을 착용**한다.
신체의 청결	• 제한은 없다. 다만 다른 사람에게 노출을 최소화하기 위해 입욕 순서는 마지막으로 한다(샤워실, 욕실의 청소 방법은 별항에 기재한다).
	＊ 환자 청결에 사용한 용기는 세정기에서 세정 소독한다.
침구·린넨·침의	• 사용한 린넨은 즉시 비닐에 넣어 밀봉하고 감염병(균종)명을 기입하여 린넨실에 반출한다.
	• 병동 내 코인세탁기는 사용하지 않는다.
	• 환자 퇴원 시에는 매트 및 커튼을 교환한다.
	(퇴원 시의 대응은 315쪽 '퇴원 후 청소 절차와 담당자 일람'을 참조한다).
식기	• 특별한 취급은 하지 않는다.
일반쓰레기	• 특별한 취급은 하지 않는다.
배설물(혈액·체액 부착물을 포함)	•'표준주의'를 따른다.
	• 비닐봉투에 신속하게 넣어 봉인하고, 감염성 의료폐기물로서 처리한다.
	• 배설물을 취급할 때는 장갑, 비닐에이프런을 착용한다.
변기·소변기	• 변기세정기에서의 세정을 원칙으로 한다(186쪽 '소독제 및 물품 관리 매뉴얼' 중 '간호 용품 및 의료용구의 소독 방법 조견 일람표'를 참조한다).
진료기구·간호 용품	• 원칙적으로 환자전용물품을 준비한다.
	• 소독이 필요한 경우에는 중성세제로 세정·건조 후 ① 0.1% 하이포아염소산나트륨에 30분간 담근다. ② 알코올을 묻힌 천으로 깨끗이 닦는다. ③ 린넨실에서 세탁한다. 이 중에서 1가지 방법을 선택하여 실시한다(186쪽 '소독제 및 물품 관리 매뉴얼' 중 '간호 용품 및 의료용구의 소독 방법 조견 일람표'를 참조한다).
병실 청소	• 입원 중의 환경정비 : 일반적인 방법으로 가능하다. 환자가 많이 접촉한 장소(침대난간·선반·접이식 테이블 등)는 중성세제와 알코올을 묻힌 천을 사용해서 깨끗이 닦는다. 걸레는 사용하지 않는다. 위탁업자의 청소는 부서 내에서 **가장 마지막**에 실시한다.
	• 퇴원 청소 : 315쪽 '퇴원 후 청소 절차와 담당자 일람'을 참조한다.
샤워실·욕실 청소	• **368쪽 '청소담당자 작업 매뉴얼'을 따른다.**
환자·가족에의 대응	• 환자 : 병실 외의 출입은 최소한으로 한다. 부득이하게 병실 밖으로 나갈 때에는 환부를 덮는다(상처부는 드레이프로 폐쇄, 기침·콧물이 두드러진 경우에는 수술용 마스크를 착용한다).
	• 환자 가족 : 면회는 최소한으로 한다. **많이 접촉할 경우에만** 장갑과 비닐에이프런을 착용한다. 가족에게 손 위생을 지도하고 철저하게 실시하도록 의뢰한다(318쪽 〈자료2〉'보균자·가족에 대한 설명과 지도'를 참조한다).

검사	• 원칙적으로 병동 외부에서의 검사는 가능한 삼간다(병실 내에서 가능한 검사라면 출장 검사로 대응을 검토한다). 부득이 병동을 나가서 검사를 해야 하는 경우에는 검사실에 그 내용을 사전에 연락한 후에, 순서는 마지막으로 하고 다른 환자와의 접촉을 피한다. 이하 다음의 유의사항을 준수하여 실시한다. [유의사항] • 장갑을 끼고 벗기 **전후**에는 손 위생을 반드시 실시한다. • 검사 순서는, 사용한 침대 및 선반 등의 소독·멸균 처리에 시간이 걸리기 때문에, 원칙적으로 마지막으로 한다. 부득이 마지막에 할 수 없는 경우에는 소독·멸균 처치를 적절히 실시하고, 2차 감염예방을 철저히 하고 나서 실시한다. • 필요에 따라 환부를 덮는다(창부는 드레이프하여 폐쇄하고, 기침·콧물이 있는 경우에는 수술용 마스크를 착용한다). • 환자 주위의 환경에서 환자에 대응하는 검사기사나 조력자는 장갑과 비닐에이프런(**환자의 신체에 밀접하게 접촉할 경우에는 아이솔레이션 가운**)을 착용한다. • 환경의 정비, 사용 후의 기구 처리는 '접촉주의'와 '표준주의'에 따라서 실시한다. 오염이 의심되는 장소는 알코올을 묻힌 천으로 깨끗이 닦아 소독한다.
신고(보건소)	• 본원에서는 불필요하다.
신고(시설 내)	• 시설 내 규정에 따라 감염병보고서를 제출한다.
대응 해제	• 다음의 '탈보균자(ex-carrier)의 정의와 그 대응'을 참조한다.

6. 보균자·탈보균자의 분류와 대응에 대해

MDR-GNR의 감염관리와 관련하여 아직 해명되지 않은 영역이 많이 남아있으며, **보균자의 대응은 MRSA 등과는 다른 대응이 필요**하다.

6.1 보균자의 정의와 그 대응

보균자란 본균이 분리된 모든 **정착자와 감염자**를 의미한다. 감염관리는 정착자와 감염자를 구분하지 않고 동일한 대응을 필요로 한다. [1][2][3]

- 정착자(colonized patient): 감염병을 발병하지 않는 보균자
- 감염자(infected patient): 감염병을 발병한 보균자

6.2 탈보균자의 정의와 그 대응

일단 보균자가 된 환자가 어떤 조건을 충족해야 비보균자로 분류되는지에 대한 국제적인 정의는 확립되지 않았다. 하지만 본서에서는 본원에서 시도하고 있는 '**탈보균자(ex-carrier)**'라는 새로운 개

념을 사용하여 관리를 마련하도록 하고 있다.

'탈보균자'란 "과거에는 보균자였지만 현재는 해당 내성균이 분리되지 않게 된 상태의 환자"를 의미하며, 다음 조건을 만족하면 탈보균자로 판정하고 격리예방관리를 종료할 수 있다. 다만 탈보균자는 재입원 시에 반드시 스크리닝 배양 검사를 실시하도록 한다. 탈보균자의 판정은 검사 결과와 함께 감염관리실이 판단하도록 한다.

탈보균자의 정의

---

① 3회 연속으로 '신선 객담'과 '변(혹은 직장 스와브)'으로 각각 배양음성일 것
② 객담·변 이외의 검체로부터 분리력이 있는 경우에는 위 ①에 추가하여, 3회의 해당 부위검체로부터 배양음성일 것

6.3 보균자·탈보균자의 재입원 시의 대응에 대해

보균자나 탈보균자가 재입원하면 해당 환자가 MDR-GNR의 공급원이 될 우려가 있다. 따라서 반드시 **개인실에 입실**시켜 스크리닝 배양 검사를 실시하고, 보균 상태의 평가도 실시한다.[2)3)]

(1) 필요한 감염관리

① 보균자의 경우: 반드시 개인실에 입실하고, 손 위생, '표준주의', '접촉주의'를 실시한다.

② 탈보균자의 경우: 다인실에 입실 가능하고, 신속하게 스크리닝 배양 검사를 실시한다.

(2) 스크리닝 배양 검사의 실시에 대해

자세한 내용은 다음의 '스크리닝 배양 검사의 적용'을 참조한다.

7. 스크리닝 배양 검사의 적용

MDR-GNR의 스크리닝 검사는 종종 항균제를 포함한 고액의 특수 선택배지(selective medium)를 사용할 필요가 있는데도, 일반세균 검출은 전혀 할 수 없다. 보통 미생물검사업무에 큰 영향을 미치니, 아웃브레이크 컨트롤 시에는 ICD의 지시를 중심으로 아래의 환자에 한해 적용 실시를 검토한다.

① 보균자·탈보균자가 재입원한 경우

② 그 외 ICD가 필요하다고 인정한 경우

8. 퇴원 후 청소 절차와 담당자 일람

절차	담당자	
	직원	위탁업자
① 보호구(수술용 마스크, 아이솔레이션 가운, 장갑)를 착용하여 입실한다. 병실 커튼을 모두 제거한다. 다인실이면 환자 침대 주위의 커튼을 제거한다. ＊ 이 시점에서는 새 커튼을 설치하지 않는다.		○
② 보호구(수술용 마스크, 아이솔레이션 가운, 장갑)를 착용하여 입실한다. 병실 내에서 사용한 린넨과 매트 패드를 모두 제거하고, 병실 입구에 설치한 비닐봉투에 넣어서 병실 밖으로 반출한다. • 병실로부터 나온 경우 보호구를 모두 벗어 손 위생을 실시한다.	○	○
③ 병실 내의 의료재료품·기기류의 후처리 보호구(수술용 마스크, 아이솔레이션 가운, 장갑)를 착용하고 입실한다. • 깨끗이 닦아야 하는 것은 0.1% 하이포아염소산나트륨으로 닦거나 알코올을 묻힌 천으로 닦은 뒤 병실 밖으로 반출한다. • 의료재료 중에 깨끗이 닦을 수 없는 것이나 오염물이 부착된 것은 폐기한다. • ME기기는 제4급 암모니아염을 묻힌 천으로 깨끗이 닦은 뒤 병실 밖으로 반출한다.	○	
④ 보호구(수술용 마스크, 비닐에이프런, 장갑)를 착용하여 병실 내 청소를 시작한다. • 사용물품: 0.1% 하이포아염소산나트륨으로 깨끗이 닦거나 알코올을 묻힌 천으로 깨끗이 닦는다. • 접이식 테이블, 의자, 선반, 의류 케이스 등 실내 설비를 깨끗이 닦는다. • 바닥면의 먼지를 제거하고 깨끗이 닦는다. • 개인실의 샤워실·화장실을 청소한다. • 쓰레기를 회수하고 쓰레기통을 깨끗이 닦는다.	○	○
⑤ 침대 청소를 시작한다. 보호구(수술용 마스크, 아이솔레이션 가운, 장갑)를 착용하고서 실시한다. • 사용물품: 0.1% 하이포아염소산나트륨으로 깨끗이 닦거나 알코올을 묻힌 천으로 깨끗이 닦는다. • 머리쪽→발쪽, 위쪽→아래쪽으로 깨끗이 닦는다. • 먼지, 눈에 보이는 오염을 남기지 않도록 주의한다. • 천은 한 번 사용한 면을 재사용하지 말고, 다른 면으로 바꾸거나 교환한다. 눈에 보이는 오염의 부착·건조를 확인한 후 교환한다. • 청소 완료 후 일단 침대를 복도로 이동시킨다.	○	○

절차	담당자	
	직원	위탁업자
⑥ 선반 청소 • 사용물품: 0.1% 하이포아염소산나트륨으로 깨끗이 닦거나 알코올을 묻힌 천으로 깨끗이 닦는다. • 상단에서 하단을 향해 깨끗이 닦는다. • 먼지 및 눈에 보이는 오염을 남기지 않는다. • TV 리모컨이나 스위치를 깨끗이 닦는다. • 청소 완료 후 일단 선반를 복도로 이동시킨다.	○	○
[유의사항] ＊ 보호구를 착용한 채로 실시한다. 다만 작업 도중에 병실 밖으로 나갈 경우에는 모두 벗어 손 위생을 실시한다. 재입실 시에는 새로운 보호구를 착용한다. ＊ 침대 및 선반 등은 병실 내에서 깨끗이 닦는다.	○	○
⑦ 청소 완료 후 보호구를 모두 벗어 손 위생을 실시하고 퇴실한다. • 폐기물을 운반할 경우에는 새로운 보호구(비닐에이프런, 장갑, 마스크)를 착용하고 운반 후에는 즉시 벗는다. • 침대 청소가 완료되면 착용하고 있던 보호구를 모두 벗어 손 위생을 실시한다. 그 후 청결한 린넨을 사용하여 복도(또는 모든 청소를 완료했으면 병실 내)에서 베드 메이킹을 실시한다.	○	○
⑧ 침대 및 선반를 실내로 운반한다. ＊ 청소를 완료하였으므로 보호구는 불필요하다.	○	○
⑨ 새로운 커튼을 설치한다. • 청소를 완료하였으므로 보호구는 불필요하다.		○

[유의사항]
• 닦을 때는 한쪽 방향으로만 닦는다.
• 사용한 커튼 및 린넨을 제거하기 전에 바닥 및 선반, 침대 청소를 실시하지 않는다.
• 환자에게 사용했던 물품 및 실내에 있던 물품을 깨끗이 닦지 않은 채 실외로 반출하지는 않는다.
• 실내에 있던 의료재료는 다른 환자에게 사용하지 않는다.

환자 및 가족 여러분께
~스크리닝 배양 검사에 대한 부탁~

본원에는 감염관리위원회가 조직되어있으며, 원내 감염을 방지하기 위해 전 직원이 다음과 같은 대응에 최선을 다해 힘쓰고 있습니다.

1. 철저한 손 위생
2. 보호구의 철저(장갑, 에이프런, 마스크)
3. 보균환자의 개인실 격리
4. 환자의 마스크 착용과 손 위생에 대한 협조 요청

최근 같은 병동에 입원한 환자로부터 ○○○○라는 세균이 검출되었습니다. 이 세균은 병원성이 약한 약독 세균이어서 건강한 사람에게 질병을 일으키는 경우는 없습니다만, 드물게 저항력이나 면역력이 현저히 낮은 분에게 전파(감염)되어 감염병을 일으키는 경우가 있습니다. 흔히 말하는 전염병은 아닙니다만, 불필요하고 긴급을 요하지 않는 고령자나 영유아에 대한 면회는 삼가주시기를 부탁드립니다. 이 세균은 종종 항생물질(정확히는 '항균제'라 함)이 잘 들지 않게 하는 성질도 가지고 있습니다. 그리고 신체나 환경에 쉽게 정착하는 특징이 있으므로 철저한 감염관리과 격리를 포함한 감염예방조치가 필요합니다.

귀하의 담 혹은 변 속에 이 세균이 있는지를 검사하여, 감염관리의 필요성을 검토하려고 합니다. 이 세균을 원내에 확산시키지 않기 위해, 아무쪼록 여러분의 이해와 본검사에 대한 협조를 부탁드립니다.

또한 궁금한 사항에 대해서는 의사, 간호사에게 문의해주십시오. 어떠한 질문에 대해서도 성실히 답변해드리겠습니다.

불편을 끼쳐드리게 된 점에 사과드리며, 여러분의 양해와 협조를 부탁드립니다.

○○ 병원
원장

자료2 보균자·가족에 대한 설명과 지도

환자 및 가족 여러분께
~격리조치에 대한 부탁~

지난 미생물검사에서 귀하로부터 ○○○○라는 세균이 검출되었습니다. 이 세균은 병원성이 약한 약독 세균이어서 건강한 사람에게 질병을 일으키는 경우는 없습니다만, 드물게 저항력이나 면역력이 현저히 낮은 분에게 전파(감염)되어 감염병을 일으키는 경우가 있습니다. 이 세균은 종종 항생물질(정확히는 '항균제'라 함)이 잘 들지 않게 하는 성질도 가지고 있습니다. 그리고 신체나 환경에 쉽게 정착하는 특징이 있습니다.

따라서 원내의 다른 환자에게 전파되는 것을 방지하기 위해, 이 세균이 검출되지 않게 되기까지의 기간 동안 일시적으로 격리조치가 필요합니다. 또 감염관리를 실시하기 쉬운 환경을 이루기 위해 현재의 병실에서 개인실로의 이동을 부탁드립니다. 만일 실외로 나갈 때에는 손 씻기와 마스크 착용 등을 요청하는 경우가 있습니다. 아무쪼록 이해와 협조를 부탁드립니다.

그리고 이 세균은 건강한 사람에게는 어떠한 질병도 발생시키는 일이 없으며, 흔히 말하는 전염병도 아닙니다만, 불필요하고 긴급을 요하지 않는 고령자나 영유아에 대한 면회는 삼가주시기를 부탁드립니다.

궁금한 사항에 대해서는 의사, 간호사에게 문의해주십시오. 어떠한 질문에 대해서도 답변해드리도록 하겠습니다.

본원에는 감염관리위원회가 조직되어있습니다. 우리는 환자 여러분을 보다 신속하게 치료하고, 또 원내 감염이 병원 내에 확산되는 일이 없도록 힘쓰고 있습니다. 환자분들께는 심려와 불편을 끼쳐드리게 되어 죄송합니다. 아무쪼록 여러분의 이해와 협조를 부탁드립니다.

○○ 병원
원장

자료3 전원 시의 연락 사항에 대한 예

탈보균자의 경우

○○님은 입원 중 미생물 배양 검사에서 ○○○○가 검출되었습니다.

하지만 정착례로 명백한 발열이나 감염 징후 없이 경과하여, 지금까지 3번의 배양 검사에서 음성을 확인했습니다.

보균자의 경우

○○님은 입원 중, 미생물 배양 검사에서 ○○○○가 검출되었습니다.

본원에서는 격리 후 접촉주의를 강화하여 대응했습니다. 다행히 입원 경과 중에는 발열 등의 명백한 감염 징후를 보이는 일이 없었으며, 동일 균종이 배양균으로 발전하지 않았습니다. 하지만 ○월 ○일의 배양에서 ××로부터 여전히 검출되고 있으며, 접촉주의 실시가 계속 필요한 상황입니다.

불편을 끼쳐드리게 되었습니다만, 적절한 대응을 부탁드립니다.

13장. 클로스트리듐 및 디피실 대응 매뉴얼

1. 균의 특성

보통 건강한 사람에게는 무해하지만 항균제의 대량 투여에 의한 장관 내의 균 교대 현상이 일어나면 독소를 생성하고, 위막성대장염의 원인이 된다. 이 균에 의한 감염병은 고령자에게 많으며, 사망에 이르는 경우도 있다.

클로스트리듐 디피실(C.difficile)은 혐기성균으로 산소가 있는 환경에서는 사멸하거나 또는 증식이 억제되는 세균이다. 이 균은 산소에 매우 민감하여 환자의 분변을 채취하여 바로 검사하지 않으면 균이 사멸하기 때문에, 검체 채취 후에는 즉시 검사하는 것이 중요하다.

독소의 존재나 영양기아 상태 등 발육이 부적절한 환경에 있으면, '아포(芽胞)'라고 하는 두꺼운 피막(껍질 같은 것)을 형성하여, 대사 및 증식 등이 정지한, 즉 동민 상태가 되어 사멸을 피할 수 있다. 이 아포는 열이나 소독제, 건조 등 물리화학적 처리에 대한 매우 강한 저항성을 지니고 있다.

2. 전파경로[1]

접촉감염: 배설물(변)과 함께 장관으로부터 배설되기 때문에 배설 조력(기저귀 교환) 시에 손과 환경이 오염되어 수평전파를 일으키기 쉽다.

3. 기본적 관리[1]

'표준주의', '접촉주의', 원칙적으로 개인실 격리 등이 있다.

입원환자를 위한 대응은 160쪽 '전파경로별 주의지침의 개요' 중 '접촉주의'를 따른다.

4. 구체적 관리[1)2)]

4.1 손 위생

아포에는 알코올이 효과가 없으므로 흐르는 물과 비누에 의한 위생적 손 씻기를 실시한다.

4.2 오염기재의 처리[1)2)]

① 가급적 물품은 환자전용, 단일 사용으로 한다. 불가능한 경우에는 적절하게 멸균한다.

② 멸균처리가 필요하다(고압증기 멸균 오토클레이브).

4.3 환경[1)2)]

① 변(便)으로 인해 환경오염이 있을 때는 0.1% 하이포아염소산나트륨으로 깨끗이 닦아 청소한다.

클로스트리듐 디피실(*C.difficile*)이 분리된 경우의 대응 플로차트

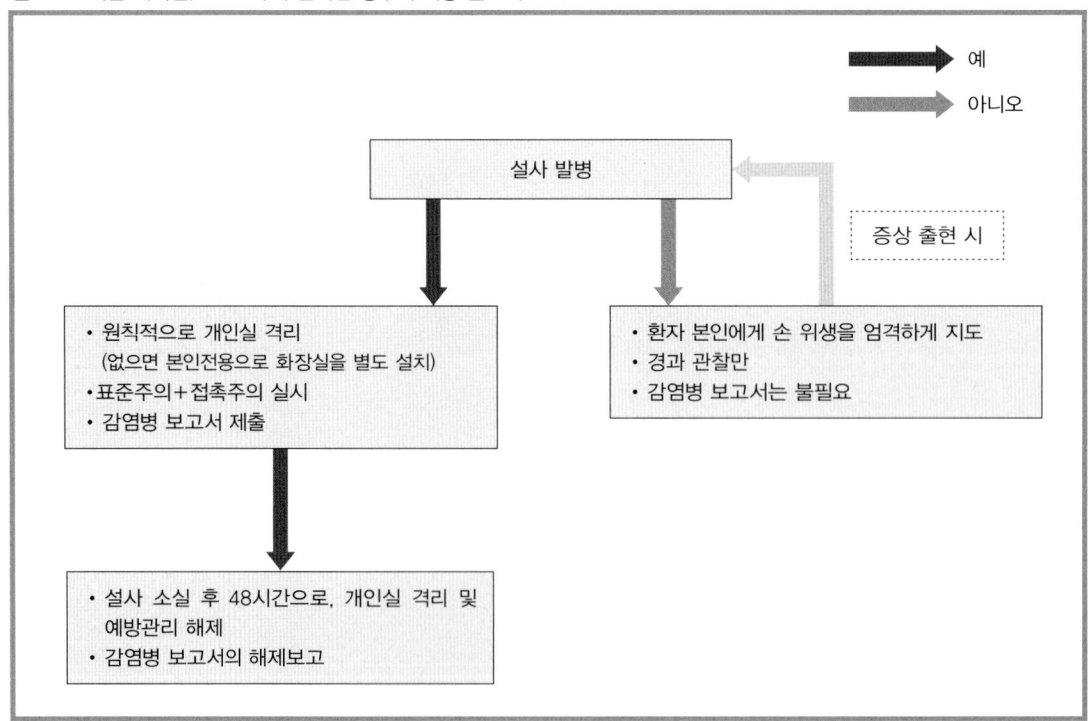

14장. 유행성 각결막염(EKC) 대응 매뉴얼

1. 총론

(1) 의료 관련 감염병을 일으키기 쉬운 바이러스성 각결막염의 종류

    ① 유행성 각결막염(EKC, epidemic keratoconjunctivitis)

    ② 인두결막열(PCF, pharyngoconjunctival fever)

    ③ 급성 출혈성 결막염(AHC, acute hemorrhagic conjunctivitis)

바이러스성 각결막염 중에 가장 고빈도로 나타나는 것이 EKC이다.

(2) 임상증상

결막충혈, 눈곱, 유루증(epiphora), 안통(eye pain), 인두통(PCF)이 나타난다.

(3) 진단방법

안과의사에 의한 진찰과 아데노 바이러스 항원 키트의 감도는 70%, 특이도는 100%이다.

(4) 잠복기간

잠복기간은 5~12일간, 감염가능기간은 14일간이다.[1]

2. EKC에 대한 초기 대응

(1) 입원환자, 의사·의료종사자에게서 발병한 경우

    ① 즉시 진단의로부터 감염관리실에 발생 연락을 실시한다.

야간·휴일에는 야근팀장과 감염관리실장의 당직(Oncall)으로 담당의·당직의가 연락한다.

② 감염관리실에 연락하는 내용은 다음과 같다.

- 발병자의 이름, 환자 ID, 입원병동 및 병실, 직원이면 부서·직종

- 발병일, 진단일

- 발병자수

- 감염 확대에 관련한 행위 유무와 시행한 날자

- 감염 가능성이 있는 노출자의 수

(2) 외래환자에게서 발병한 경우

① 산발성 사례는 EKC에 대한 일반적인 외래치료를 실시한다.

② 집단감염이 의심되는 경우에는 다음의 '입원환자, 의사·의료종사자에게서 발병한 경우'를 따른다.

3. EKC에 대한 아웃브레이크 발생 전 대응

① 손 위생 및 '접촉주의'에 따라 철저히 대비한다[1][2](160쪽 '전파경로별 주의지침의 개요' 중 '접촉주의'를 따른다).

② 감염자의 접촉부위를 소독한다(화장실, 문손잡이 등의 환경, 검사기기 포함). 알코올을 묻힌 천이나 0.1% 하이포아염소산나트륨으로 깨끗이 닦도록 하우스키퍼에게 의뢰한다[3][4][5](상세한 내용은 324쪽 '소독법에 대해'를 참조한다).

(1) 과거 1주일 이내에 1건만 발생한 경우

해당 병동·부서에서 아웃브레이크의 전단계로 2차 감염예방을 철저히 한다.

1) 입원환자에게서 발병한 경우

① 감염환자의 격리

- 퇴원 가능한 경우에는 외래통원으로 변경하고 즉시 퇴원시킨다.

- 퇴원이 불가능한 경우에는 동일 병동 내의 개인실에 격리한다.

② 같은 병실 내의 노출환자를 위한 대응

- 퇴원 가능한 경우에는 외래통원으로 변경하고 즉시 퇴원시킨다.

- 퇴원이 불가능한 경우에는 그대로 자신의 병실에 남으며, 병상 이동은 12일간 실시하지 않는다.

- 노출자가 있는 다인실의 병실에 병상이 비었더라도 잠복기간 동안(12일간)에는 전입·입원은 허가하지 않는다(병실폐쇄).

2) 의사·의료종사자에게서 발병한 경우

① 노출환자의 격리

- 퇴원 가능한 경우에는 외래통원으로 변경하고 즉시 퇴원시킨다.

- 퇴원이 불가능한 경우에는 동일 병동 내의 개인실에 격리한다.

② 노출환자와 같은 병실 내 환자를 위한 대응

- 퇴원 가능한 경우에는 외래통원으로 변경하고 즉시 퇴원시킨다.

- 퇴원이 불가능한 경우에는 그대로 자신의 병실에 남으며, 병상 이동은 12일간 실시하지 않는다.

- 노출자가 있는 다인실의 병실에 병상이 비었더라도 잠복기간 동안(12일간)은 전입·입원은 허가하지 않는다(병실폐쇄).

3) 다른 부서의 직원에게 증상 발현한 경우

- 안과의의 진찰에 의한 진단·치료를 실시한다.

- 감염관리실 및 증상 발현한 부서 책임자의 판단과 지시에 따른다.

(2) 과거 1주일 이내에 2건 이상 발생한 경우(직원·환자를 불문한다)

아웃브레이크의 발생으로 판단하고, 다음의 '아웃브레이크 발생 시의 대응'의 예방관리를 실시한다.

4. 아웃브레이크 발생 시의 대응

① 즉시 감염관리실에 아웃브레이크 발생에 대해 연락한다.

- 야간·휴일에는 야근팀장과 감염관리실장의 당직(Oncall)으로 연락한다.

② 아웃브레이크 회의를 개최한다.

- 병동의장, 담당의, 간호팀장(혹은 대행), 감염관리실이 출석한다.
- 관리를 검토한다.
  - ⅰ. 입원환자 중에 감염자가 있는 경우에는 ③항목 이하의 내용을 따른다.
  - ⅱ. 입원환자 중에 감염자가 없는 경우에는 발생상황을 확인하여 대응을 판단한다.

③ 해당 병동을 2주간 **부분적으로 폐쇄**한다.

- 해당 병동의 다인실 입원을 정지시키고, 부득이한 긴급 상황에만 개인실(화장실·입욕설비 완비가 원칙) 입실을 허가한다(단 감염관리실장에게 상담한다).
- 부분적 병동폐쇄의 개시 후 12일 이내에, 아웃브레이크 발생 후에 입원한 개인실 내 환자(노출의 가능성이 없어 보이는 환자)에게서 발생한 경우에는 ④항목 이하의 내용을 따른다.

④ 2주간 **완전병동폐쇄**를 실시한다.

- 개인실도 포함하여 일체의 입원, 병동 이동, 전출을 금지한다.
- 퇴원은 제한을 두지 않는다.
- 노출환자가 완전히 없어지면 병동 내를 소독·청소한 후에 다음 날부터 폐쇄를 해제해도 된다(감염관리실장에게 상담한다).

5. 외래환자에게 집단 발생한 경우의 대응

① 검사의 오염이나 진찰과 관련된 집단발생이 의심될 경우에는 즉시 의심되는 검사·진찰을 중지하고 감염관리실에 연락한다.

② 원내 구명활동을 실시하고 재발 예방관리 계획을 수립하여 실시할 때까지는 원칙적으로 집단감염에 관여한 의심이 있는 검사·진료행위를 실시하지 않는다.[5]

6. 소독법에 대해[3][4][5]

(1) 일반 진료기구·진찰실의 환경

알코올을 묻힌 천, 0.1% 하이포아염소산나트륨으로 소독한다.

(2) 유리기구

알코올을 묻힌 천으로 소독한다.

(3) 린넨류

비닐봉투에 넣어 밀폐하고 감염병을 명기하여 세탁실로 반출한다. **또한 상기의 매뉴얼로 판단이 어려운 경우에는 안과의사 이하 의국장, 병동의장, 외래의장이 그때마다 대응을 검토한다.**

15장. 옴 대응 매뉴얼

1. 서론

개선(疥癬)은 사람 피부의 각질층에 기생하는 옴진드기(*Sarcoptes scabiei var. hominis*)의 감염으로 증상 발현한다.[1] 기생충의 몸과 배설물 등에 대한 알레르기 반응으로 피부 병변과 가려움을 주요 증상으로 하는 감염병이다. 임상증상 및 기생하는 옴벌레의 수에서 일반적으로 나타나는 개선(통상 '개선')과 옴 개선 등 2가지로 크게 구분된다.[2] 옴에서는 기생하는 옴벌레의 수가 1㎠ 당 100만~200만 마리, 많게는 500만 마리 이상일 때도 있어 상당히 감염력이 강하기 때문에 신속한 대응이 필요하다.

2. 옴 개선에 대해

(1) 특징

① 회색에서 황백색으로 굴 껍질 모양의 각질이 증식한다.

② 통상 개선으로는 생기지 않는 머리 부분, 얼굴을 포함한 전신에 피진이 생긴다.

③ 가려움은 일정하지 않다(통상 개선은 야간 가려움이 특징이다).

④ 무좀 모양의 손발톱 각질의 증식을 보이는 경우도 있다.

⑤ 홍피증 상태의 경우도 있다.

(2) 검사

피부과의 현미경 검사나 더모스코피(Dermoscopy)로 충체, 알, 대변 등을 검출함으로써 확정진단한다.

(3) 전파경로[3]

접촉 감염으로 옴 개선 환자의 낙설에 포함된 옴진드기에 의해서도 감염된다.

(4) 잠복기간[1][3]

1~2개월이다.

(5) 격리기간[3]

치료 후 1주 간격으로 2회 연속하여 옴진드기가 검출되지 않고, 옴 터널(굴)을 새롭게 만들지 않는 경우에 치유된 것으로 판단한다. 치유 판정 후 격리를 해제한다.

(6) 치료[2]

이버맥틴(Ivermectin, Stromectol®) 내복과 페노트린(phenothrin, Sumithrin®Lotion)을 병용한다.

이버맥틴(Ivermectin)은 약 $200\mu g/kg$을 공복 시에 1회, 물로만 내복하고 1주일 후에 다시 한 번 현미경 검사를 실시하여 충체나 알이 검출되거나 새로운 옴이 의심되는 임상소견이 있으면 다시 이버맥틴을 투여한다. 원칙적으로 2회 투여로 종료한다. 내복 중에도 페노트린(phenothrin) 외용을 실시한다.

이버맥틴 내복 후에도 1주일마다 현미경 검사를 실시하면서 경과를 지켜본다. 소양(가려움)이 심할 때는 항히스타민제를 투여한다.

1) 이버맥틴 투여 시의 주의

① 간 장애가 있는 사람에게는 유용성이 위험성을 초과한다고 판단될 경우에만 투여한다.

② 임산부에게는 동물실험으로 최기형성(teratogenicity)이 인정되고 있으므로 유용성이 위험성을 초과한다고 판단될 경우에만 투여한다. 수유는 중지한다.

③ 고령자는 간·신장·심기능이 저하하고 있으므로 주의하여 투여한다.

④ 체중 15kg 미만의 소아에 대한 안전성이 확립되지 않았다.

2) 외용치료에 대해

① 원칙적으로 1주간 1회를 1세트로 하여 1~2세트를 실시한다. 1회 최대 도포량은 성인은 20g

까지. 도포 6시간 후에 씻어내는 것이 원칙이다. 이버맥틴 투여는 3일 이상 간격을 둔다.

② 페노트린(phenothrin) 외용을 실시한다.

③ 그 다음에 두꺼워진 각질층이나 가피를 제거할 목적으로 살리실산 바셀린이나 아연화연고를 도포한다. 도포 후 24시간 정도 경과한 후에 입욕하고, 세정·각질·가피를 제거한다.

④ 눈·점막에는 사용하지 않는다.

⑤ 궤양·미란(진무름)면은 피한다.

⑥ 임산부·소아에게는 대량·장기에 걸쳐 광범위하게 도포하는 것은 피한다.

3) 환자 발생 시의 대응

① 감염관리실에 연락한다.

② **신속하게 환자의 침대·침구를 모조리 개인실로 격리한다.**

③ 대응한 의사, 간호사, 조수는 백의를 갈아입는다.

3. 병동에서의 대응 매뉴얼[3]

격리	• 개인실(가급적 화장실·세면대 구비) 격리를 원칙으로 한다. • 피레트로이드(pyrethroids)계 살충제를 격리 해제·퇴실 시에 1회만 산포한다.
손 위생과 보호구	• 에이프런은 팔까지 덮는 플라스틱 에이프런(소매가 있는 아이솔레이션 가운)을 사용한다. • 수술용 캡을 착용한다. • 흐르는 물과 비누로 위생학적 손 씻기를 철저히 한다. • 사용한 에이프런 등은 매번 비닐봉투에 넣어 피레트로이드계 살충제를 분사하여 폐기한다.
신체의 청결	• 욕실 사용은 마지막을 원칙으로 하고, 욕조와 세면 공간은 물로 씻어낸다. 다만 MRSA 등으로 인해 사용 후에 소독이 필요한 환자가 사용한 경우에는 소독이 필요한 그 환자를 마지막으로 한다. • 탈의실은 청소기로 청소한다. • 사용한 피처나 용기 등은 세정기에서 열처리한다.
침구·린넨·침의	• 린넨은 매일 교환한다. • 사용한 린넨은 비닐봉투에 넣어 피레트로이드계 살충제를 분사하여 24시간 밀폐한다. • 세탁은 자택 세탁을 원칙으로 한다. 일반 세탁하고 건조기를 사용하거나 50℃에서 10분 동안 열처리한 후 일반 세탁한다.

환경정비	• 매일 실시하는 린넨 교환 후에 바닥에 낙설이 남지 않도록 청소기를 사용하여 청소한다.
	• 치료 종료 시에 매트·이불을 모두 교환한다.
	• 휠체어·스트레처는 환자전용으로 사용하고, 격리 해제 시에 청소기로 청소를 하거나, 피레트로이드계 살충제를 산포한다.
	• 사용한 병실에는 사용 후 피레트로이드계 살충제를 1회만 산포한다.
면회	• 격리 기간 중에는 입실 금지를 원칙으로 한다.
가족 대응 시의 주의사항	• 다른 가족에게 감염되지 않았는지 의사의 진찰을 받아 확인한다.
	• 옴(개선)이라고 진단된 가족과의 의류·수건의 공동 사용을 피한다.
노출자를 위한 대응	• 옴 개선 환자와 동일 병실 환자는 증상 유무와 상관없이 예방적 치료를 검토한다.
	• 직원은 환자와의 접촉 빈도와 밀도를 배려하여 예방적 치료를 검토한다.
	• 예방적 치료는 보험적용이 되지 않는다.

4. 외래에서의 대응 매뉴얼[3]

① 진찰실을 특정하여 진찰 종료 후에 백의를 교환한다.

② 부득이 린넨을 사용한 경우에는 비닐봉투에 넣어 피레트로이드계 살충제를 분사하여 24시간 밀폐한다.

③ 환자의 행동범위에 있는 낙설을 청소기로 청소한다. 단, 낙설이 많은 경우에 청소기를 돌리게 되면 낙설이 흩어지게 할 가능성이 있으므로, 먼저 대걸레·점착시트·와이퍼 등을 사용하여 낙설을 회수한 후에 청소기를 사용하는 것이 좋다.

5. 집단 발생 시의 대응[3]

병동 내의 전 환자 및 직원의 피부과 검진을 실시한다. 잠복기간을 고려하여 피부과 검진은 반복 실시한다. 발병자는 질병 형태에 따라 치료를 실시한다. 치료는 피부과에 일임한다.

16장. 프리온병(크로이츠펠트·야콥병을 포함)의 감염 방지관리 가이드라인

1. 질환에 대해[1][2]

　프리온(prion)병은 뇌 속에 존재하는 정상형 프리온 단백이 통상적인 방법으로는 분해되지 않는 이상형 프리온 단백으로 변환된 후 축적되어, 신경세포에 장애를 일으킴으로써 발병하는 진행성·치사성 뇌증을 말한다. 주요 프리온병으로는 다음과 같은 것이 있다.

　① 크로이츠펠트·야콥병(CJD, Creutzfeldt-Jakob Disease)
　② 변이형 크로이츠펠트·야콥병(vCJD, *variant* CJD)
　③ 쿠루(kuru)
　④ 게르스트만-슈트로이슬러-샤인커병(GSS, Gerstmann-Sträussler-Scheinker)

2. 전파경로[1][2]

　① 대량의 프리온을 경구 섭취한 경우
　② 프리온병 환자로부터의 이식 (각막·경막)
　③ 프리온병 환자 유래의 인간 하수체 호르몬 투여

3. 장기별 감염성[1][2]

　장기(조직)별로 보는 감염성은 다음과 같다.

조직	감염성	조직	감염성
뇌(중추신경)	+++	혈청	0
척수	++	전혈	0
척수액	++	골수	0
안구	+++	폐	+
비장	+	간장	+
림프절	+	신장	+
백혈구	+	골격근	0

+++ : 감염이 상시 인정된 것
++ : 높은 빈도로 감염성이 증명된 것
+ : 감염실험에 의해 불규칙성이 있는 것
0 : 감염성이 보이지 않았던 것
주) 가장 주의해야 할 감염원은 뇌·척수액이다.
주) 전혈·혈청 등의 감염성은 거의 없으며, 현 시점에서의 주사침 자상 사고 후 사람에 대한 감염성은 인정되지 않고 있다. 하지만 현 시점 이후에 대해서는 **장기·혈액·뇌척수액을 다룰 때 엄중한 주의가 필요하다.**

4. 완전한 멸균 방법[1]

① 적절한 세제에 의한 충분한 세정 + 3% 도데실황산나트륨(SLS, sodium dodecyl sulfate) 자비(煮沸) 처리 3~5분

② 알칼리세제 세척소독기 세정(90~93℃) + 진공탈기 프리진공(pre-vacuum)식 고압증기멸균 134℃, 8~10분

③ 적절한 세제에 의한 충분한 세정 + 진공탈기 프리진공식 고압증기멸균 134℃, 18분

④ 알칼리세제 세정 + 과산화수소 저온 가스 플라즈마 멸균 2회전
※ NX타입에서는 1회전으로 불활성화가 가능하다.

그 외의 처리: 아래의 소독액에 2시간 동안 담근다.[2]
- 염산구아니딘(guanidine)[*1], 구아니딘 티오시아네이트(Guanidine thiocyanate)[*1]
- 트리클로로아세트(trichloroacetate)[*1], 50% 이상의 페놀(phenol)[*2]

※ 1: 본원에서는 상비하지 않는다.
※ 2: 하수도법에 준거하여 폐기가 어렵다.

본원에서는 멸균처리가 곤란하기 때문에, 프리온병(의심 포함) 환자 및 의심환자의 처치에서 사용하는 의료기재는 일회용 제품 사용을 권장한다.[2]

또한 프리온에 오염된 의료재료에 관해서는 소각폐기가 필요하기 때문에 비닐봉투에 넣어 프리온병(의심 포함) 환자에게 사용한 것임을 알 수 있도록 명기한다.

5. 고위험 기술에 관련된 2차 감염 방지관리[1][2]

프리온병에 의한 인지증(치매) 환자의 고위험 기술(335쪽 〈자료 1〉 참조)에 사용한 기재를 적절히 소독·멸균하기 위해, 다음을 바탕으로 대상 환자를 선별하고 기재 사용 후 처리를 실시한다.

① 플로차트(335쪽 〈자료 1〉 참조)에 기초하여 대상 환자의 CJD 이환에 대해 판별하고, '수술·마취 신청' 시에 소정의 'CJD 판정' 란에 입력한다.
② CJD 이환에 대한 판별을 **신경과에 진찰 의뢰**할 때에는 의뢰용지에 다음의 서류를 첨부한다.
- MMSE 용지(336쪽 〈자료 2〉 참조)
- 크로이츠펠트·야콥병 증상 체크표(338쪽 〈자료 3〉 참조)
- 크로이츠펠트·야콥병 문진표(339쪽 〈자료 4〉 참조)
- 크로이츠펠트·야콥병 소견용지(340쪽 〈자료 5〉 참조)

6. 처치 시의 감염관리[1][2]

① 욕창 처치, 기침·객담 등 비말이 발생할 때, 또는 예측될 경우에는 장갑, 비닐에이프런, 수술용 마스크, 고글, 캡을 착용한다. 이들은 일회용 제품으로 사용한다.
② 점액 삽입, 주사, 채혈, 수액검사 등 예리한 물건을 취급할 때에는 주사침 자상에 주의한다.
　※ 담당 진료과 의사는 검체를 제출할 때 프리온(의심 포함)임을 검사실에 알린다.

7. 검사 및 수술 시의 감염관리[1][2]

① 검사를 실시하는 의사와 간호사는 수술용 마스크와 고글을 착용하여 체액·혈액이 직접 체내로 들어가는 것을 막는다.

② 내시경은 이상 프리온 양성환자전용을 준비하는 것이 바람직하다. 의심환자에게도 양성환자와 동일한 대처를 한다.

③ 수술 시에는 실내 오염을 최소한으로 한다. 때문에 청결한 일회용 방수 시트를 깔아서 실시한다.

④ 집도자는 주사침 자상과 절창사고를 방지하기 위해 외과용 장갑을 이중으로 착용한다.

⑤ 메스 등 수술 기재는 일회용을 원칙으로 하고, 재사용하지 않는다.

⑥ 수술 시의 체액·혈액 비산에 의한 안구점막 노출을 방지하기 위해 고글을 착용한다.

⑦ 수술의(手術衣) 및 술의(術衣)는 모두 일회용 제품으로 한다.

> ※ 프리온병(의심 포함)의 환자가 입원할 때에는 담당의가 진단검사의학과에 연락한다.

8. 부검 및 병리표본 작성 시의 감염관리[1]

① 부검실 내의 오염을 최소한으로 한다. 청결한 일회용 방수 시트를 깔아서 실시한다.

② 집도자는 주사침 자상과 절창사고를 방지하기 위해 외과용 장갑을 이중으로 착용한다.

③ 체액·혈액 비산에 의한 점막 노출을 방지하기 위해 수술용 마스크와 고글을 착용한다.

④ 메스 등의 기재는 가급적 일회용 제품을 사용한다.

⑤ 뇌는 오염을 피하기 위해 마지막으로 한다.

⑥ 수액·혈액은 페이퍼타월이나 폐기용 천 등으로 흡수시키면서 실시한다.

⑦ 뇌와 그 외의 조직은 10% 포르말린에 넣어 고정한다. 포르말린 고정 후에도 감염력을 가지고 있기 때문에 취급에 주의한다.

⑧ 부검대 등은 사용 후, 1N수산화나트륨용액 또는 10% 하이포아염소산나트륨용액으로 표면을 반복하여 청결히 닦은 후 물로 씻는다.

9. 환자 가족에 대한 지도

① 환자의 혈액·수액이 위험하다는 것을 전파경로와 장기별 감염성을 참고로 지도한다.

② 일상적인 접촉으로는 감염 위험성이 없음을 설명하고, 과도한 불안이나 공포심을 갖지 않도록 충분히 설명한다. 면회는 제한이 없다.

자료1 CJD 2차 감염 방지를 목적으로 한 고위험 기술 대상 환자의 '수술·마취 신청'에 대해

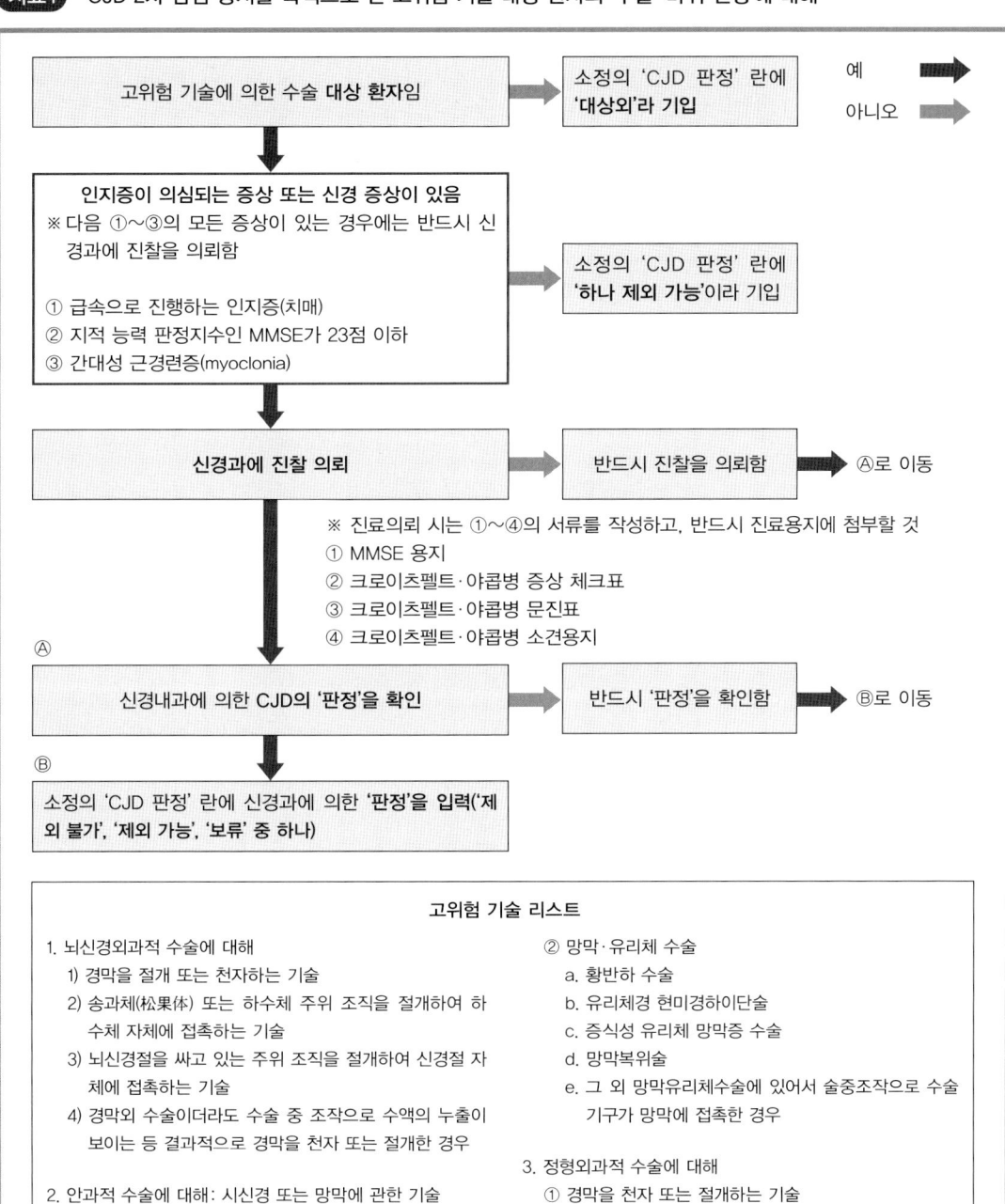

고위험 기술에 의한 수술 대상 환자임 → 소정의 'CJD 판정' 란에 '대상외'라 기입

예 →
아니오 →

인지증이 의심되는 증상 또는 신경 증상이 있음
※ 다음 ①~③의 모든 증상이 있는 경우에는 반드시 신경과에 진찰을 의뢰함

① 급속으로 진행하는 인지증(치매)
② 지적 능력 판정지수인 MMSE가 23점 이하
③ 간대성 근경련증(myoclonia)

→ 소정의 'CJD 판정' 란에 '하나 제외 가능'이라 기입

신경과에 진찰 의뢰 → 반드시 진찰을 의뢰함 → Ⓐ로 이동

※ 진료의뢰 시는 ①~④의 서류를 작성하고, 반드시 진료용지에 첨부할 것
① MMSE 용지
② 크로이츠펠트·야콥병 증상 체크표
③ 크로이츠펠트·야콥병 문진표
④ 크로이츠펠트·야콥병 소견용지

Ⓐ 신경내과에 의한 CJD의 '판정'을 확인 → 반드시 '판정'을 확인함 → Ⓑ로 이동

Ⓑ 소정의 'CJD 판정' 란에 신경과에 의한 '판정'을 입력('제외 불가', '제외 가능', '보류' 중 하나)

고위험 기술 리스트

1. 뇌신경외과적 수술에 대해
   1) 경막을 절개 또는 천자하는 기술
   2) 송과체(松果体) 또는 하수체 주위 조직을 절개하여 하수체 자체에 접촉하는 기술
   3) 뇌신경절을 싸고 있는 주위 조직을 절개하여 신경절 자체에 접촉하는 기술
   4) 경막외 수술이더라도 수술 중 조작으로 수액의 누출이 보이는 등 결과적으로 경막을 천자 또는 절개한 경우

2. 안과적 수술에 대해: 시신경 또는 망막에 관한 기술
   ① 안와 수술
      a. 안와내용 제거술
      b. 안구내용 제거술
      c. 안구적출술[각막이식을 위한 도너(기증) 안구 적출도 포함]
      d. 안구적출 및 조직 또는 의안대(義眼臺) 충진술
      e. 안구 내 이물질 제거술, 안구 내 종양 적출술 및 안와의 악성 종양수술에 대해서는 술중조작으로 수술기구가 시신경에 접촉한 경우

   ② 망막·유리체 수술
      a. 황반하 수술
      b. 유리체경 현미경하이단술
      c. 증식성 유리체 망막증 수술
      d. 망막복위술
      e. 그 외 망막유리체수술에 있어서 술중조작으로 수술기구가 망막에 접촉한 경우

3. 정형외과적 수술에 대해
   ① 경막을 천자 또는 절개하는 기술
   ② 척수 후 근신경절을 싸고 있는 주위조직을 절개하고 신경절 자체에 접촉하는 기술
   ③ 경막 외 수술이더라도 술중조작으로 수액의 누출이 보이는 등, 결과적으로 경막을 천자하거나 절개한 경우

4. 그 외의 수술에 대해
   경막을 천자하거나 절개함으로 인해 내부의 고위험 조직에 접촉하는 기술

1. 검사 방법

일반적으로 조용한 병실이나 장소에서 실시합니다. 원칙적으로 '질문 1'부터 질문을 시작합니다(도중에 질문하는 것도 가능합니다만, 그 경우에도 '질문 3'에서 '질문 5'까지는 계속 실시해주십시오). 또한 도중에 짧은 휴식을 넣는 것은 괜찮습니다.

질문	질문내용	답변	득점
Mini-Mental State Examination(MMSE)			
1 (5점)	올해는 몇 년입니까? 지금은 무슨 계절입니까? 오늘은 무슨 요일입니까? 오늘은 몇 월 며칠입니까?	년 요일 월 일	0 1 0 1 0 1 0 1 0 1
02 (5점)	이 병원 이름은 무엇입니까? 여기는 무슨 도(道)입니까? 여기는 무슨 시(市)입니까? 여기는 몇 층입니까? 여기는 어느 지역입니까?	병원 도 시 층 지역	0 1 0 1 0 1 0 1 0 1
3 (3점)	물품명 3개(벚꽃, 고양이, 전철) 《1초 동안에 1개씩 말한다. 그 후, 피험자에게 따라서 말하게 한다. 정답 1개당 1점을 준다. 3개 모두 말할 때까지 반복한다. (6회까지)》		0 1 2 3
4 (5점)	100으로부터 순서대로 7을 뺀다(5회까지)		0 1 2 3 4 5
5 (3점)	'질문3'에서 제시한 물품명을 다시 복창시킨다.		0 1 2 3
6 (2점)	(시계를 보면서) 이것은 무엇입니까? (연필을 보면서) 이것은 무엇입니까?		0 1 0 1
7 (1점)	다음 문장을 반복한다. "모두가 힘을 합쳐서 줄을 당깁니다"		0 1
8 (3점)	(3단계의 명령) "오른손으로 이 종이를 들어주십시오" "이것을 반으로 접어주십시오" "이것을 저에게 건네주십시오"		0 1 0 1 0 1
9 (1점)	(다음 문장을 읽고 그 지시에 따라주십시오) "오른손을 드십시오"		0 1
10 (1점)	(아무 문장이나 써주십시오)		0 1
11 (1점)	(다음 도형과 같이 그려주십시오) (서로 겹치는 오각형입니다) →		0 1
		득점 합계	

(Folstein MF et al. J Psychait Res 12: 189. 1975)

2. MMSE 검사의 구체적 기술

〈질문 1〉

"올해는 몇 년입니까?"라고 질문합니다. 올바른 대답이라면, 정정을 하더라도 '정답'입니다. 다음에 "무슨 계절입니까?", "오늘은 몇 월 며칠입니까?", "오늘은 무슨 요일입니까?"라고 질문합니다. 일(日)에 대해서는 하루라도 틀리면 오답입니다.

〈질문 2〉

"이 병원(진료소) 이름은 무엇입니까?"라고 질문합니다. 정확한 명칭이 아닌 통칭이나 약칭이어도 '정답'입니다. 다음에 "여기는 무슨 도입니까?", "여기는 무슨 시입니까?", "여기는 몇 층입니까?", "아오모리 현은 동북 지방입니다만 여기는 어느 지역입니까?"라고 질문합니다.

〈질문 3〉

"지금부터 말하는 3가지 단어를 기억해주십시오"라고 말한 뒤, "벚꽃, 고양이, 전철" 또는 "벚꽃과, 고양이와, 전철"이라고 한 단어씩 1초 간격으로 말합니다. 귀가 먼 사람도 있으니 따라 말할 수 있도록 몇 번이라도 반복해주십시오. 또한 6번 반복해도 3가지 단어를 따라 말할 수 없을 경우에는, 그 시점에서 말할 수 있는 단어의 조합을 기억해두십시오. 마지막에 "지금 기억한 3가지 단어를 나중에 또 질문하므로 기억해주십시오" 라고 확인시켜주십시오.

〈질문 4〉

100에서 7을 순서대로 빼는 경우, 먼저 "100에서 7을 빼주십시오"라고 말합니다. "93"이라고 정확히 말한 경우에는 "거기에서 다시 7을 빼주십시오"라고 말합니다. "86에서 7을 빼주십시오"라고는 말하지 마십시오. 이 질문 형식으로 7을 연속으로 5번 빼면서 틀렸을 경우 그 시점에서 중지합니다.

〈질문 5〉

"좀 전에 기억한 3가지 단어를 떠올려주십시오"라고 말합니다. 순서는 상관없습니다. 또 "동물", "식물", "타는 것" 등의 힌트를 제시해도 좋습니다.

〈질문 6〉

시계를 보면서 "이것은 무엇입니까?"라고 질문합니다. 다음에 연필을 보면서 "이것은 무엇입니까?"라고 질문합니다. (이것은 건망실어 또는 시각실인의 유무를 보는 것으로, 주변 물건이라면 무엇이든 좋습니다.

〈질문 7〉

"다음에 말하는 문장을 따라해주십시오"라고 말하고 나서, "모두가 힘을 합쳐서 줄을 당깁니다"라고 명확하게 또 천천히 전달합니다. 1번만 평가합니다. 한 단어라도 틀리면 오답입니다.

〈질문 8〉

"제가 말한 대로 해주십시오"라고 말하고 "오른손으로 이 종이를 들어주십시오"라고 하면서 상대방의 정면에 종이를 내밉니다. 종이를 오른손으로 드는 것을 확인한 후에, "이것을 반으로 접어주십시오"라고 말합니다. 종이를 반으로 접은 것을 확인한 후, "저에게 건네주십시오"라고 말합니다. 도중에 혼란을 일으킨 경우에는 거기서 지시를 중지합니다. 다만 귀가 잘 안 들리는 사람의 경우 지시를 반복하는 것은 문제가 없습니다. 각 단계마다 정확하게 작업한 경우 정답으로 합니다[이것은 실행(失行)의 유무를 보는 검사입니다].

〈질문 9〉

"오른손을 드십시오"라고 적힌 종이를 가리키며 "종이에 적혀있는 문장을 소리 내어 읽어주십시오"라고 말합니다. 정확히 읽은 것을 확인한 후에, "그 동작을 해주십시오"라고 합니다. 오른손을 든 경우에는 정답, 왼손인 경우에는 오답이 됩니다. 또 "글자를 읽을 수 없다" 등으로 실시할 수 없는 경우에도 오답입니다[이는 실독(失讀)의 유무를 보는 검사입니다].

〈질문 10〉

"아무 문장이나 써주십시오"라고 말하고 연필과 종이를 건넵니다. 자신의 이름 등이 아닌, 하나의 문장(주어와 술어가 포함되어있는 것이 좋습니다만, 엄격하게 하지는 않습니다)을 쓰도록 요구하고, 정확히 쓴 경우에는 정답으로 합니다. 또한 실시하지 않은 경우에는 오답으로 합니다[이것은 실서(失書)의 유무를 보는 검사입니다].

〈질문 11〉

겹친 오각형이 그려진 용지를 건네서 "다음 도형과 같이 그려주십시오"라고 말하고, 그것을 묘사하게 합니다. 오각형이 2개, 한 부분이 겹쳐져있으면 정답으로 합니다. 손의 흔들림은 무시해주십시오. 육각형은 오답입니다.

※담당의가 기재해주십시오.
※담당의는 진찰의뢰 용지에 첨부하여 진찰을 의뢰하십시오.

해당하는 곳에
○를 해주십시오

확인해야 할 임상증상		있음	없음	불분명
고차뇌기능, 정신질환	인지증			
	지능검사 MMSE (별도용지)의 점수를 기재해주십시오 →		점	
	견당식장해(시간, 장소, 사람)			
	건망증			
	의욕 저하			
	우울			
	자폐			
	불안			
	무관심			
	성격변화			
	망각, 망상			
	주야역전			
	이상행동			
	의사의 소통성			
시각	시력장애			
	시야장애			
소뇌증상	구음장애			
	안진(nystagmus)			
	보행 시 휘청거림			
불수의운동	간대성근경련(myoclonus)			
	놀람 반사(Startle reflex)			
추체로 증상	마비			
	하지 경련			
	건반사 항진			
	바빈스키반사(barbinski reflex)			
추체외로 증상	동작완만			
	자세반사장애			
	경직			
ADL	자립 보행			
	지팡이 보행			
	조력 보행			
	휠체어			
	침대 와상			
지위(肢位)	지위이상(肢位異常)			
	구축			

기 재 일: 년   월   일
담당의 성명: _____
    진료과: _____

담당의는 상기 표에 기입 후, '크로이츠펠트·야콥병 문진표'도 참고해주십시오.
다음의 ①~③ 전부 인정한 증례에 대해서는 **반드시 신경과의사에게** 진찰을 의뢰합니다.
① 급속하게 진행되는 인지증
② 지적 능력판정지수인 MMSE가 23점 이하
③ 간대성근경련(myoclonus)

자료4 크로이츠펠트·야콥병 문진표

※환자분 또는 가족분이 기입해주십시오.
※담당의는 진찰의뢰 용지에 첨부하여 진찰을 의뢰하십시오.

기 재 일: _____ 년 _____ 월 _____ 일

환자성명: _____

병력번호: _____

성 별: 남 · 여   연령: _____ 세

해당하는 곳에 ○를 해주십시오

	질문사항	예	아니오	불분명
환자분에게 묻습니다	혈연관계인 가족 중에 치매인 분이 계십니까?			
	연령은 50세 이상입니까?			
	개두술(뇌수술)을 한 적이 있습니까?			
	당시 건조 경질막을 사용했습니까?			
	추궁절제술(척수의 수술)은 한 적이 있습니까?			
	당시 건조 경질막을 사용했습니까?			
	하수체호르몬 치료를 받은 적이 있습니까?			
	각막이식을 받은 적이 있습니까?			
	내장 이식수술을 받은 적이 있습니까?			
	1980년대 유럽에 6개월 이상 체재한 적이 있습니까?			
	"있다"라고 답한 분은 어디에 계셨습니까? 국가명을 오른쪽 빈 칸에 기입해주십시오 ➝			
	치과치료를 받은 적이 있습니까?			
	수혈을 받은 적이 있습니까?			
	헌혈을 한 적이 있습니까?			
	침 치료를 받은 적이 있습니까?			
	복강경검사 혹은 수술을 받은 적이 있습니까?			
	내시경검사를 받은 적이 있습니까?			
	문신을 한 적이 있습니까?			
	피어스(귀걸이)를 뚫었습니까?			
	마약 등을 주사로 사용한 경우가 있습니까?			
가족에게 묻습니다	하루 종일 자고 있어 반응이 느립니까?			
	치매증상이 점점 진행되고 있습니까?			
	의욕이 없어졌습니까?			
	눈이 잘 보이지 않는 것 같습니까?			
	여러 번 넘어집니까?			
	동작이 느립니까?			
	이전과 비교하면 걷는 데 변화가 있습니까?			
	있다고 대답하신 분 좁은 보폭으로 걷습니까?			
	휘청거립니까?			
	신체의 이상한 움직임(신체가 파르르, 실룩실룩함)이 있습니까?			
	최근에 처음으로 일으킨 경련 발작이 있습니까?			
	직업 등으로 화학약품·유기용제를 취급하고 있습니까?			

진찰 및 기입하는 의사에 대한 부탁

※ 신경과의사가 기재해주십시오.

※ 진찰의뢰 용지에 첨부하여 담당의에게 회신해주십시오.

※ 사본을 감염관리실까지 제출해주십시오

검사마다 해당하는 곳에 ○를 체크해주십시오

검사명		있음	없음	불분명
MRI	diffusion 이상			
MRI 또는 CT	뇌 위축			
수액검사	압력 이상			
	세포수 이상			
	14-3-3 단백			
뇌파	PSD			
	서파(徐波)의 혼입			
SEP	giant spike			

판정:

'CJD 제외 불가' ⎫
'CJD 보류' ⎬ 해당하는 하나를 기입할 것
'CJD 제외 가능' ⎭

기 재 일: _____ 년 _____ 월 _____ 일

신경과의사성명: _____ 인

17장. 바이러스성 출혈열 대응 매뉴얼

1. 서론

바이러스성 출혈열(VHF, viral haemorrhagic fever)이란 마버그열(Marburg fever), 에볼라바이러스병 (EVD, Ebola virus disease), 라싸열(Lassa fever), 크리미안 콩고 출혈열(Crimean−Congo haemorrhagic fever) 등의 **"전신 출혈 경향을 수반하는 치사성이 있는 바이러스성 전염성 발열성 질환"**이다. 보통 사망률은 60%에서 90% 이상으로 높으며 근본적인 치료법도 없다. 일본에서는 감염병법에 의해 1군 감염병으로 분류하여 지정감염병 의료기관에서의 진료가 필수로 되어있다. 하지만 해외에서 감염되어 잠복기간 중에 입국한 후 발병하는 증례는 '예기하지 못한 감염자'로서 직접 일반외래에 내원하는 가능성도 지적되고 있다. 사실, 2014년 10월에 미국 텍사스 주에서 발생한 EVD 사례에서는 라이베리아로부터 귀국한 미국인을 응급외래에서 진료한 바 있다. 이러한 내원을 예상치 못함으로써 초기 대응에 불충분한 부분이 생겨, 2명의 의료종사자가 감염되었다.[1] 이로 인해 일반 의료기관에서도 '도보로 내원하는 VHF 환자'를 상정한 초동매뉴얼을 책정하게 되었다.

2. 대응의 요점

본원에서의 대응 요점은 다음과 같다.

① **도보로 내원하는 환자는 VHF 질병 초기**로 생각되므로 주위로의 감염 전파 위험은 거의 없다.[2]
  • 보행곤란 혹은 응급수송이 필요한 환자는 상당히 진행된 상태로 추측되지만, 그런 환자의 경우 **감염병 지정의료기관**으로 수송되므로, 본원에 내원할 가능성은 극히 낮다.
② VHF 진료 희망자를 위한 초기 문진과 격리진찰실로의 신속한 우선선별(triage)을 실시한다.

③ 보건소 혹은 국가와 연계한 신속한 **감염병 지정의료기관**으로 환자를 이송한다.

④ 직원의 혈액·체액 노출리스크를 최소한으로 하기 위한 최대예방조치를 실시한다.

⑤ 훈련받은 의료종사자에 의한 진료와 버디방식(buddy system)*을 준수한다.

⑥ 노출자를 특정하고 추적한다.

3. VHF 진료희망자의 유도

3.1 상정 패턴1: VHF 진찰희망자로부터 전화에 의한 진료 상담

① 진료담당의에 의한 전화 문진을 실시한다.

- 의심이 있으면 **자택대기**를 지시하고, 평일 근무시간대에는 감염관리실(휴일이나 시간 외에는 감염관리실장)에 연락한다.

② 내원을 지시해서는 안 된다(절대로!).

③ 보건소의 지시를 따른다.

3.2 상정 패턴2: 초진환자·재내원자로부터 진료상담·진료신청

① 외래 초진접수(외래 재진접수)로 신청이 있는 경우에는 환자를 다른 환자와 떨어진 장소에 대기시킨다.

② 시설 내 소정의 격리진찰실로 유도한다.

③ 진료담당의사에게 연락한다.

4. VHF 진찰희망환자의 격리진찰실로의 이동 절차

① 유도원이 **VHF 진찰희망환자를** 응급외래 내의 격리진찰실로 유도한다.

② 환자 이송의 이동 동선은 다른 사람과의 접촉을 최대한 피하도록 배려한다.

------

* 2인 1조로 짝을 지어 서로의 안전을 책임지게 하는 방식을 말한다. – 옮긴이 주

- 엘리베이터 사용 시에는 유도원 이외의 동승을 피한다.
- 일반 구역에서는 환자와 유도원 모두 수술용 마스크와 장갑을 착용한다.

③ VHF 진찰희망자를 격리진찰실로 유도하고 나면 신속하게 진찰실로부터 나와서 진료담당의사에게 연락한다.

유도원에 대해서

유도원은 '표준주의'와 비말감염관리에 대해 충분히 교육을 받아야 한다. 그리고 토사물이나 설사 등의 처리가 필요한 경우에는, 바로 청소원을 불러 다른 환자가 출입하지 못하도록 안내스탠드를 사방에 세워서 주변으로부터 1m 이상의 거리를 확보하도록 주지시켜야 한다.

안내스탠드

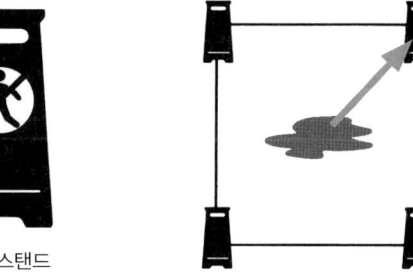

---

5. 진찰 순서

5.1 VHF 진찰의 순서

① VHF 진찰희망환자에게는 수술용 마스크와 장갑을 계속 착용하게 한다.

② 격리진찰실은 훈련을 받은 직원 이외의 출입을 엄격히 제한한다.

③ 진찰담당자가 **VHF 진찰 알고리즘**[3])에 따라 문진을 실시한다.

- 정부로부터 증례 정의가 통지[4])되었을 때에는 그에 따른다.

5.2 VHF가 강하게 의심될 경우

① 진료담당자는 격리진찰실 밖으로 나와서 감염관리실을 통해 즉시 담당 보건소와 상담한다.

② 진찰은 문진 이외는 실시할 수 없으므로(Bio Safety Level: BSL-4의 시설이 아니면 채혈검사조차 불가능함), 검사는 **국가에서 정한 대응 이상의 대응은 실시해서는 안 된다.**

③ 본원에서의 입원 치료는 불가하므로 자치단체나 소괄 보건소와의 연계 아래 가급적 신속한 감염병 지정 의료기관으로의 이송에 협력한다.

④ 환자의 이송은 자치단체가 실시한다.

- 구급차에 동승할 필요는 없다.
- 진단이 확정되지 않았더라도 이송은 실시된다.

5.3 VHF가 의심되는 경우

① 자택에 위탁해도 좋지만, **정부로부터 외출자숙**이 요청된 사항이라는 점도 전달해야 한다.

② 검역법 제18조 제2항의 규정에 기초하여, 국내에서의 소재지 및 연락처, 이름, 연령, 성별, 국적, 직업 및 여행 일정, 그리고 해당자가 에볼라출혈열의 병원체에 감염된 것으로 의심되는 장소에 대한 보고를 요구함과 동시에, VHF의 유행국 출국 후(출국일시로부터 기산이 부적절한 경우에는 입국 후), 504시간(21일) 이내에 1일 2회(아침·저녁) 체온과 그 외의 건강 상태에 대한 보고(**건강감시**)를 요구한다.[4]

③ 건강감시 기간 중 건강 상태에 이상이 나타난 사람을 확인했을 때에는, 검역법 제18조 제3항의 규정에 기초하여, 해당자에게 자택대기해야 한다는 내용 등을 비롯해 그 외 VHF 예방상 필요한 사항을 지시한다. 동시에 해당자의 소재지를 관할하는 지역의 지사에게 해당자의 건강 상태 및 해당자에게 지시한 사항을 통지한다.[4]

6. 감염 확대방지에 관한 유의사항

6.1 환자 유래의 혈액·체액, 토사물, 배설물 등의 습성물질의 취급

노출을 최소한으로 하기 위해 다음을 엄격히 준수하여 업무에 종사한다.

① 습성생체물질을 취급할 때에는 훈련을 받은 의사 혹은 간호사가 최대예방조치를 실시한다.[5]

② 개인보호구의 탈착은 버디방식(2인 이상 1조)으로 실시한다.

③ 혈액·체액에는 강한 감염성이 있으므로 국가가 정한 운반방법으로 엄중히 운반한다.[4]

④ 습성생체물질의 처리에 있어서는 Spill Kit를 사용하여 수분을 흡수시킨 후에 중성세제로 유기

오염물을 제거하고 지정된 소독을 실시한다.

6.2 소독에 대해[6)]

아래 중 하나를 선택한다.

① 80℃, 10분간 열수에 의한 열수소독을 한다.

② 항바이러스 작용이 강한 소독제로 화학소독을 한다.

- 0.05~0.5%(500~5,000ppm) 하이포아염소산나트륨으로 깨끗이 닦거나, 또는 30분간 담근다.

- 알코올(소독용 에탄올, 70v/v% 이소프로판올)로 깨끗이 닦거나, 또는 30분간 담근다.

- 2~3.5% 글루타랄에 30분간 담근다.

7. 환경정비 절차와 담당자 일람

환경에 남아있는 바이러스로 인한 감염을 방지하기 위해, 청소에 종사하는 직원 및 위탁청소업자에 대해서는 반드시 최대예방조치와 필요한 감염관리에 대한 교육을 실시한다.

〈격리진찰실〉

절차	담당자	
	직원	위탁업자
① 감염관리실에 청소 개시를 알린다. "청소를 시작하겠습니다"		○
② Full PPE를 착용한다.		○
③ 진찰실·처치실의 침대램프, 코드류, 접수 카운터, 창측 카운터, 창틀을 청소한다. ※ 감염을 확산시키지 않기 위해 소독·멸균용 세정제에 담가둔 천으로 진찰실마다 깨끗이 닦는다.		○
④ 진찰실·처치실의 책상·의자를 청소하고, 대기실 의자를 깨끗이 닦는다. 0.1% 하이포아염소산을 사용한다.	(○)	○
⑤ 진찰실·처치실의 침대난간, 침대용 리모컨·조명용 버튼을 깨끗이 닦는다.		○
⑥ 침대사이드의 조명 손잡이를 청소한다.		○
⑦ 쓰레기통 뚜껑을 깨끗이 닦는다.		○

절차	담당자	
	직원	위탁업자
⑧ 진찰실·처치실·대기실의 바닥면의 먼지를 제거하고 깨끗이 닦는다. ※ 0.1% 하이포아염소산에 담근 청소용 천을 청소 때마다 교환·파기한다.		○
⑨ 세정 세면대		○
⑩ 수도꼭지		○
⑪ 팬코일 위		○
⑫ 전기 스위치 커버를 깨끗이 닦는다.		○
⑬ 문손잡이를 깨끗이 닦는다.		
⑭ 각 진찰실·처치실의 쓰레기 회수 　1) 각 진찰실·처치실의 쓰레기를 회수한다(비닐봉투째 회수한다). 　2) 쓰레기통 뚜껑 내부를 소독·멸균용 세정제에 담근 천으로 닦는다. 　3) 회수한 쓰레기를 버린다. 　4) 착용하고 있는 장갑을 벗는다. 　5) 알코올 손 소독제로 손 위생을 실시한다. 　6) 쓰레기봉투를 착용한다.		○
⑮ Full PPE를 벗는다.		○
⑯ 감염관리실에 청소 종료를 알린다. 　"청소가 끝났습니다"		○

부록

1장. 컨디션 불량자의 외래 진찰 및 근무자숙에 대해

1. 컨디션 불량자의 진찰 촉구에 대해

컨디션 불량자는 근무 전에(근무 중인 경우에는 즉시), 적절한 진료과에서 진찰을 받도록 한다. **각부서의 책임자(의국장 또는 병동의장, 병동 팀장, 부과장 등)**는 의료시설에서 일하는 직원의 건강 상태를 파악하고 입원환자 및 직원에게 감염을 전파시키지 않도록 유의한다.[1]

컨디션 불량자의 구체적인 증례를 아래에 표시한다.

• 발열(38℃ 이상)	• 설사
• 구토	• 발진
• 기침	• 결막의 발적

2. 바람직한 근무자숙 기간[1][2]

아래의 질환으로 진단(의심 포함)된 경우에는 컨디션이 회복될 때까지의 기간 동안 근무를 자숙하고 자택에서 요양해야 한다. **일반적으로 해열 후에는 며칠간, 구토나 설사의 경우에는 증상 소실 후 48시간의 자택요양이 필요하며, 증상 소실 후 즉시 근무가 가능하지 않으므로 주의한다. 근무복귀는 각 부서의 책임자(의국장 혹은 병동의장, 병동 팀장, 부과장 등)가 확인**하고, 감염관리실에 연락한다.

• 계절성 인플루엔자	발열로부터 5일간
• 마이코플라즈마감염병	치료 개시로부터 5일간
• 감염성 위장관염(노로 바이러스 등)	증상 소실 후 48시간
• 홍역	발진 출현 후 4일간
• 풍진	발진 출현 후 4일간
• 수두(대상포진)	수포가 가피화할 때까지
• 유행성 이하선염	이하선종창으로부터 4일간
• 유행성 각결막염(EKC)	안검결막의 발적 소실까지

3. 컨디션 불량자 발생에 따른 연락

컨디션 불량인 상태로 근무를 지속하고 있는 경우에는 감염관리실에 지체 없이 연락한다.

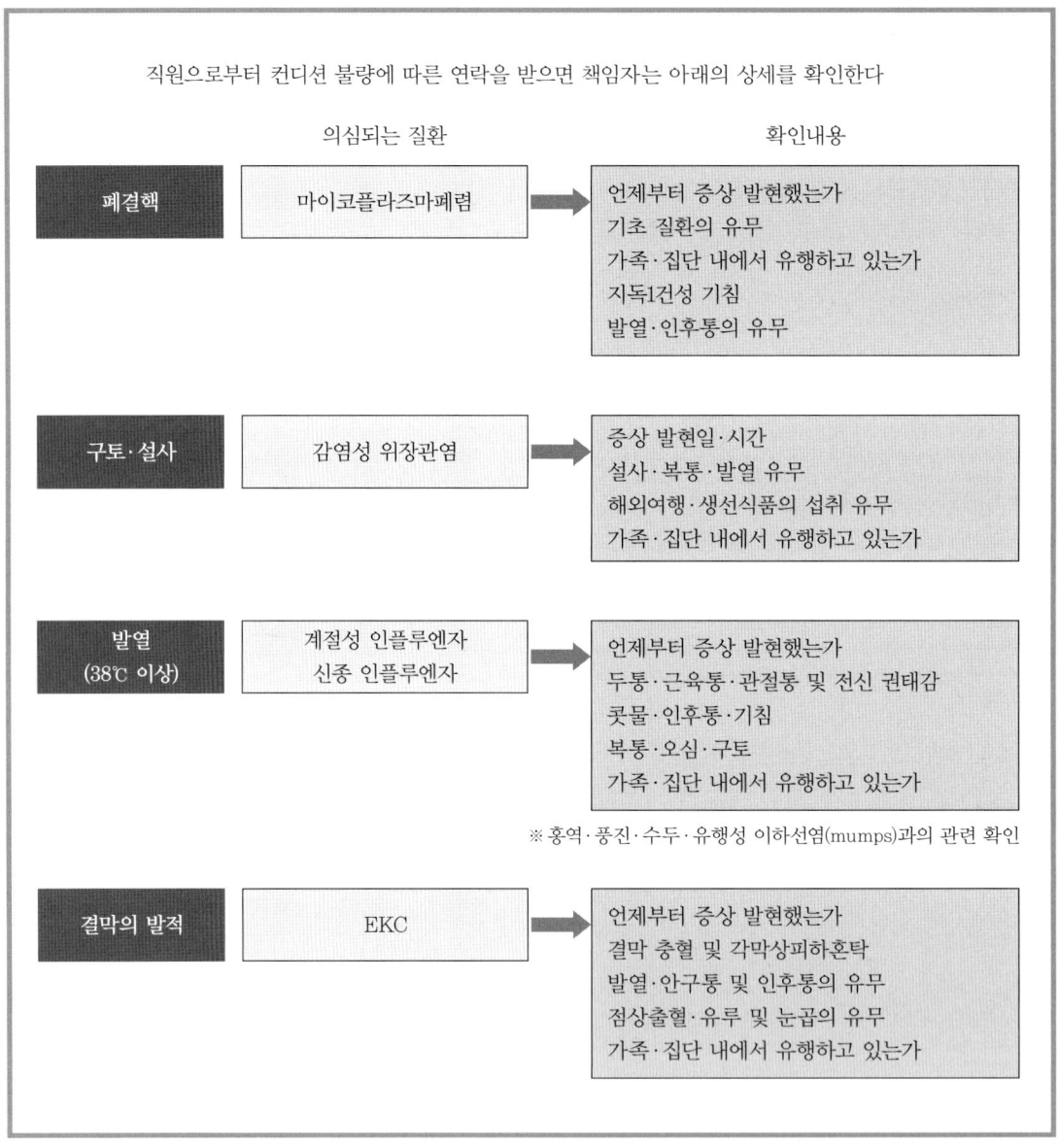

직원으로부터 컨디션 불량에 따른 연락을 받으면 책임자는 아래의 상세를 확인한다

	의심되는 질환	확인내용
폐결핵	마이코플라즈마폐렴	언제부터 증상 발현했는가 기초 질환의 유무 가족·집단 내에서 유행하고 있는가 지독1건성 기침 발열·인후통의 유무
구토·설사	감염성 위장관염	증상 발현일·시간 설사·복통·발열 유무 해외여행·생선식품의 섭취 유무 가족·집단 내에서 유행하고 있는가
발열 **(38℃ 이상)**	계절성 인플루엔자 신종 인플루엔자	언제부터 증상 발현했는가 두통·근육통·관절통 및 전신 권태감 콧물·인후통·기침 복통·오심·구토 가족·집단 내에서 유행하고 있는가

※ 홍역·풍진·수두·유행성 이하선염(mumps)과의 관련 확인

	의심되는 질환	확인내용
결막의 발적	EKC	언제부터 증상 발현했는가 결막 충혈 및 각막상피하혼탁 발열·안구통 및 인후통의 유무 점상출혈·유루 및 눈곱의 유무 가족·집단 내에서 유행하고 있는가

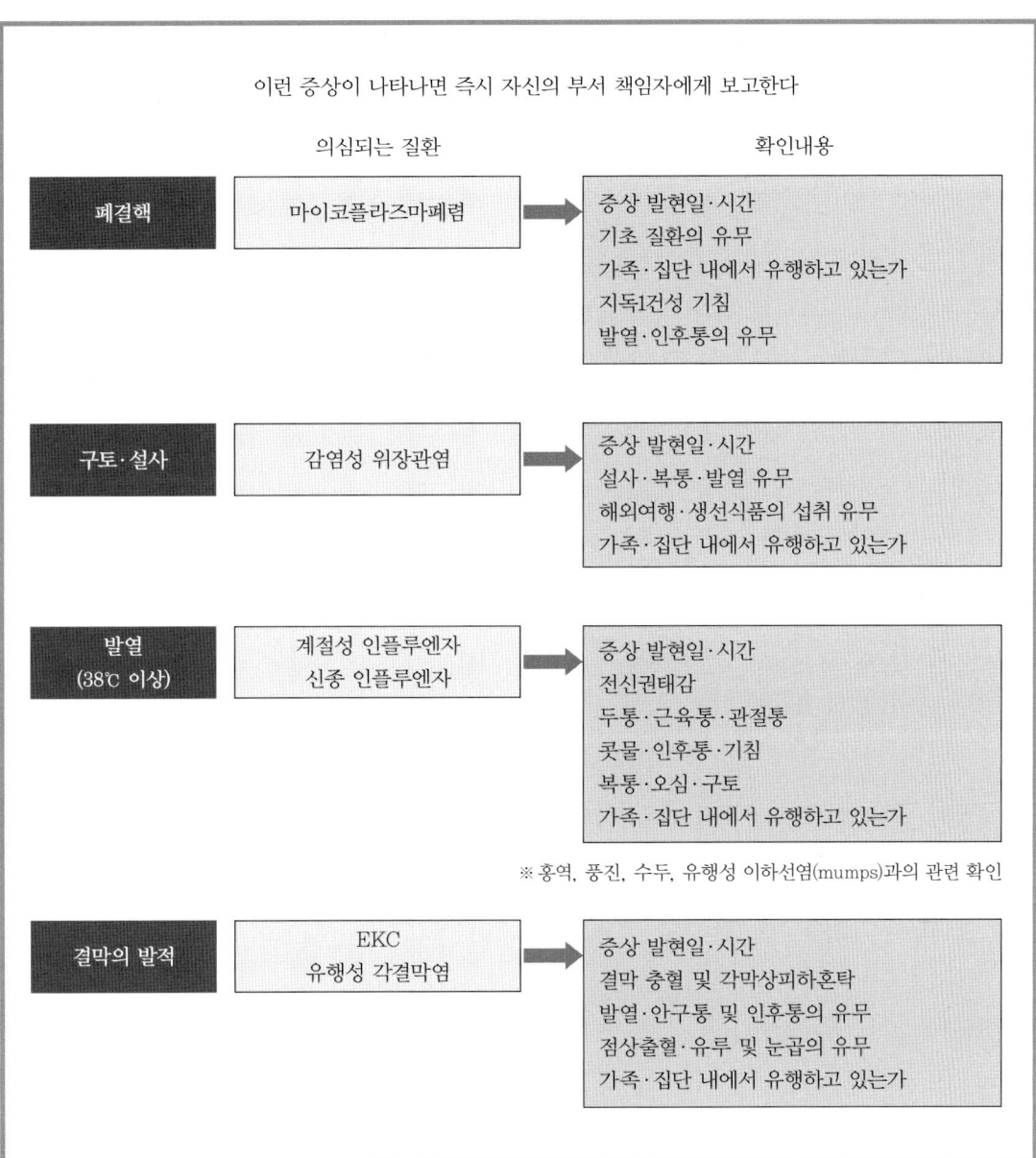

이런 증상이 나타나면 즉시 자신의 부서 책임자에게 보고한다

	의심되는 질환	확인내용
폐결핵	마이코플라즈마폐렴	증상 발현일·시간 기초 질환의 유무 가족·집단 내에서 유행하고 있는가 지독1건성 기침 발열·인후통의 유무
구토·설사	감염성 위장관염	증상 발현일·시간 설사·복통·발열 유무 해외여행·생선식품의 섭취 유무 가족·집단 내에서 유행하고 있는가
발열 (38℃ 이상)	계절성 인플루엔자 신종 인플루엔자	증상 발현일·시간 전신권태감 두통·근육통·관절통 콧물·인후통·기침 복통·오심·구토 가족·집단 내에서 유행하고 있는가

※ 홍역, 풍진, 수두, 유행성 이하선염(mumps)과의 관련 확인

	의심되는 질환	확인내용
결막의 발적	EKC 유행성 각결막염	증상 발현일·시간 결막 충혈 및 각막상피하혼탁 발열·안구통 및 인후통의 유무 점상출혈·유루 및 눈곱의 유무 가족·집단 내에서 유행하고 있는가

2장. 직원감염병관리의 관리지침

1. 계절성 인플루엔자

(가) 계절성 인플루엔자에 대한 면역을 가지고 있어야 한다.[1][2]

(나) 면역이 없으면 11월말까지 백신 접종을 완료한다(알레르기·부작용이 있는 사람은 제외).[1][2]

(다) 면역이 없는 상태로 감염에 노출된 경우에는 항바이러스약물을 예방투여하여 근무를 계속하거나, 혹은 **잠복기간에 상당하는 기간** 동안 자택대기로 한다.[1][2][3]

2. 발열성 바이러스성 질환의 면역

(가) 홍역, 풍진, 수두, 유행성 이하선염에 대한 면역을 가지고 있어야 한다.

(나) 면역이 없으면 연내에 백신 접종을 완료한다(알레르기·부작용이 있는 사람은 제외).

(다) 면역이 없는 상태로 감염에 노출된 경우에는 긴급백신을 소정의 시간 내에 접종하거나, 혹은 **추정 감염가능기간에 상당하는 기간** 동안 자택요양을 한다.

3. 혈액매개 바이러스성 질환의 면역

(가) B형 간염바이러스에 대한 백신 면역을 가지고 있어야 한다.[1][2][3][4]

(나) 면역이 없으면 연내에 백신 접종을 완료해야 한다.

4. 결핵노출 후의 대응

(가) 결핵 노출 후에는 아래의 스케줄로 정기외검진을 실시한다.[5][6] 단, 실시할 항목은 결핵발병자의 감염원으로서의 리스크 강도, 직원의 노출도에 대응하여 상이하다.

① 노출 후 2개월째에 흉부 X선 사진촬영과 IGRA 검사를 실시한다.

흉부 X선 사진촬영에 대해서는 1년 이내의 건강진단결과가 있으면 생략 가능하다.

1) IGRA 음성자는 검진을 종료한다.

표1 4종 유행성 바이러스성 질환에 대한 면역 획득 상태의 판정 기준

항체치는 EIA(enzyme immunoassay)법에 의한 측정치로 통일하고 있다.

EIA법에 대해서는 양성이더라도 낮은 EIA값의 경우에는 증상 발현 예방이 불가능할 가능성이 높고, 홍역·풍진은 예방접종으로 부스터(booster) 효과를 얻을 수 있는 높은 값을 기준으로 한다.

풍진의 HI법에 대한 판정은 일본 고유의 검사법이 있으므로 EIA법을 권장한다.*

질환명	기준을 충족하지 않는다 (음성)	기준을 충족하지 않는다 (음성은 아님)	기준을 충족한다
홍역	음성 (2.0 미만)	의양성(疑陽性) (2.0~3.9) 또는 16.0 미만의 양성	16.0 이상
풍진	음성 (2.0 미만)	의양성(疑陽性) (2.0~3.9) 또는 8.0 미만의 양성	8.0 이상
수두	음성 (2.0 미만)	의양성(疑陽性) (2.0~3.9)	양성 (4.0 이상)
유행성 이하선염	음성 (2.0 미만)	의양성(疑陽性) (2.0~3.9)	양성 (4.0 이상)

[백신에 관한 가이드라인 개정 위원회 : 의료관계자를 위한 백신 가이드라인 제2판.
일본환경감염학회지, 29 (supple Ⅲ) : S1–14, 2014.에 근거하여 작성했음.]

　　2) IGRA 양성자(의양성자)는 흉부 X선 사진촬영 또는 흉부 CT 촬영을 실시하고 ②로 이행한다.

　② 노출 후 6, 12, 18, 24개월째에 흉부 X선 사진촬영을 실시한다.

　　과거에 IGRA 양성으로 판정된 적이 있거나 혹은 결핵기왕력이 있는 교직원·학생의 정기외검진은 노출 후 2, 6, 12, 18, 24개월째에 흉부 X선 사진촬영으로 한다.

5. 교직원·실습생·학생의 유행성 4종(홍역, 풍진, 수두, 유행성 이하선염) 바이러스질환에 관한 항체검사 결과의 판정

면역 획득 상태는 항체검사의 결과를 기준으로 삼아(〈표1〉 참조) 판정한다.

6. 4종 유행성 바이러스성 질환의 저(低)·무반응자를 위한 대응 지침

(가) 항체생성이 기준치[1]를 충족시키지 않는 직원·학생에 대해서는 다음과 같이 대응한다.

　① 해당 백신의 2회 이상의 접종력을 1세 이후의 의료기록(진료기록, 모자수첩 예방접종란, 예방접종 실시 완료증 등)에서 확인할 수 있는 경우에는 추가 접종을 실시하지 않는다.

---

* 병원마다 검사 키트의 기준이 다를 수 있다. – 옮긴이 주

② 해당 백신 접종을 1세 이후의 의료기록에서 1회만 확인할 수 있는 경우에는 1회의 추가접종을 실시한다.

③ 해당 백신 접종을 1세 이후의 의료기록에서 확인할 수 없는 경우에는 1세트(2회)의 예방접종을 실시한다.

(나) 상기의 ②와 ③의 처치를 실시한 경우에는 종료 후 적어도 1개월 이상 경과한 시점에서 항체검사를 실시하고 항체가를 확인한다. 그때 기준치에 달하지 않을 경우[저(低)·무반응자]라도 추가접종은 하지 않는다.

(다) 항체가가 기준치에 달하지 않는 경우에는 환자 및 본인의 안전 확보를 위해 유행기에 한해 **고위험 구역에서의 근무제한을 검토하는 경우가 있다**(113쪽 '원내 감염관리의 지침'을 참조한다). 또한 근무제한은 직원의 면역 상태만 판단하지 않고 유행상황, 기량, 경험, 배속처의 상황 및 환자안전상의 시점에서 종합적으로 판단하여 결정한다.

7. B형 간염백신에 관한 대응

(가) 백신은 0, 1, 6개월 후에 3회 접종(1세트)을 실시한다.

(나) 1세트 종료 후 1~2개월 후에 HBs 항체검사를 실시하고, 10mIU/mL 이상이면 '면역 획득'이라 판정한다.

(다) 1세트로 면역을 획득하지 못한 의료관계자는 다시 한 번 1세트 백신 접종을 고려한다.

(라) 백신 접종 세트 후의 항체검사에서 면역 획득으로 확정된 경우에는, 그 후의 항체검사 및 추가 백신 접종은 필요하지 않다.

8. 감염병 이환 및 백신 이력 개인수첩의 배포

의료시설에 출입하는 전 직원에게 '면역기록카드'(355쪽 참조)를 배포하고, 자신의 감염병이환, 항체가, 백신 이력을 휴대시킨다.

면역기록카드

교직원번호 : _____   소속 : _____

이름 : _____   생년월일 : _____

감염병의 종류		홍역	풍진
채혈일			
EIA법 (IgG)			
판정			
백신 접종일	①		
	②		
	③		
	④		

감염병의 종류		유행성 이하선염	수두
채혈일			
EIA법 (IgG)			
판정			
백신 접종일	①		
	②		
	③		
	④		
비고			

감염병의 종류		HBs 항체	HBs 항원	HCV 항체
채혈일				
검사치				
판정				
백신 접종일	①			
	②			
	③			

3장. 보건소에서의 감염병 발생 신고 분류

1. 의사에 의한 신고

제1군부터 제5군 감염병 환자를 진단한 의사는 가장 가까운 보건소에 신고한다.

감염병 유형	신고해야 할 의사	시기
제1군 ~ 제4군류	모든 의사	즉시
제5군(전수 감시)		7일 이내
지정(전수 감시)		즉시
제5군(소아과 표본감시)	지정의료기관의 의사	다음 월요일
제5군(중점 표본감시)		다음 월요일 혹은 익월 첫날
제5군(안과 표본감시)		다음 월요일
제5군(인플루엔자 표본감시)		다음 월요일
제5군(STD 표본감시)		익월 첫날

2. 신고용지 제출 경로

진단의사

↓

감염관리실

↓

보건소

3. 감염병법에 있어서의 신고에 관한 분류 일람

질병명	감염병* 분류	신고 필요여부 무증상 병원체 보유자	대상기관	시기
감염성 위장관염	5군		소아과 표본	다음 월요일
감염성 홍반	5군		소아과 표본	다음 월요일
결핵	2군	○	전 의료기관	즉시
광우병	4군	○	전 의료기관	즉시
극증 형용혈성 사슬알균 감염병	5군		전 의료기관	7일 이내
급성 뇌염 (웨스트나일뇌염·일본뇌염 제외)	5군		전 의료기관	7일 이내
급성 출혈성 결막염	5군		안과 표본	다음 월요일
급성 회백수염	2군	○	전 의료기관	즉시
남미출혈열	1군	○	전 의료기관	즉시
니파바이러스 (Nipah virus)	4군	○	전 의료기관	즉시
단포조충증 (Echinococcus증)	4군	○	인플루엔자 표본	즉시
뎅기열	4군	○	전 의료기관	즉시
돌발성 발진	5군		소아과 표본	다음 월요일
동부 말뇌염	4군	○	전 의료기관	즉시
두창	1군	○	전 의료기관	즉시
디프테리아	2군	○	전 의료기관	즉시
라싸열	1군	○	전 의료기관	즉시
라임병	4군	○	전 의료기관	즉시
레지오넬라증	4군	○	전 의료기관	즉시
렙토스피라증	4군	○	전 의료기관	즉시
로키산 홍반열	4군	○	전 의료기관	즉시
리사 바이러스 (Lyssavirus infection)	4군	○	전 의료기관	즉시
리프트계곡열 (Rift Valley fever)	4군	○	전 의료기관	즉시
마르부르크병 (Marburg disease)	1군	○	전 의료기관	즉시

---

* 본서에 기입된 감염병 분류는 모두 일본 후생노동성의 분류기준으로, 한국의 감염병 분류와 다를 수 있다. – 옮긴이 주

질병명	감염병 분류	신고 필요여부 무증상 병원체 보유자	대상기관	시기
마이코플라즈마폐렴	5군		중점 표본	다음 월요일
말라리아	4군	○	전 의료기관	즉시
매독	5군	○	전 의료기관	7일 이내
메티실린 내성 황색 포도알균 감염병	5군		중점 표본	익월 첫날
무균성 뇌수막염	5군		중점 표본	다음 월요일
바이러스성 간염 (E·A형 간염 제외)	5군	급성만 신고	인플루엔자 표본	7일 이내
반코마이신 내성 장구균감염병	5군		전 의료기관	7일 이내
반코마이신 내성 황색 포도알균 감염병	5군		전 의료기관	7일 이내
발진티푸스	4군	○	전 의료기관	즉시
백일해	5군		소아과 표본	다음 월요일
베네수엘라 말뇌염	4군	○	전 의료기관	즉시
보툴리누스증	4군	○	전 의료기관	즉시
브루셀라증	4군	○	전 의료기관	즉시
비저	4군	○	전 의료기관	즉시
서부 말뇌염	4군	○	전 의료기관	즉시
선천성 풍진증후군	5군		전 의료기관	7일 이내
성기클라미디아 감염병	5군		STD 표본	익월 첫날
성기헤르페스 바이러스 감염병	5군		STD 표본	익월 첫날
세균성 수막염	5군		중점 표본	다음 월요일
세균성 적리	3군	○	전 의료기관	즉시
수두	5군		소아과 표본	다음 월요일
수두 (입원례에 한함)	5군		전 의료기관	7일 이내
수족구병	5군		소아과 표본	다음 월요일
신증후성 출혈열 (HFRS)	4군	○	전 의료기관	즉시
신종 인플루엔자 등 감염병	5군		중점 표본	다음 월요일
아메바적리	5군		전 의료기관	7일 이내
앵무새병 (Psittacosis)	**4군**	○	전 의료기관	즉시
야토병 (Francisella Tularensis)	4군	○	**전 의료기관**	**즉시**

질병명	감염병 분류	신고 필요여부 무증상 병원체 보유자	대상기관	시기
약제 내성 녹농균감염병	5군		중점 표본	익월 첫날
약제 내성 아시네토박터감염병	5군		전 의료기관	7일 이내
에볼라출혈열	1군	○	전 의료기관	즉시
옴스크출혈열 (Omsk Hemorrhagic Fever)	4군	○	전 의료기관	즉시
원두 (원숭이마마, Monkeypox)	4군	○	전 의료기관	즉시
웨스트나일열(West Nile Fever), (웨스트나일뇌염을 포함)	4군	○	인플루엔자 표본	즉시
유비저	4군	○	전 의료기관	즉시
유행성 각결막염	5군		안과 표본	다음 월요일
유행성 이하선염	5군		소아과 표본	다음 월요일
인두결막열	5군		소아과 표본	다음 월요일
인플루엔자 (조류, 신종 등을 제외)	5군		인플루엔자 표본	다음 월요일
일본뇌염	4군	○	전 의료기관	즉시
일본홍반열	4군	○	전 의료기관	즉시
임균감염병	5군		STD 표본	익월 첫날
장출혈성 대장균감염병 (O157)	3군	○	전 의료기관	즉시
장티푸스	3군	○	전 의료기관	즉시
조류인플루엔자 (H5N1·H7N9 이외)	4군	○	전 의료기관	즉시
조류인플루엔자 (H5N1에 한함)	2군	○	전 의료기관	즉시
중증 급성 호흡기증후군 (SARS 코로나바이러스에 한함)	2군	○	전 의료기관	즉시
중증열성 혈소판 감소증 (Phlebovirus속 SFTS에 한함)	4군		전 의료기관	즉시
진드기매개뇌염 (Tick-borne Encephalitis)	4군	○	전 의료기관	즉시
쯔쯔가무시병 (Rickettsia Tsutsugamushi)	4군	○	전 의료기관	즉시
첨규콘딜롬 (Condyloma Acuminatum)	5군		STD 표본	익월 첫날

질병명	감염병 분류	신고 필요여부 무증상 병원체 보유자	대상기관	시기
치쿤구니아열 (Chikungunya Fever)	4군	○	전 의료기관	즉시
침습성 수막알균 감염병	5군		전 의료기관	7일 이내
침습성 인플루엔자균 감염병	**5군**		**전 의료기관**	**7일 이내**
침습성 폐렴알균 감염병	5군		전 의료기관	7일 이내
카르페넴내성장내세균속균종감염병	5군	○	전 의료기관	7일 이내
카야사나삼림병 (Kyasanur Forest Disease)	4군	○	전 의료기관	즉시
콕시디오이데스진균증 (Coccidioidomycosis)	4군	○	전 의료기관	즉시
콜레라	3군	○	전 의료기관	즉시
크로이츠펠트·야콥병	5군		전 의료기관	7일 이내
크림·콩고 출혈열	1군	○	전 의료기관	즉시
크립토스포리디움증 (Cryptosporidium)	5군		전 의료기관	7일 이내
클라미디아폐렴 (앵무새병 제외)	5군		중점 표본	다음 월요일
탄저	4군	○	전 의료기관	즉시
파라티푸스	5군	○	전 의료기관	즉시
파상풍	5군		전 의료기관	7일 이내
파종성 크립토콕수스증	5군	○	전 의료기관	7일 이내
페니실린 내성 폐렴알균감염병	5군		중점 표본	익월 첫날
페스트	1군	○	전 의료기관	즉시
편모충증 (Trichomoniasis)	5군		전 의료기관	7일 이내
풍진	5군	○	전 의료기관	7일 이내
한타바이러스(Hantavirus) 폐증후군 (HPS)	4군	○	전 의료기관	즉시
헤르판기나 (Herpangina)	5군		소아과 표본	다음 월요일
헨드라바이러스감염병 (Hendra Virus Infection)	4군	○	전 의료기관	즉시
홍역	5군	○	전 의료기관	7일 이내(도쿄는 24시간 이내)

질병명	감염병 분류	신고 필요여부 무증상 병원체 보유자	대상기관	시기
황열	4군	○	전 의료기관	즉시
회귀열	4군	○	전 의료기관	즉시
후천성 면역 결핍 증후군	5군		전 의료기관	7일 이내
A군 용혈성 사슬알균 인두염	5군		소아과 표본	다음 월요일
A형 간염	4군	○	인플루엔자 표본	즉시
B바이러스병	**4군**	○	**전 의료기관**	**즉시**
E형간염	5군	○	전 의료기관	즉시
Q열	4군	○	전 의료기관	즉시
RS바이러스감염병	5군		소아과 표본	다음 월요일

4장. 주사침 자상 및 절창사고, 혈액·체액으로 인한 점막 노출 후의 구급요법

환자에게 사용한 바늘류로 자상·찰과상이 발생했거나 혈액·체액의 비말이 눈이나 입에 들어갔을 때의 초기 대응은 다음과 같다.

주사침 자상 및 절창사고
〈자상, 절상, 교상, 찰과상의 경우〉
① 상처를 흐르는 물로 잘 씻는다.
② 상처를 밴드로 보호한다.

점막노출사고
〈혈액·체액이 눈이나 입에 들어간 경우〉
① 아이워시 키트[개봉구가 넓은 용기의 생리식염수(500mL)]로 잘 세정한다(세안 수전이 있는 부서에서는 수전을 사용한다).

- 각 부서의 책임자에게 즉시 보고한다(부재 시에는 나중에 보고한다).
- 응급외래 진료를 전화로 신청한다. 즉시 산재용 차트를 작성하고 기정 진료부에서 진찰을 받는다.
  - ▶ 노출원환자정보(이름 및 감염병 유무 등)를 담당의사에게 전달한다.
  - ▶ HIV의 경우에는 2시간 이내에 진료를 받아야 한다.
- 사고보고서를 제출한다.
  - ▶ 주사침 자상 및 절창사고는 '주사침 자상 및 절창 보고', 점막 노출사고는 '피부·점막오염 보고'에 기록한다.
- 혈청 보존동의서(상처환자 본인용 및 노출원환자용)을 제출한다.
  - ▶ 차트용 ⇒ 차트 부착, 감염관리실용 ⇒ 감염관리실, 본인용 ⇒ 본인 보관
- 장애 신고서를 제출한다.
  - ▶ 제출처 기정 부서(총무과, 인사과, 건강관리실 등)

방치하면 예기치 않은 감염의 원인이 되므로 반드시 적절한 응급처치를 실시하고 진료를 받아야 한다. 각 부서의 관리책임자는 상처환자가 지체 없이 적절한 처치를 받을 수 있도록 최대한의 배려를 해야 한다. B형 간염 백신 접종은 반드시 실시한다.

5장. 경계해야 할 미생물 등의 리스트(ALERT ORGANISM SURVEILLANCE)

아래의 미생물이 환자·직원으로부터 검출된 경우에는
감염관리실로 전화 연락할 것

균종명: 영어

MRSA

Clostridium difficile

Mycobacterium tuberculosis

Mycoplasma pneumoniae

group A *streptococci*

Salmonella spp.

Shigella spp.

Escherichia eoli O157

Campylobacter spp.

Serratia marcescens

Rotavirus

Parvovirus B19

균종명

메티실린 내성 황색포도알균

클로스트리듐 디피실

결핵균

마이코플라즈마폐렴

화농성 사슬알균

살모넬라속

이질·적리

장출혈성 대장균 O157

캄필로박터속

세라티아

로타 바이러스

파르보 바이러스 B19
(전염성 홍반, 범혈구감소)

그 외

다제내성 그람양성균(VRSA, VRE)

다제내성 그람음성균(MDRP, MDRA)

메탈로베타락타마아제생성그람음성균

ESBL생성그람음성균

카바페넴 내성 장내세균속균종(CRE)

프리온

6장. 경계해야 할 질환 및 증상 리스트(ALERT CONDITIONS)

> **아래의 감염병 증상을 환자·직원이 나타낼 경우에는
감염관리실로 전화 연락할 것**

감염병에 의한 설사 및 구토기미·구토(의심 포함)

식중독

인플루엔자

위막성장염·항균제 관련 장염

옴

급성 바이러스성 폐렴

결핵(장기간의 미열·기침 등 의심 포함)

성홍열

수두(첫 감염)

대상포진(파종형만)

수막염

장티푸스

백일해

홍역

풍진

유행성 이하선염

유행성 수막염에 의한 패혈증

레지오넬라증 의심

원인불명의 범혈구 감소

급성 뇌염

유행성 각결막염

7장. 감염 노출 후 예방투여(PEP) 일람

유행성 바이러스성 질환에 대한 면역력이 없는 사람이 노출된 후의 예방관리로는 아래의 사항을 권장한다.

단, **부작용도 염려되기 때문에 반드시 ICD의 지시**에 따라 투여를 검토해야 한다. HBV와 HIV에 대해서는 162쪽 '주사침 자상 점막 노출 예방 가이드라인'을 참조해야 한다.

질환명	노출 후 예방관리(PEP, post exposure prophylaxis)	실시 유효기간
홍역[1]	① 홍역(MR도 가능) 백신(6개월 이상)[*] ② 근육주사용 글로불린(globulin) 15~50mg/kg(6개월 미만)	72시간 이내 6일 이내
수두[1]	① 수두 백신(6개월 이상)[*] ② 아시클로버(Aciclovir) 2,000~4,000mg, 1일 5회 (소아: 80mg/kg/일, 1일 4회, 5일간)	72시간 이내 7일 후~21일 후 7일 후~
풍진[1]	없음	없음
유행성 이하선염[1]	없음	없음
인플루엔자[2]	• Oseltamivir 75mg, 1일 1회, 10일간 (소아: 2mg/kg, 1일 1회, 10일간[**]) • Zanmivir 2회 흡입, 1일 1회, 10일간 • Laninamivir 1용기/1회 흡입, 2일간(국내 시판 안 됨)	72시간 이내
iGAS[3]	〈성인〉 ① Azithromycin 500mg, 5일간 ② Bicillin 2,000mg, 1일 4회, 10일간(국내 시판 안 됨) 〈소아[***]〉 ① BicillinG 5만 단위/kg/일, 1일 4회, 10일간(국내 시판 안 됨) ② Amoxicillin 40mg/kg/일, 1일 3회, 10일간 ③ Azithromycin 12mg/kg, 5일간	노출 후 7일 이내

[*] : 임산부에게는 생백신이 모두 금기이므로 산부인과 주치의와 상담해야 한다.

[**] : 10대 환자에게는 본약제의 사용을 삼가는 것이 원칙이다. 또한 소아·미성년자에게 ① 이상행동 발현 우려가 있다는 점, ② 자택에서 요양을 할 경우가 있기에 적어도 2일 동안 소아·미성년자가 혼자 있지 않도록 환자·가족에게 설명해야 한다.

[***] : 소아의 예방투여는 고위험환자가 아닐 경우에는 반드시 권장하지는 않는다.

8장. 산소유량계의 가습용 증류수의 사용기준

1. 상품명

Aquapak® (340mL)

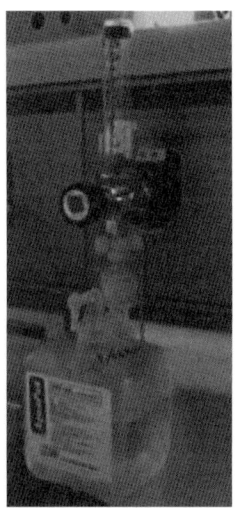

2. 교환시기

병동: 환자마다 팩(산소주머니)을 교환하고, 동일 환자의 경우에는 주 2회
교환한다.

외래: 환자마다 산소튜브를 교환하고, 주 2회 교환한다.

개봉 후 사용하지 않는 산소튜브 접속부는 개방한 채로 두어도 좋다.

* 팩 교환일은 부서에서 정한다(예: 월·목).

개봉 시에는 **반드시 팩에 개봉일을 기재한다.**

폐기 시에는 내용물을 버리고 일반불연쓰레기로 폐기한다.

3. 가습이 불필요한 경우

산소유량계에 날개가 있는 호스 어댑터를 부착하고, 산소튜브를 접속한다(아래의 사진을 참조한다).

산소통을 사용하는 경우	중앙배관으로의 가습이 불필요한 경우
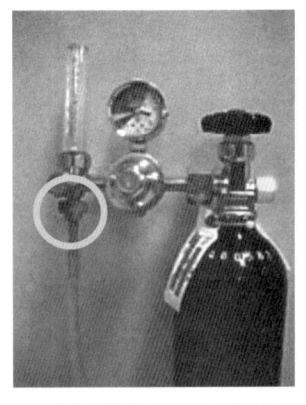 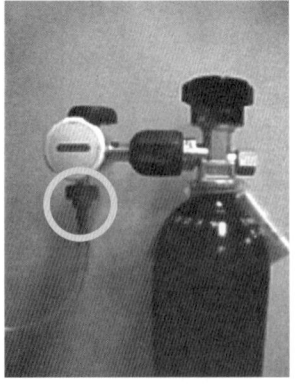	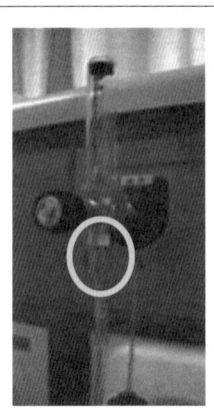

9장. 환경청소용 천의 사용기준에 대해

알코올을 묻힌 천 및 제4급 암모니아염을 묻힌 천은 아래의 요령에 따라 사용한다.

	제4급 암모니아염을 묻힌 천(cloth)	알코올을 묻힌 천(cloth)
외관 형상	80매입　200매입	80매입　200매입
소독수준 분류	저수준 소독	중수준 소독
성분	양성 계면활성제 염화벤잘코늄 정제수	에탄올 이소프로판올 정제수
용도	환자 주변 환경에 폭넓게 사용 가능 그 외 • 터치패널 모니터 • 키보드 • 점액 스탠드 등	**363쪽 '경계해야 할 미생물 등의 리스트'에 게재된 환자 주변 환경에 사용한다.** ※ 단, 아포를 갖는 세균·바이러스는 제외한다(노로 바이러스는 0.1% 하이포아염소산나트륨을 묻힌 천을 사용한다). 그 외 • 청진기, 체온계 • 수액 혼합 시 환경위생관리 • 웨건(드레싱카트) 등
개봉 후의 사용 기간	2개월	2개월

10장. 청소담당자 작업 매뉴얼

1. 병실 청소 접촉주의(컬러 코드: 옐로)

순서	주의사항
① 병동책임자에게 감염병 환자정보(감염병 종류) 및 그 외 주의사항에 대해 확인한다.	감염병에 따라 착용하는 보호구가 상이하므로 간호사에게 확인한다.
② 손 위생을 실시한다.	청소 전에 손 위생을 실시한다.
③ 보호구를 착용한다. 　표준주의·접촉주의: 비닐에이프런, 장갑	전파경로별 주의지침에 따라 보호구를 착용한다.
④ 문을 노크하고 청소하러 왔음을 환자에게 전달한다.	**환자가 청소를 거절한 경우에는 간호사에게 전달한다.**
⑤ 병실 상황 및 환자의 의사를 확인한 후에 청소를 시작한다.	
⑥ 통기구, 집기(선반이나 기구 등) 위, 천정, 커튼레일에 먼지가 쌓여있는지를 확인하고, 먼지가 있으면 닦아낸다.	환자가 재실하고 있을 때는 먼지 제거는 자제한다.
⑦ 문손잡이 및 침대난간, 접이식 테이블, 선반, TV, 전화, 스위치류, 창 주위 등, 환자가 많이 접촉하는 면을 깨끗이 닦는다.	사람이 접촉한 곳은 반드시 깨끗이 닦는다.
⑧ 의자·소파를 깨끗이 닦는다.	
⑨ 쓰레기통에서 쓰레기를 회수한다. 쓰레기 회수 시에는 장갑을 착용한다.	내용물을 손으로 누르거나, 옮기거나 하지 않는다. 반드시 장갑을 착용한다.
⑩ 바닥면을 먼지제거용 천으로 닦아 먼지를 제거한다 　(병실 안쪽에서 입구를 향해 닦는다).	
⑪ 바닥면을 습식으로 깨끗이 닦는다 　(병실 안쪽에서 입구를 향해 닦는다).	
⑫ 샤워실·화장실이 있는 경우에는 소모품을 보충하면서 청소한다.	
⑬ 청소 종료 후에는 청소의 부족함이 없는지를 확인하고, 환자에게 청소가 종료됐음을 알린다.	
⑭ 병실을 나가기 전에 착용하고 있던 보호구를 병실 안(혹은 병실 앞)에서 벗어 폐기한 후, 손 위생을 실시한다. ＊ 눈에 보이는 오염이 있는 경우에는 흐르는 물과 비누로, 눈에 보이는 오염이 없는 경우에는 알코올 손 소독제로 손 위생을 실시한다.	

2. 병실 청소 비말주의(컬러 코드: 블루)

순서	주의사항
① 병동책임자에게 감염병 환자정보(감염병의 종류) 및 그 외 주의사항에 대해 확인한다.	감염병에 따라 착용하는 보호구가 상이하므로 간호사에게 확인한다.
② 손 위생을 실시한다.	청소 전에 손 위생을 실시한다.
③ 보호구 착용 비말주의: 비닐에이프런, 장갑, 수술용 마스크	전파경로별 주의지침에 따라 보호구를 착용한다.
④ 문을 노크하고 청소하러 왔음을 환자에게 전달한다.	**환자가 청소를 거절한 경우에는 간호사에게 전달한다.**
⑤ 병실 상황 및 환자의 의사를 확인한 후에 청소를 시작한다.	
⑥ 통기구, 집기(선반이나 기구 등) 위, 천정, 커튼레일에 먼지가 쌓여있는지를 확인하고, 먼지가 있으면 닦아낸다.	환자가 재실하고 있을 때는 먼지 제거는 자제한다.
⑦ 문손잡이 및 침대난간, 접이식 테이블, 선반, TV, 전화, 스위치류, 창 주위 등, 환자가 고빈도로 접촉하는 면을 깨끗이 닦는다.	사람이 접촉한 곳은 반드시 깨끗이 닦는다.
⑧ 의자·소파를 깨끗이 닦는다.	
⑨ 쓰레기통에서 쓰레기를 회수한다. 쓰레기 회수 시에는 장갑을 착용한다.	내용물을 손으로 누르거나, 옮기거나 하지 않는다. 반드시 장갑을 착용한다.
⑩ 바닥면을 먼지제거용 천으로 닦아 먼지를 제거한다 (병실 안쪽에서 입구를 향해 닦는다).	
⑪ 바닥면을 습식으로 깨끗이 닦는다 (병실 안쪽에서 입구를 향해 닦는다).	
⑫ 샤워실·화장실이 있는 경우에는 소모품을 보충하면서 청소한다.	
⑬ 청소 종료 후에는 청소의 부족함이 없는지를 확인하고, 환자에게 청소가 종료됐음을 알린다.	
⑭ 병실을 나가기 전에 착용하고 있던 보호구를 병실 안(혹은 병실 앞)에서 벗어 폐기한 후, 손 위생을 실시한다. ＊ 눈에 보이는 오염이 있는 경우에는 흐르는 물과 비누로, 눈에 보이는 오염이 없는 경우에는 알코올 손 소독제로 손 위생을 실시한다.	

3. 병실 청소 공기주의(컬러 코드: 그린)

순서	주의사항
① 병동책임자에게 감염병 환자정보(감염병 종류) 및 그 외 주의사항에 대해 확인한다.	감염병에 따라 착용하는 보호구가 상이하므로 간호사에게 확인한다.
② 손 위생을 실시한다.	청소 전에 손 위생을 실시한다.

순서	주의사항
③ 보호구 착용 　　공기주의: 비닐에이프런, 장갑, N95 마스크	전파경로별 주의지침에 따라 보호구를 착용한다.
④ 문을 노크하고 청소하러 왔음을 환자에게 전달한다.	**환자가 청소를 거절한 경우에는 간호사에게 전달한다.**
⑤ 병실 상황 및 환자의 의사를 확인한 후에 청소를 시작한다.	
⑥ 통기구, 집기(선반이나 기구 등) 위, 천정, 커튼레일에 먼지가 쌓여있는지를 확인하고, 먼지가 있으면 닦아낸다.	환자가 재실하고 있을 때는 먼지 제거는 자제한다.
⑦ 문손잡이 및 침대난간, 접이식 테이블, 선반, TV, 전화, 스위치류, 창 주위 등, 환자가 고빈도로 접촉하는 면을 깨끗이 닦는다.	사람이 접촉한 곳은 반드시 깨끗이 닦는다.
⑧ 의자·소파를 깨끗이 닦는다.	
⑨ 쓰레기통에서 쓰레기를 회수한다. 쓰레기 회수 시에는 장갑을 착용한다.	내용물을 손으로 누르거나, 옮기거나 하지 않는다. 반드시 장갑을 착용한다.
⑩ 바닥면을 먼지제거용 천으로 닦아 먼지를 제거한다 　　(병실 안쪽에서 입구를 향해 닦는다).	
⑪ 바닥면을 습식으로 깨끗이 닦는다 　　(병실 안쪽에서 입구를 향해 닦는다).	
⑫ 샤워실·화장실이 있는 경우에는 소모품을 보충하면서 청소한다.	
⑬ 청소 종료 후에는 청소의 부족함이 없는지를 확인하고, 환자에게 청소가 종료됐음을 알린다.	
⑭ 병실을 나가기 전에 착용하고 있던 보호구를 병실 안(혹은 병실 앞)에서 벗어 폐기한 후, 손 위생을 실시한다. ＊ 눈에 보이는 오염이 있는 경우에는 흐르는 물과 비누로, 눈에 보이는 오염이 없는 경우에는 알코올 손 소독제로 손 위생을 실시한다.	

4. 감염병 환자의 퇴원 청소

순서	주의사항
① 병동책임자에게 감염병 환자정보(감염병 종류) 및 그 외 주의사항에 대해 확인한다.	감염병에 따라 착용하는 보호구가 상이하므로 간호사에게 확인한다.
② 손 위생을 실시하고, 보호구(비닐에이프런, 장갑, 마스크)를 착용한다.	
③ 벽지부착물 및 캘린더 등 환자가 남긴 불필요한 물건을 확인하고, 간호사에게 처분방법에 대해 지시를 받는다.	
④ 통기구, 집기(선반이나 기구 등) 위, 유리창, 벽면, 천정 등의 입체면의 먼지를 제거한다. 벽면의 먼지는 제거하고 천정에 더러움이 있는 경우에는 병동책임자에게 보고한다.	

순서	주의사항
⑤ 보관함, 문, 유리창, 창살, 블라인드, 형광등 주위를 물걸레질한다.	사람이 접촉한 곳은 반드시 깨끗이 닦는다.
⑥ 침대의 높이 조정 기능을 사용하여 침대 위의 먼지를 제거하고 침대 전체를 닦는다. 음식찌꺼기나 약물 등을 잘 닦아내고, 반창고나 테이프류, 테이프 흔적을 완전히 제거한다. 그 후 침대 전체를 알코올을 묻힌 천 또는 0.1% 하이포아염소산나트륨으로 깨끗이 닦는다.	
⑦ 보관함, 선반, 입구 손잡이, 창틀 등 환자가 빈번히 접촉한 곳은 0.1% 하이포아염소산나트륨으로 깨끗이 닦는다.	환자가 많이 접촉한 곳에는 환자 유래의 미생물이 부착해있을 가능성이 있으므로 오염을 깔끔하게 제거하여 소독·멸균한다.
⑧ 소모품(티슈페이퍼 등)을 보충하고, 세면대·거울을 깨끗이 닦는다. 청소 후 알코올을 묻힌 천으로 깨끗이 닦는다.	
⑨ 쓰레기통에서 쓰레기를 회수한다.	
⑩ 바닥면을 먼지제거용 천으로 닦아 먼지를 제거한다 (병실 안쪽에서 입구를 향해 닦는다).	
⑪ 바닥면을 습식으로 깨끗이 닦는다 (병실 안쪽에서 입구를 향해 닦는다).	
⑫ 샤워실·화장실이 있는 경우에는 소모품을 보충하면서 청소한다. 그 후 0.1% 하이포아염소산나트륨으로 깨끗이 닦는다.	
⑬ 청소 종료 후에는 청소의 부족함이 없는지를 확인하고, 병동책임자에게 청소가 종료됐음을 알린다.	
⑭ 병실을 나가기 전에 착용하고 있던 보호구를 병실 안(혹은 병실 앞)에서 벗어 폐기한 후, 손 위생을 실시한다. * 눈에 보이는 오염이 있는 경우에는 흐르는 물과 비누로, 눈에 보이는 오염이 없는 경우에는 알코올 손 소독제로 손 위생을 실시한다.	

5. 욕실·샤워실 청소

(1) '접촉주의'가 필요한 감염병(MRSA·ESBL생성균·대상포진 등)

순서	주의사항
【욕실·샤워실 내 청소】	
① 감염병 환자정보를 확인한다.	
② 안내 팻말을 입구에 두어 청소 중임을 알린다.	
③ 손 위생을 실시하고 보호구(에이프런, 장갑)를 착용한다.	
④ 통기구, 집기(선반이나 기구 등) 위, 벽면, 천정 등의 입체면의 먼지를 제거한다.	

순서	주의사항
⑤ 벽면 및 샤워 커튼 등의 설비품을 높은 곳에서부터 중성세제로 세정한다.	
⑥ 욕조·욕실의자를 세제를 이용하여 세정한다.	
⑦ 바닥면의 오염을 스펀지 또는 브러시로 문질러 더러움을 제거한다.	
⑧ 욕실 문을 높은 곳에서부터 중성세제로 세정한다.	
⑨ 배수구의 머리카락 등을 제거하고 세정한다 (미끄럼이나 물때가 남지 않게 깨끗이 세정한다).	
⑩ 문손잡이 및 난간 등 환자가 고빈도로 접촉한 장소를 중성세제로 세정한다.	
⑪ 샤워로 인한 오염·세제를 헹구고, 바닥면의 물기를 제거한다.	
⑫ 거울 및 금속부위는 세정 후 닦아낸다.	
【탈의실 내 청소】	
① 탈의실 내 바닥면을 0.1% 하이포아염소산나트륨으로 깨끗이 닦는다.	
② 바닥면을 습식으로 깨끗이 닦는다.	
③ 탈의실 내 선반 및 비품, 벽면을 알코올을 묻힌 천으로 깨끗이 닦는다.	환자가 접촉했을 것으로 생각되는 환경에는 환자유래의 미생물이 부착하고 있으므로 깨끗이 닦는다.
④ 문 및 문손잡이 등을 0.1% 하이포아염소산나트륨으로 깨끗이 닦는다.	

(2) 메탈로베타락타마아제생성균·노로 바이러스·VRE·MDRAb의 경우

순서	주의사항
【욕실·샤워실 내 청소】	
① 감염병 환자정보를 확인한다.	
② 안내 팻말을 입구에 두어 청소 중임을 알린다.	
③ 손 위생을 실시하고 보호구(에이프런, 장갑)를 착용한다.	
④ 통기구, 집기(선반이나 기구 등) 위, 벽면, 천정 등의 입체면의 먼지를 제거한다.	
⑤ 벽면·샤워 커튼 등의 설비품을 높은 곳에서부터 알칼리세제로 세정한다.	알칼리세제는 눈에 들어가면 위험하므로 주의하여 실시한다(고글을 착용한다).
⑥ 욕조·욕실의자를 알칼리세제를 이용하여 세정한다.	
⑦ 바닥면을 구석구석 알칼리세제로 스펀지 또는 브러시로 문질러 더러움을 제거한다.	

⑧ 알칼리세제를 모두 씻어낸다.	알칼리세제 성분이 남지 않도록 깨끗이 씻어낸다.
⑨ 물기가 남지 않도록 바닥·벽·문을 닦아낸다.	
⑩ 벽면·욕조·욕실의자·샤워기 등 모든 환경을 0.1% 하이포아염소산나트륨으로 깨끗이 닦아 소독한다. ※ 염소로 인해 녹이 스는 스테인리스부분은 제외한다.	
⑪ 배수구 및 하이포아염소산나트륨으로 소독할 수 없는 곳이나 소독제로 깨끗이 닦을 수 없는 틈 등을 고온 스티머를 사용하여 열소독한다. ※ 배수구는 될 수 있는 한 수분을 제거하고 나서 실시한다.	
⑫ 고온 스티머 사용 후에는 제대로 건조시킨다.	환기가 어려운 경우에는 깨끗한 천으로 물기를 닦아낸다.
【탈의실 내 청소】	
① 탈의실 내 바닥면을 먼지제거용 천으로 닦는다.	
② 바닥면을 습식으로 깨끗이 닦는다.	
③ 탈의실 내 선반 및 비품, 벽면을 0.1% 하이포아염소산나트륨으로 깨끗이 닦는다.	환자가 접촉했을 것으로 생각되는 환경에는 환자유래의 미생물이 부착하고 있으므로 깨끗이 닦는다.
④ 문 및 문손잡이 등을 0.1% 하이포아염소산나트륨으로 깨끗이 닦는다.	

6. 화장실 청소(감염성 위장관염·메탈로베타락타마아제생성균·*C.difficile*)

순서	주의사항
① 손 위생을 실시하고, 보호구(장갑, 에이프런, 마스크)를 장착한다.	노로 바이러스의 구토물의 경우에는 공기 중에 부유하고 있을 가능성이 있으므로 마스크를 착용한다.
② 안내 팻말을 입구에 두어 청소 중임을 알린다.	
③ 통기구, 집기(선반이나 기구 등) 위, 벽면, 천정 등의 입체면의 먼지를 제거한다.	
④ 거울은 알코올을 묻힌 천으로 깨끗이 닦는다.	
⑤ 개수 싱크대는 세정제를 도포하여 스펀지로 문지르고, 먼지제거용 천으로 깨끗이 닦는다.	
⑥ 그 후 수도꼭지와 싱크 주위를 0.1% 하이포아염소산나트륨으로 깨끗이 닦아 소독한다.	환자가 접촉했으리라 생각되는 환경에는 균이나 바이러스가 부착하고 있으므로 깨끗이 닦는다.
⑦ 문손잡이, 난간, 창틀 등의 손이 닿은 부분을 0.1% 하이포아염소산나트륨으로 깨끗이 닦는다.	

⑧ 비데 콘센트의 먼지를 제거한다. 화장지 홀더와 주변의 오염을 닦아 낸 후, 0.1% 하이포아염소산나트륨으로 깨끗이 닦는다.	
⑨ 밸브·변기 뒤를 세정제를 흡수한 천으로 닦고, 잘 닦아낸 후, 0.1% 하이포아염소산나트륨으로 깨끗이 닦아 소독한다.	변기는 환자가 직접 접촉한 곳이어서 교차 감염의 위험성이 있으므로 깨끗이 닦는다.
⑩ 변기 안을 브러시로 세정한다. 비데노즐을 세정한다.	
⑪ 바닥면을 걸레를 사용하여 습식으로 깨끗이 닦는다.	
⑫ 쓰레기통을 비우고 뚜껑과 환자가 접촉한 곳을 0.1% 하이포아염소산나트륨으로 깨끗이 닦는다.	
⑬ 배수구에 먼지나 더러움이 있으면 제거하고, 물받이에 물이 남아있는지를 매일 확인한다.	
⑭ 청소 종료 후에는 청소 점검을 실시한다.	
⑮ 청소 종료 후에는 착용하고 있던 보호구를 벗어 폐기한 후, 손 위생을 실시한다. ※ 감염위장관염 유행기, 노로 바이러스의 의심이 강한 경우에는 벗은 보호구는 비닐봉투에 넣어 입구를 묶는다. 손 위생은 흐르는 물과 비누로 실시한다.	
⑯ 안내 팻말을 정리한다.	

참고문헌

1부.

1장.

1) Boyce, JM : Hand hygiene compliance monitoring : current perspectives from the USA. J Hosn infect. 70 (SI) : 2-7, 2008

2) Sroka s, Gastmeier p. Meyer E : Impact of alcohol hand-rub use on methicillin-resistant *Staphylococcus aureus* ; an analysis of the literature. J Hosp Infect. 74 : 204-211, 2010

3) 후생노동성 의정국 지도과장 : 의료시설에 있어서 원내 감염 방지에 대해. 의정지발 제0201004호, 2005년 2월 1일

4) 이다 히데오 : 형사 의료과오Ⅲ, pp270-276, 신산사(도쿄), 2012

5) World Health Organization : Guidelines on Prevention and Control of Hospital Associated Infections. 2002(http://www.searo.who.int/en/Section17/Section53/Section362_1112.htm)

6) CDC and the Healthcare Infection Control Practices Advisory Committee (HICPAC): Guidelines for Environmental Infection Control in Health-Care Facilities. MMWR, 52 (RR10): 1-42,2003

7) Millward S, Barnett J, Thomlinson D : Evaluation of the objectivity of an Infection Control Audit Tool. J Hosp Infect, 31 : 229-233, 1995

8) Infection Prevention Society : ICNA Audit Tool for Monitoring Infection Control Standards in Acute settings, 2004 (http://www.ips.uk.net/icna/Admin/uploads/audit_tools_acute.pdf)

3장.

1) Millward S, Barnett J, Thomlinson D : Evaluation of the objectivity of an Infection Control Audit tool. J Hosp Infect, 31 : 229-233, 1995

4장.

1) 도쿄 도 복지보건국 : 원내 감염관리 매뉴얼 (2010년도) 체크리스트 방식에 따른 기본사항의 재확인, 2010. (http://tmsia.org/img/20kat700.pdf)

2) 고바야시 히로요시 : 인펙션 컨트롤 팀(ICT) 라운딩 시 개입 항목 리스트 intervention item list 2010 년판 (제3안). J Health-assoc Infect, 1 : 22-26. 2010. [http://www.nih-janis.jp/material/material/인펙션 컨트롤 팀(ICT) 라운딩 시 개입 항목 리스트 2010년판(제3안).pdf]

3) 오노 카즈요·편 : 감염관리를 위한 원내 라운딩 강력 서포트 북, infection control 2014년 춘계증간, 통권259호, 2014.

5장.

1) Hospital Infection Working Group of the Department of Health and Public Health Laboratory Service : Hospital Infection Control. Guidance on the control of infection in hospitals, 1995.

2) 후생노동성 의정국 지도과장 : 의료기관 등에 있어서의 원내 감염관리에 대해(2011년 의정지 발행 0617 제1호 후생노동성 의정국과장 통지) (http://www.hourei.mhlw.go.jp/hourei/doc/tsuci/T110620G0010.pdf).

3) 의료기관 등에 있어서의 원내 감염관리에 대해, 2014년 의정지 발행 1219 제1호 후생노동성 의정국 지역의료계획과장 통지(http://www.hourei.mhlw.go.jp/hourei/doc/tsuci/T110620G0010.pdf).

4) Knox EG, Lancashire R : Detection of minimal epidemics. Stat Med. Apr-Jun, 1 : 183-9, 1982.

5) Jarvis WR : Investigating endemic and epidemic nosocomial infections. Hospital Infections 4th Edition, pp85-102, (Bennet JV, Brachman PS ed), Lippincott-Raven, 1998.

6) Martone WJ, Jarvis WR, Edwards JR Culver DH and Haley RW : Incidence and nature of endemic and epidemic nosocomial infections. Hospital Infections 4th Edition, pp461-476, (Bennet JV, Brachman PS ed), Lippincott-Raven, 1998.

7) 일본환경감염학회 다제내성균 감염관리위원회 : 환경 감염, 26 (suppl) : S1-21, 2011.

8) 진료보수의 산정방법 제정 등에 따른 실시상의 유의사항에 대해서. 2006년 보의 발행 0306001호 후생노동성 보건국 의료과장 통지(http://www.mhlw.go.jp/topics/2006/03/dl/tp0314-Ib01.pdf).

9) 진료보수의 산정방법의 일부 개정에 따른 실시상의 유의사항에 대해서. 2012년 보의 발행 0305 제1호 후생노동성 보건국 의료과장 통지(http://www.mhlw.go.jp/seisakunitsuite/bunya/hukushi_kaigo/seikatsuhogo/tannokyuuin/dl/5-2-3.pd).

10) 양질의 의료를 제공하는 체제 확립을 도모하기 위한 의료법 등의 일부를 개정하는 법률의 일부 시행에 대해서. 2007년 3월 30일 의정 발행 제0330010호 후생노동성 의정국장 통지.

11) Siegel JD, Rhinehart E, Jackson M, Chiarello L : Healthcare Infection Control Practices Advisory Committee : Management of multidrug-resistant organisms in health care settings, 2006. Am J Infect Control, 35 (10 Suppl 2): S165-93, 2007.

12) 일본감염학회 백신에 관한 가이드라인 개정 위원회 : 의료종사자를 위한 백신 가이드라인 제2판. 환경 감염지, 29 (Supple III), 2014.

6장.

1) Cao B, Wang H, Sun H, et al : Risk factors and clinical outcomes of nosocomial multi-drug resistant Pseudomonas aeruginosa infections. J Hosp Infect, 57 : 112-118, 2004.

2) Dellit T, Owens R, McGowan J, et al : Infectious Diseases Society of America and the Society for Healthcare Epidemiology of America : Guidelines for Developing an Institutional Program to Enhance Antimicrobial Stewardship. Clin Infect Dis, 44 : 159-177, 2007.

TOPIC 2.

1) 곤도 시게미, 미사와 시게키 : 혈액배양으로부터 분리된 Staphylococcus속의 임상적의의판정에서 2세트 채취의 필요성. 임상병리, 58 (5) :437-441, 2010

7장.

1) Bolyard EA, Tablan OC, Williams WW, et al : Guideline for infection control in healthcare personnel, 1998. Infect Control Hosp Epidemiol, (6) : 407-463, 1998.

2) Advisory Committee on Immunization Practices and Centers for Disease Control and Prevention (CDC) : Immunization of health-care personnel : recommendations of the Advisory Committee on Immunization Practices (ACIP). MMWR Recomm Rep, 60 : 1-45, 2011.

3) 백신에 관한 가이드라인 개정위원회 :의료관계자를 위한 백신 가이드라인 제2판. 일본환경감염학회지, 29 (suppl Ⅲ) : S1-14, 2014.

4) Schillie S, Murphy TV, Sawyer M, et al: CDC guidance for evaluating health-care personnel for hepatitis B virus protection and for administering postexposure management. MMWR Recomm Rep, 62 : 1-19, 2013.

5) Joint Tuberculosis Committee : Control and prevention of tuberculosis in the United Kingdom : code of practice 2000. Thorax, 55 : 887-901, 2000.

6) Jensen PA, Lambert LA, Iademarco MF, et al : Guidelines for preventing the transmission of Mycobacterium tuberculosis in health-care settings, 2005. MMWR Recomm Rep, 54 : 1-141, 2005.

7) Control of Communicable Diseases Manual. 20th edition, Heymann DL (ed.), APHA PRESS (Washington), 2014.

8장.

1) 후생노동성 : 진료수가 산정방법의 일부를 개정하는 건. 후생노동성 고시 제76호 (2012년 3월 5일), 2012 (http://www.mhlw.go.jp/bunya/iryouhoken/iryouhoken15/dl/2-20.pdf)

2) Donabedian A : Evaluating the quality of medical care. Milbank Q 44 : 166-203, 1966.

3) Pittet D, Hugonnet S, Harbarth S, et al : Effectiveness of a hospital-wide programme to improve compliance with hand hygiene. Infection Control programme. Lancet, 14 : 356 (9238) : 1307-12, 2000.

4) Merlo J, Wessling A, Melander A : Comparison of dose standard units for drug utilisation studies. Eur J Clin Pharmacol, 50 : 27-30, 1996.

9장.

1) 병원 설비설계 가이드라인 작성 WG : 병원 설비설계 가이드라인(공조설비편) HEAS-02-2013. 일반사단법인 일본의료복지설비협회(도쿄), 2013.

2) Blowers R, Mason GA, Wallace KR, Walton M : Control of wound infection in a thoracic surgery unit. Lancet, 269 (6894) : 786-94, 1955.

3) Ellis G, Ross JP, Shooter RA, Taylor GW : Postoperative wound infection. Surg Gynecol Obstet, 103 (3) : 257-62, 1956.

4) Charnley J, Howorth H : The Charnley-Howarth ultra clean air unit. Nurs Mirror Midwives J, 143 (16) : 58-9. 1976.

5) Whyte W : Cleanroom Technology : Fundamentals of Design. Testing and Operation. 2nd Edition, Wiley Publishers (New Jersey, USA), 2010.

6) Lidwell OM, Lowbury EJ, Whyte W, Blowers R, Stanley SJ, Lowe D : Effect of ultraclean air in operating rooms on deep sepsis in the joint after total hip or knee replacement : a randomised study. Br Med J (Clin Res Ed), 285 (6334) : 10-14. 1982.

7) CDC : Guidelines for Environmental Infection Control in Health-Care Facilities. MMWR. 52 (RR-10), 2003.

8) Sandle T : The CDC Handbook : A Guide to Cleaning and Disinfecting Cleanrooms. Grosvenor House Publishing Limited (Guilford, UK), 2012.

9) CDC : Guideline for the Prevention of Surgical Site Infection, 1999. Infect Cont Hosp Epidemiol, 20 : 247-278, 1999.

10) CDC : Guideline for Disinfection and Sterilization in Healthcare Facilities, 2008.

11) 후생노동성 의정국 지역의료계획과장 : 의료기관에 있어서 원내 감염관리에 대해 (의정지발 1219 제1호), 2014.

12) CDC : CDC : Guideline for Isolation Precautions : Preventing Transmission of infectious Agents in Healthcare Settings, 2007.
http://www.cdc.gov/hicpac/pdf/isolation/Isolation2007.pdf

13) World Health Organization : Infection prevention and control in health care for confirmed

or suspected cases of pandemic (H1N1) 2009 and influenza-like illnesses. June 25, 2009. http://www.who.int/csr/resources/publications/20090429_infection_control_en.pdf.

14) 국립감염병연구소 감염병정보센터 : 의료기관에 있어서 신종 인플루엔자 감염관리. 2009. http://idsc.nih.go.jp/disease/swine_influenza/2009idsc/infection_control_3.html

15) 일본환경감염학회 : 의료시설에 있어서 신종 인플루엔자A(H1N1) 감염관리의 안내(제1판). 2009.

16) 모리모토 쇼이치, 호리 사토시 : push-pull식 환기시스템 (특허 제5350344호), 2013.

17) 모리모토 쇼이치, 호리 사토시, 타베 신이치, 츠쯔미 히토미, 히라마쯔 케이이치 : 비말액의 누출을 막는 Push-Pull 기류의 검토. 일본환경감염학회지, 26 ⑵ : 74-78, 2011.

18) 일본환경감염학회 : 다제내성 아시네토박토 바우마니(multiple drug-resistant Acinetobacter baumannii) 등을 중심으로 한 다네내성 그람음성균 감염관리를 위한 포지션 페이퍼(제1판), 일본환경감염학회지, 26(suppl), 2011.

19) 호리 사토시, 스기야마 야스나오, 키무라 토시오 : 손 세정기(의장등록 1478358호), 2013.

TOPIC 3.

1) Simmons BP : Guideline for prevention of surgical wound infections. Infect Control, 3 : 185-196, 1982.

2) Garner JS : CDC guideline for prevention of surgical wound infections, 1985. Infect Control. 7 : 193-200, 1986.

3) Mangram AJ, et al: Guideline for prevention of surgical site infection, 1999. Infect Control Hosp Epidemiol, 20 : 247-280, 1999.

4) 오오쿠보 켄, 그 외 : 수술 부위 감염 방지 가이드라인, 1999 I. 수술 부위 감염 : 개요. 수술의학, 20 : 297-326, 1999.

5) 고바야시 히로요시, 그 외 : 수술 부위 감염 방지 가이드라인, 1999 II. 수술 부위 감염 방지에 관한 권고. 수술의학, 20 : 209-213, 1999.

6) Berrios-Torres SI, et al : Draft guideline for the prevention of surgical site infection. http://www.regulations.gov/#!docketDetail;D=CDC-2014-0003 (2015년 6월 24일 access)

2부.

7장.

1) Ayliffe GAJ, Lowburry EJL, Geddes AM, and Williams JD : Control of Hospital Infection : A Practical Handbook. 4th Edition, Arnold, London, 2000.

2) The EPIC Project : Developing National Evidence-Based Guidelines for Preventing Healthcare Associated Infections. Journal of Hospital Infection, Supplement, Volume 47, 2001.

3) World Health Organization : WHO Guidelines on Hand Hygiene in Health Care (http://whqlibdoc.who.int/publications/2009/9789241597906_eng.pdf, 2009)

4) Elliot PRA : Handwashing ; A Process of Judgement and Effective Decision Making. Professional Nurse 2 : 292–296, 1992.

5) Hoffman PN, Wilson J : Hands, Hygiene and Hospitals. PHLS Microbiology Digest, 11 (4) : 211–261, 1994.

8장.

1) CDC Atlanta January (1998) Universal Precautions for the prevention of transmission of HIV and other Blood borne infections.

2) Wilson J: Infection Control in Clinical Practice. Bailliere Tindall. London, 1995.

3) Guideline for Isolation Precautions: Preventing Transmission of Infectious Agents in Healthcare Settings 2007. Recommendations of the Healthcare Infection Control Practices Advisory Committee (HICPAC), CDC.

9장.

1) Siegel JD, Rhinehart E, Jackson M, Chiarello L ; Health Care Infection control Practices Advisory Committee : 2007 Guideline for isolation precautions : Preventing transmission of infectious agents in health care settings. Am J Infect Control, 35 (10 Suppl 2) : S65–164, 2007.

2) 홍애자 : 원내 감염예방 필수 휴대 핸드북 (Primary Nurse Series) 제2판, 중앙법규출판, 도쿄, 2013.

부록.

1) Updated U.S. Public Health Service Guidelines for the Management of Occupational Exposures to HIV and Recommendations for Postexposure Prophylaxis. MMWR 54, Recomm Rep 2005 ; 54 (RR–9) : 1–17.

2) Updated U.S. Public Health Service Guidelines for the Management of Occupational Exposures to Human Immunodeficiency Virus and Recommendations for Postexposure Prophylaxis. Infect Control Hosp Epidemiol 2013 ; 34 (9) : 875–92

11장.

1) 소독제 텍스트 신판 에비던스를 바탕으로 한 감염관리의 측면에서, pp19–23, 오오쿠보 켄(감수), 요시다 제약, 2005.

2) Nursing Mook9 감염관리전담간호사, pp105–110, 홍애자(편), 학습연구사(도쿄), 2003.

3) EBM에 기초한 속효 해결 세정·소독·멸균 포인트 209, Infection Control 2004 증간, 오오쿠보 켄(편), 메디카출판, 2005.

4) 히로세 치야코 외 : 감염관리 Qusetion Box 1 세정·소독·멸균과 병원환경정비, 나카야마서점(도쿄), 2005.

5) 키즈 준코 : 소독제 적정 사용의 원칙과 실천. Infection Control, 14 (4) : 30-35, 2005.

6) 2004년 개정판 의료 스태프를 위한 포켓가이드 소독제 핸드북 - 알아두어야 할 소독제 -, pp17-21, pp26-35, 오오쿠보 켄(편), Medical Do, 2004.

자료1.

1) Spaulding EH : Chemical disinfection and antisepsis in the hospital. J Hosp Res, 9 : 5-31, 1957.

2) 오이에 시게하루 : 개봉 후의 소독제에 대한 질문에는 이렇게 대답한다! Infection Control, 17 (4) : 52-55, 2008.

3) 요시다제약 주식회사 사내 자료.

4) 일본병원약사회 편 : 소독제의 사용지침 제3판, 약사일보사, 1999.

3부.

1장.

1) Healthcare Infection Control Practices Advisory Committee (HICPAC) : Guideline for prevention of catheter-associated urinary tract infections, 2009.
(http://www.cdc.gov/hicpac/pdf/CAUTI/CAUTIguideline2009fma1.pdf)

2) Maki DG, Tambyah PA : Engineering out the risk for infection with urinary catheters. Emerg Infect Dis, 7 : 342-347, 2001.

2장.

1) Healthcare Infection Control Practices Advisory Committee (HICPAC) : Guidelines for the prevention of intravascular catheter-related infections, 2011.
(http://www.cdc.gov/hicpac/pdf/guidelines/bsi-guidelines-2011.pdf)

2) Crinich CJ, Maki DG : The promise of novel technology for the prevention of intravascular device-related bloodstream infection. I. Pathogenesis and short-term devices. Clin Infect Dis, 34 : 1232-1242, 2002.

3) Raad II, Hohn DC, Gilbreath BJ, Suleiman N, Hill LA, Bruso PA, Marts K, Mansfield PF, Bodey GP : Prevention of central venous catheter-related infections by using maximal

sterile barrier precautions during insertion. Infect Control Hosp Epidemiol, 15 (4 Pt1) : 231–238, 1994.

TOPIC 4.

1) Mermel LA, Allon M, Bouza E, et al : Clinical Practice Guidelines for the Diagnosis and Managemet of Intravascular Catheter–Related Infection : 2009 Update by the Infectious Diseases Society of America. Clin Infect Dis, 49 : 1–45, 2009.

2) Uehara Y, Yagoshi M, Tanimichi Y, et al : Impact of reporting Gram stain results from blood culture bottles on the selection of antimicrobial agents. Am J Clin Pathol, 132 : 18–25, 2009.

3장.

1) Jensen PA, Lambert LA, Iademarco MF et al: Guidelines for preventing the transmission of Mycobacterium tuberculosis in health–care settings, 2005. MMWR Recomm Rep, 54 : 1–141, 2005.

2) Joint Tuberculosis Committee : Control and prevention of tuberculosis in the United Kingdom: code of practice 2000. Thorax, 55 : 887–901, 2000.

3) 이시카와 노브카츠 : 감염병법에 근거한 결핵 접촉자의 건강진단 입문서(개정 제5판), 후생노동과학연구반 「지역에서의 효과적인 결핵 관리의 강화에 관한 연구」·편, 2014.

4) British Thoracic Society Standards of Care Committee: BTS recommendations for assessing risk and for managing Mycobacterium tuberculosis infection and disease in patients due to start anti–TNF–alpha treatment. Thorax, 60:800–5. 2005.

5) Healthcare Infection Control Practices Advisory Committee (HICPAC) : 2007 Guidelines for isolation precautions: Preventing transmission of infectious agents in healthcare settings. Center for Disease Control and Prevention (Atlanta, USA), 2007.
(http://www.cdc.gov/hicpac/pdf/isolation/Isolation2007.pdf)

6) Healthcare Infection Control Practices Advisory Committee (HICPAC) : Guidelines for environmental infection control in health–care facilities. Recommendations of CDC and the Healthcare Infection Control Practices Advisory Committee (HICPAC). MMWR Recomm Rep, 52 : 1–42, 2003.

7) Healthcare Infection Control Practices Advisory Committee (HICPAC) : Guideline for Disinfection and Sterilization in Healthcare Facilities, 2008. Center for Disease Control and Prevention (Atlanta, USA), 2008.
(http://www.cdc.gov/hicpac/pdf/guidelines/Disinfection_Nov_2008.pdf)

4장.

1) 후생노동성 건강국 결핵감염병과 : 홍역 퇴치 계획안과 앞으로의 홍역 관리에 대해서. IASR, 28 : 260-1, 2007.

2) 사토 히로시, 타야 케이코 : 2013년도 홍역 예방접종 상황 및 항체보유상황 - 2013년도 감염병 유행예측 조사(중간보고). IASR, 35 : 109-111, 2014.

3) World Health Organization : Brunei Darussalam, Cambodia. Japan verified as achieving measles elimination. News release, 27 Mar, 2015.
(http://www.wpro.who.int/mediacentre/releases/2015/20150327/en/)

4) 백신에 관한 가이드라인 개정위원회 : 의료관계자를 위한 백신 가이드라인 제2판. 일본환경감염학회지, 29 (supple Ⅲ) : S1-14, 2014.

5장.

1) Public Health England : Infection control precautions to minimise transmission of acute respiratory tract infections in healthcare settings. Department of Health (UK), 2015.
(http://www.gov.uk/goverment/uploads/system/uploads/attachment_data/file/452928/RTI_infection_control_guidance_PHE_v3_FPF_CT_contents2.pdf)

2) World Health Organization : Infection prevention and control of epidemic-and pandemic-prone acute respiratory diseases in health care.
(http://www.who.int/csr/resources/publications/WHO_CDS_EPR_2007_6c.pdf)

3) Pearson ML, Briges CB, Harper SA, et al : Influenza vaccination of health-care personnel : recommendations of the Healthcare Infection Control Practices Advisory Committee (HICPAC) and the Advisory Committee on Immunization Practices (ACIP). MMWR Recomm Rep. 55: 1-16, 2006.

4) Advisory Committee on Immunization Practices : Immunization of health-care personnel: recommendations of the Advisory Committee on Immunization Practices (ACIP). MMWR Recomm Rep. 60 : 1-45, 2011.

6장.

1) 내각관방 : 신종 인플루엔자 등 관리 정부행동계획. 2013.
(http://www.cas.go.jp/jp/seisaku/ful/keikaku/pdf/koudou.pdf)

2) 동경도 건강안전부 감염병관리과 감염병 의료정비계 가이드라인. 2013.
(http://www.fukushihoken.metro.tokyo.jp/iryo/kansen/shingatainflu/koudoukeikaku.files/tokyo_plan_of_action2013.pdf)

3) 내각관방 : 신종 인플루엔자 등 관리 가이드라인. 2013.

   (http://www.cas.go.jp/jp/seisaku/ful/keikaku/pdf/gl_guideline.pdf)

4) Interim Guidance on Infection Control Measures for 2009 H1N1 Influenza in Healthcare
   Settings, Including Protection of Healthcare Personnel. 2010.

   (http://www.cdc.gov/h1n1flu/guidelines_infection_control.htm)

5) 신종 인플루엔자 병원감염관리를 위한 제언 검토위원회·편 : 의료시설에서의 신종 인플루엔자A(H1N1)
   감염관리 안내서 (제1판). 일본환경감염학회, 09.

   (http://www.kankyokansen.org/common/fckeditor/editor/filemanager/connectors/php/transfer.
   php?file=/publication/guideline/uid000001_68316E3167756964616E63652E706466)

7장.

1) Steer JA, Lamagni T, Healy B, Morgan M, et al : Guidelines for prevention and control of
   group A streptococcal infection in acute healthcare and maternity settings in the UK. J
   Infect, 64 : 1–18, 2012.

2) Health Protection Agency, Group A Streptococcus Working Group : Interim UK guidelines
   for management of close community contacts of invasive group A streptococcal disease.
   Commun Dis Public Health, 7 : 354–361, 2004.

3) Smith A, Lamagni TL Oliver I, Efstratiou A, George RC, Stuart JM : Invasive group A
   streptococcal disease: should close contacts routinely receive antibiotic prophylaxis? Lancet
   Infect Dis, 5 : 494–500, 2005.

8장.

1) 후세 쯔즈키, 겐마 히토시, 사토 마사키 외 : 마이코플라즈마감염병 진단법의 문제점. 일본호흡기학회잡
   지, 45 : 936–942, 2007.

2) Kok T, Mickan LD, Barrell CJ ; Routine diagnosis of seven respiratory viruses and
   Mycoplasma pneumoniae by enzyme immunoassay. J Virol Methods, 50 : 87–100, 1994.

9장.

1) Black CP : Systematic review of the biology and medical management of respiratory
   syncytial virus infection. Respir Care, 48 : 209–231, 2003.

2) Sigurs N, Gustafsson PM, Bjarnason R, et al: Severe respiratory syncytial virus
   bronchiolitis in infancy and asthma and allergy at age 13. Am J Respir Crit Care Med, 171 :
   137–141, 2005.

3) Kuroiwa Y, Nagai K, Okita L, et al : Comparison of an immunochromatography test with

multiplex reverse transcription−PCR for rapid diagnosis of respiratory syncytial virus infections. J Clin Microbiol, 42 : 4812−4814, 2004.

10장.

1) Control of Communicable Diseases Manual 20th edition, Heymann DL (ed.), APHA PRESS (Washington), 2014.
2) Norovirus Working Party : Guidelines for the management of norovirus outbreaks in acute and community health and social care settings, 2012.
(http://www.his.org.uk/files/9113/7398/0999/Guidelines_for_the_management_of_norovirus_outbreaks_in_acute_and_community_health_and_social_care_settings.pdf)

11장.

1) Joint Working Party of the British Society of Antimicrobial Chemotherapy ; Hospital Infection Society ; Infection Control Nurses Association : Guidelines for the control and prevention of meticillin−resistant Staphylococcus aureus (MRSA) in healthcare facilities. J Hosp Infect, 63 (Suppl 1) : Sl−44, 2006.
2) Healthcare Infection Control Practices Advisory Committee : Management of multidrug− resistant organisms in health care settings, 2006. Am J Infect Control, 35 (10 Suppl 2) : S165−193, 2007.
3) Health Care Infection Control Practices Advisory Committee: 2007 Guideline for Isolation Precautions: Preventing Transmission of Infectious Agents in Health Care Settings. Am J Infect Control, 35 (10 Suppl 2) : S65−164, 2007.
4) Health Care Infection Control Practices Advisory Committee : Guidelines for environmental infection control in health−care facilities. Recommendations of CDC and the Healthcare Infection Control Practices Advisory Committee (HICPAC). MMWR Recomm Rep, 52 (RR−10) : 1−42, 2003.

12장.

1) 후생노동성 지역의료계획과 : 의료기관 등에서의 원내 감염에 대해 (2014년 12월 19일자 의정지발 1219 제1호), 후생노동성, 2014.
2) 다제내성균 감염관리위원회 : 다제내성 아시네토박터·바우마니(multiple drug−resistant *Acinetobacter baumannii*) 등을 중심으로 한 다제내성 그람음성균 관리를 위한 방침서 제1판. 환경감염학회잡지, 26(suppl) : S1−21, 2011.
3) Guide to the Elimination of Multidrug−resistant Acinetobacter baumannii Transmission in

Healthcare Settings. Association for Professionals in Infection Control and Epidemiology (Washington D.C. USA), 2010.
(http://www.apic.org/resource_/eliminationguideform/b8b0b11f−1808−4615−890b−f652d116ba56/file/apic−ab−guide.pdf)

4) Healthcare Infection Control Practices Advisory Committee (HICPAC) : Management of multidrug−resistant organisms in healthcare settings, 2006. Center for Disease Control and Prevention (Atlanta, USA), 2006.
(http://www.cdc.gov/hicpac/pdf/guidelines/MDROGuideline2006.pdf)

5) Healthcare Infection Control Practices Advisory Committee (HICPAC) : 2007 Guideline for isolation precautions : Preventing transmission of infectious agents in healthcare settings. Center for Disease Control and Prevention (Atlanta, USA), 2007.
(http://www.cdc.gov/hicpac/pdf/isolation/lsolation2007.pdf)

6) Healthcare Infection Control Practices Advisory Committee (HICPAC) : Guidelines for environmental infection control in health−care facilities. Recommendations of CDC and the Healthcare Infection Control Practices Advisory Committee (HICPAC). MMWR Recomm Rep. 52 : 1−42, 2003.

7) Healthcare Infection Control Practices Advisory Committee (HICPAC) : Guidelines for disinfection and sterilization in healthcare facilities, 2008. Center for Disease Control and Prevention (Atlanta, USA), 2008.
(http://www.cdc.gov/hicpac/pdf/guideline/Disinfection_Nov_2008.pdf)

13장.

1) Department of Health, England : High impact intervention : care bundle to reduce the risk from Clostridium difficile, 2011.
(http://hcai.dh.gov.uk/files/2011/03/Document_Clostridium_difficile_Infection_High_Impact_Intervention_FlNAL_101210.pdf)

3) Martin M, Zingg W, Knoll E, et al; PROHIBIT Study Group: National European guidelines for the prevention of Clostridium difficile infection: a systematic qualitative review. J Hosp Infect, 87 : 212−219, 2014.

14장.

1) Control of Communicable Diseases Manual 20th edition, Heymann DL (ed.) APHA PRESS. (Washington), 2014.

2) Gottsch JD, Froggatt Ⅲ JW, Smith DM, et al : Prevention and control of epidemic

keratoconjunctivitis in a teaching eye institute. Ophthal Epidem, 6 : 29−39, 1999.

3) Healthcare Infection Control Practices Advisory Committee (HICPAC) : Guideline for Disinfection and Sterilization in Healthcare Facilities. Center for Diseases Control and Prevention, (Atlanta), 2008.

(http://www.cdc.gov/hicpac/pdf/guidelines/Disinfection_Nov_2008.pdf)

4) Healthcare Infection Control Practices Advisory Committee (HICPAC) : Guidelines for environmental infection control in health−care facilities. Recommendations of CDC and the Healthcare Infection Control Practices Advisory Committee (HICPAC). MMWR Recomm Rep, 52 : 1−42, 2003.

5) Lakkis C, Lian KY, Napper G, et al : Infection control guidelines for optometrists 2007. Clin Exp Optom, 90 : 434−444, 2007.

15장.

1) Hengge UR. Currie BJ, Jager G, Lupi 0, Schwartz RA : Scabies : a ubiquitous neglected skin disease. Lancet Infectious Disease, 6 : 769−779,2006.

2) Johnstone G, Sladden M : Scabies: diagnosis and treatment. BMJ, 331 : 619−622, 2005.

3) Gee S, Kaczmarski E, Kempster J, et al : The Management of Scabies infection in the Community. Health Protection Agency, North West (ed), UK. 2010.

16장.

1) 미즈사와 히데히로 : 프리온병 감염예방 가이드라인 2008. 후생노동성 프리온병 및 지발성 바이러스 감염병에 관한 조사연구반(監), 2008.

(http://prion.umin.jp/guideline/cjd−2008all.pdf)

2) Prevention of CJD and vCJD by Advisory Committee on Dangerous Pathogens' Trans−missible Spongiform Encephalopathy (ACDP TSE) Subgroup : Minimise transmission risk of CJD and vCJD in healthcare settings. Department of Health (UK), 2015.

(https://www.gov.uk/goverment/publications/guidance−from−the−acdp−tse−risk−management−subgroup−formerly−tse−working−group)

17장.

1) Eddy C, Sase E : The 2014 Dallas. Texas. ebola incident : Global implications to all−hazards preparedness and health care worker protection. J Environ Health, 78 : 28−32, 2015.

2) Advisory Committee on Dangerous Pathogens : Management of Hazard Group 4 viral haemorrhagic fevers and similar human infectious diseases of high consequence. Public

Health England and Department of Health (UK). 2014.

(https://www.gov.uk/government/uploads/system/uploads/attachment_data/file/478114/VHF_guidance_updated_7_Sept_15.pdf)

3) Advisory Committee on Dangerous Pathogens : Viral haemorrhagic fever : ACDP algorithm and guidance on management of patients. Public Health England and Department of Health (UK), 2014.

(https://www.gov.uk/government/uploads/system/uploads/attachment_data/file/478115/VHF_Algo.pdf)

4) 후생노동성 건강국 결핵감염병과장 : 에볼라출혈열의 국내 발생을 상정한 대응에 대해[2015년 10월 2일 건감발(健感發) 1002 제1호], 2015.

(http://www.mhlw.go.jp/bunya/kenkou/kekkaku-kansenshou19/dl/20151002_01.pdf)

5) 제1군 감염병 환자 발생 시에 대비한 치료·진단·감염관리 등에 관한 연구반 : 에볼라출혈열에 대한 개인보호구(잠정판) 의료종사자에 관한 개인보호구 가이드라인. 2015.

(http://www.mhlw.go.jp/bunya/kenkou/kekkaku-kansenshou19/dl/20151002_01.pdf)

6) 후생노동성 건강국 결핵감염병과장 : 감염병법에 근거한 소독·멸균 안내서[2004년 1월 30일 건감발(健感發) 제0130001], 2014.

(http://www.mhlw.go.jp/bunya/kenkou/kekkaku-kansenshou19/dl/20140815_02.pdf)

부록.

1.

1) Bolyard EA, Tablan OC, Williams ww. et al: Guideline for infection control in healthcare personnel, 1998. Infect Control Hosp Epidemiol, (6) : 407–163, 1998.

2) Control of Communicable Diseases Manual 20th edition. Heymann DL (ed.) APHA PRESS (Washington), 2014.

2.

1) Boiyard EA, Tablan OC, Williams WW. et al : Guideline for infection control in healthcare personnel, 1998. Infect Control Hosp Epidemiol, (6) : 407–463,1998.

2) Advisory Committee on Immunization Practices and Centers for Disease Control and Prevention (CDC) : Immunization of health-care personnel : recommendations of the Advisory committee on Immunization Practices (ACIP). MMWR Recomm Rep, 60 : 1–45, 2011.

3) 백신에 관한 가이드라인 개정위원회 : 진료관계자를 위한 백신 가이드라인 제2판. 일본환경감염학회지, 29 (suppl Ⅲ) : S1–14, 2014.

4) Schillie S. Murphy TV, Sawyer M, et al : CDC guidance for evaluating health-care

personnel for hepatitis B virus protection and for administering postexposure management. MMWR Recomm Rep, 62 : 1–19, 2013.

5) Joint Tuberculosis Committee : Control and prevention of tuberculosis in the United Kingdom : code of practice 2000. Thorax, 55 : 887–901, 2000.

6) Jensen PA, Lambert LA, Iademarco MF, et al : Guidelines for preventing the transmission of Mycobacterium tuberculosis in health-care settings, 2005. MMWR Recomm Rep, 54 : 1–141, 2005.

7.

1) Advisory Committee on Immunization Practices and Centers for Disease Control and Prevention (CDC) : Immunization of health-care personnel: recommendations of the Advisory Committee on Immunization Practices (ACIP). MMWR Recomm Rep, 60 : 1–45, 2011.

2) Neuraminidase inhibitors for preventing and treating influenza in healthy adults : systematic review and meta-analysis. BMJ, 339: b5106, 2009.

3) Health Protection Agency, Group A Streptococcus Working Group : Interim UK guidelines for management of close community contacts of invasive group A streptococcal disease. Commun Dis Public Health, 7 : 354–361, 2004.

현장에서 바로 통하는 감염관리

2017년 06월 01일 1판 1쇄 박음
2017년 06월 12일 1판 1쇄 펴냄

지은이 호리 사토시(쥰텐도 대학 대학원 의학연구과 감염관리과학 교수)
옮긴이 이재갑 홍은희
펴낸이 김철종

책임편집 장웅진 **디자인** 정진희 **마케팅** 오영일
인쇄제작 정민문화사
펴낸곳 메디캠퍼스 (주)한언
출판등록 1983년 9월 30일 제1 - 128호
주소 110 - 310 서울시 종로구 삼일대로 453(경운동) KAFFE빌딩 2층
전화번호 02)701 - 6911 **팩스번호** 02)701 - 4449
전자우편 haneon@haneon.com **홈페이지** www.haneon.com

ISBN 978-89-5596-790-6   13510

이 도서의 국립중앙도서관 출판예정도서목록(CIP)은 서지정보유통지원시스템 홈페이지(http://seoji.nl.go.kr)와
국가자료공동목록시스템(http://www.nl.go.kr/kolisnet)에서 이용하실 수 있습니다.(CIP제어번호: CIP2017010749)

한언의 사명선언문

Since 3rd day of January, 1998

Our Mission – 우리는 새로운 지식을 창출, 전파하여 전 인류가 이를 공유케 함으로써 인류 문화의 발전과 행복에 이바지한다.

– 우리는 끊임없이 학습하는 조직으로서 자신과 조직의 발전을 위해 쉼 없이 노력하며, 궁극적으로는 세계적 콘텐츠 그룹을 지향한다.

– 우리는 정신적 · 물질적으로 최고 수준의 복지를 실현하기 위해 노력 하며, 명실공히 초일류 사원들의 집합체로서 부끄럼 없이 행동한다.

Our Vision 한언은 콘텐츠 기업의 선도적 성공 모델이 된다.

> 저희 한언인들은 위와 같은 사명을 항상 가슴속에 간직하고
> 좋은 책을 만들기 위해 최선을 다하고 있습니다.
> 독자 여러분의 아낌없는 충고와 격려를 부탁드립니다.
> • 한언 가족 •

HanEon's Mission statement

Our Mission – We create and broadcast new knowledge for the advancement and happiness of the whole human race.

– We do our best to improve ourselves and the organization, with the ultimate goal of striving to be the best content group in the world.

– We try to realize the highest quality of welfare system in both mental and physical ways and we behave in a manner that reflects our mission as proud members of HanEon Community.

Our Vision HanEon will be the leading Success Model of the content group.